Lesenswert

vor der Arbeit

als

Gastroenterologie-

Pflegehelfer/in

MARTIN STERLING

Inhaltsverzeichnis

11

« *In der Gastroenterologie zu arbeiten ist wie ein Detektiv des Verdauungssystems: Man untersucht, was herauskommt, errät, was hineingeht, und hofft, dass alles im Inneren bleibt!* »

Einleitung: Warum dieses Buch?

- Die wichtige Rolle der Pflegekraft in der Gastroenterologie

Die Rolle der Pflegekraft in der Gastroenterologie ist unbestreitbar wichtig und stellt eine der Säulen für das reibungslose Funktionieren dieser medizinischen Abteilung dar. Als Gesundheitsfachkraft steht die Krankenpflegehelferin bei der täglichen Betreuung der Patienten an vorderster Front und spielt eine entscheidende Rolle, die weit über die einfache technische Pflege hinausgeht. In einer so speziellen Abteilung wie der Gastroenterologie, in der die behandelten Erkrankungen direkt lebenswichtige Aspekte wie Verdauung, Ernährung und Ausscheidung betreffen, wird die Pflegekraft zu einem echten Akteur, der für den Komfort und das Wohlbefinden der Patienten sorgt.

Die Rolle des Pflegehelfers beginnt bereits beim Empfang der Patienten. Er ist oft die erste Person, die direkten Kontakt aufnimmt und so den oft ängstlichen Patienten einen ersten beruhigenden Eindruck vermittelt. Der Pflegehelfer muss in der Lage sein, seine Herangehensweise an jeden Einzelnen anzupassen, ob es sich nun um junge Erwachsene mit entzündlichen Darmerkrankungen, ältere Menschen mit chronischen Krankheiten wie Zirrhose oder Patienten mit Krebs im Verdauungstrakt handelt. Jede Erkrankung erfordert eine spezifische Pflege, und die Pflegekraft muss die besonderen Bedürfnisse jedes Patienten schnell verstehen, um ihre Pflege anzupassen.

In diesem Zusammenhang spielt die Pflegekraft eine Schlüsselrolle bei der Bewältigung des Alltags, sei es bei der Hygienepflege, dem Komfort oder der klinischen Überwachung. Patienten, die in der Gastroenterologie hospitalisiert sind, können mit schwierigen Situationen konfrontiert werden: Stoma, Inkontinenz, Erbrechen und wiederkehrende Bauchschmerzen. Diese Symptome, die manchmal tabuisiert und schlecht verkraftet werden, erfordern eine professionelle, aber auch von großer Sensibilität geprägte Begleitung. Die Pflegekraft wird dann nicht nur zum Pflegetechniker, sondern auch zur psychologischen

Unterstützung, die den Patienten hilft, trotz der Veränderungen ihres körperlichen Zustands eine Form der Würde wiederzufinden.

Neben der hygienischen Pflege spielt die Pflegekraft auch eine herausragende Rolle bei der Überwachung der klinischen Anzeichen. Indem sie täglich die Entwicklung des Patienten beobachtet, ist sie oft die erste, die subtile, aber bedeutsame Veränderungen feststellt: eine veränderte Stuhlfrequenz, ein ungewöhnliches Aussehen des Erbrechens oder Anzeichen für eine Verschlechterung des Allgemeinzustands. Durch seine Nähe zum Patienten kann er Anzeichen für eine Verschlechterung einer Erkrankung schnell erkennen und diese Informationen an das Pflegeteam weiterleiten, damit ein schnelles Eingreifen möglich ist. Diese Rolle des "Ausgucks" ist von entscheidender Bedeutung, da in der Gastroenterologie kritische Situationen wie eine Blutung im Verdauungstrakt oder eine Darmperforation plötzlich auftreten können.

Die Krankenpflegehelferin in der Gastroenterologie zeichnet sich auch durch ihre Beteiligung an der technischen Pflege aus, insbesondere bei der Vorbereitung und Nachbereitung von endoskopischen Untersuchungen. Koloskopien, Gastroskopien und andere Untersuchungen erfordern eine körperliche Vorbereitung, die für den Patienten oft stressig ist. Der Krankenpflegehelfer hat die schwierige Aufgabe, die Patienten auf diese Untersuchungen vorzubereiten, indem er dafür sorgt, dass sie sich wohlfühlen und den Vorgang verstehen. Anschließend begleitet er sie in der Zeit nach der Prüfung, indem er sich um sie kümmert und sie bei Müdigkeit oder möglichen Komplikationen tröstet. So wird er zu einem unumgänglichen Akteur in der Behandlungskette, der die Sicherheit und das Wohlbefinden des Patienten in jeder Phase gewährleistet.

Neben diesen technischen Aspekten hat die Rolle des Krankenpflegehelfers in der Gastroenterologie auch eine zutiefst menschliche Dimension. Sie müssen einfühlsam sein, gut zuhören können und manchmal auch mit den Emotionen der Patienten und ihrer Familien umgehen können. Verdauungserkrankungen, die oft chronisch sind oder zu Behinderungen führen, können die Lebensqualität der Patienten erheblich beeinträchtigen und zu Angst, Frustration und manchmal auch Isolation führen. Die Pflegekraft ist durch ihre tägliche Präsenz und Nähe oft diejenige, die moralische Unterstützung, ein Lächeln oder ein beruhigendes Wort anbietet und so dazu beiträgt, die Last der Krankheit zu mildern.

Es ist also klar, dass die Krankenpflegehelferin in der Gastroenterologie nicht nur sich wiederholende Aufgaben ausführt. Sie ist ein grundlegender Akteur auf der Station, der in der Lage ist, technische Kompetenz, klinische Wachsamkeit und Menschlichkeit miteinander zu verbinden. Er trägt zur Koordination der Pflege bei, sorgt für den Komfort der Patienten und spielt eine zentrale Rolle für den reibungslosen Ablauf der Pflege. Seine Auswirkungen auf den Patientenverlauf sind tiefgreifend, da er die Kontinuität der Pflege und die ständige Begleitung sicherstellt und so den Krankenhausaufenthalt für Patienten mit oft schweren und komplexen Erkrankungen erträglicher macht.

- Die Besonderheiten der Gastroenterologie: ein Bereich mit großer Vielfalt

Die Gastroenterologie ist ein besonders großes und vielfältiges medizinisches Fachgebiet, das viele wichtige Funktionen des menschlichen Körpers betrifft, darunter die Verdauung, die Aufnahme von Nährstoffen und die Ausscheidung von Abfallstoffen. Dieses Feld der Medizin zeichnet sich durch die Vielzahl der beteiligten Organe aus - von der Speiseröhre über die Leber, die Bauchspeicheldrüse, den Magen und den Darm bis hin zum Enddarm. Diese anatomische Vielfalt führt zu komplexen Krankheitsbildern, Behandlungen und Pflegemaßnahmen, was die Gastroenterologie zu einem ebenso technischen wie bereichernden Fachgebiet macht. Die Arbeit in einer gastroenterologischen Abteilung setzt Sie einer breiten Palette von medizinischen Situationen aus, die von harmlosen Zuständen bis hin zu chronischen, behindernden Krankheiten oder sogar lebensbedrohlichen Notfällen reichen.

Eine der wichtigsten Besonderheiten der Gastroenterologie ist die große Bandbreite an Krankheitsbildern, die sie umfasst. Chronisch entzündliche Darmerkrankungen (wie Morbus Crohn oder Colitis ulcerosa) sind prominente Beispiele dafür. Diese Erkrankungen, die häufig bei jungen Patienten diagnostiziert werden, erfordern eine langfristige Behandlung, die immunmodulierende Therapien, manchmal komplexe Operationen sowie eine nachhaltige psychologische und ernährungswissenschaftliche Betreuung umfasst. Neben diesen Erkrankungen gibt es funktionelle Verdauungsstörungen wie das Reizdarmsyndrom, die zwar weniger schwerwiegend sind, aber die Lebensqualität der Patienten stark beeinträchtigen können. Diese Störungen erfordern eine feine und individuelle Betreuung, die einen therapeutischen Ansatz mit moralischer Unterstützung verbindet, da die Symptome durch Stress und andere psychologische Faktoren verschlimmert werden können.

Die Leber, das zentrale Stoffwechselorgan, spielt auch in der Gastroenterologie eine große Rolle, wobei die verschiedenen Krankheitsbilder von viraler Hepatitis bis hin zu alkoholischer oder metabolischer Zirrhose reichen. Diese Lebererkrankungen, die in ihrem Anfangsstadium oft symptomlos sind, entwickeln sich manchmal zu fortgeschrittenen und irreversiblen Stadien mit schwerwiegenden Komplikationen wie Leberversagen oder Leberkrebs. Der Umgang mit diesen Erkrankungen erfordert ständige Wachsamkeit und besondere Aufmerksamkeit für Frühwarnzeichen einer Verschlechterung, wie das Auftreten von Aszites oder einer hepatischen Enzephalopathie. Darüber hinaus kann die Behandlung dieser Patienten spezielle Eingriffe wie Aszitespunktionen oder Lebertransplantationen erfordern, was den technischen Anspruch dieses Fachgebiets verdeutlicht.

Krebserkrankungen nehmen in der Gastroenterologie ebenfalls einen wichtigen Platz ein, wobei Krebserkrankungen den gesamten Verdauungstrakt und die damit verbundenen Organe betreffen. Zu den häufigsten Krebsarten gehören Dickdarm-, Mastdarm-, Magen-, Bauchspeicheldrüsen- und Leberkrebs. Sie erfordern eine multidisziplinäre Behandlung, die Chirurgie, Chemotherapie, Strahlentherapie und in einigen fortgeschrittenen Fällen auch palliative Betreuung umfasst. Der Behandlungsansatz in der Gastroenterologie setzt daher eine enge Koordination zwischen Gastroenterologen, Chirurgen, Onkologen und Teams für unterstützende Pflege voraus. Die Vielfalt der chirurgischen Behandlungen, die von Darmresektionen bis hin zu Kolektomien reichen, verdeutlicht, wie sehr dieses Fachgebiet unterschiedliche und oftmals komplexe Verfahren umfasst, die ein hohes Maß an Sorgfalt bei der prä- und postoperativen Betreuung erfordern.

Die Gastroenterologie befasst sich nicht nur mit ernsthaften Erkrankungen, sondern auch mit häufigeren, aber oft behindernden Beschwerden wie der gastroösophagealen Refluxkrankheit, Magengeschwüren und Gallensteinen. Obwohl diese Erkrankungen häufiger auftreten, sind sie dennoch schwierig zu behandeln, da sie die Lebensqualität der Patienten stark beeinträchtigen. Beispielsweise kann ein Patient mit einer schweren gastroösophagealen Refluxkrankheit in seinen täglichen Aktivitäten und Essgewohnheiten stark eingeschränkt sein, was eine strenge therapeutische Behandlung in Kombination mit einer angemessenen Ernährungsberatung erfordert. Ebenso kann eine Gallenlithiasis einen chirurgischen Eingriff wie die Cholezystektomie erfordern, eine häufige, aber nicht risikofreie Operation.

Ein weiterer Aspekt, der die Gastroenterologie besonders reichhaltig macht, ist die Bedeutung der spezifischen diagnostischen Untersuchungen und Techniken dieses Fachgebiets. Die Endoskopie des Verdauungstrakts, ob hoch (Gastroskopie) oder tief (Koloskopie), ist eine der häufigsten und wichtigsten Untersuchungen in der Gastroenterologie. Sie ermöglicht nicht nur die Darstellung des Inneren des Verdauungstrakts, sondern auch die Durchführung von Biopsien, die Entfernung von Polypen oder die Behandlung bestimmter Läsionen. Diese Untersuchungen sind in der Praxis zwar Routine, erfordern jedoch eine gründliche Vorbereitung des Patients, oft mit speziellen Diäten oder Entleerungen, und erfordern nach dem Eingriff eine genaue Überwachung, um Komplikationen zu vermeiden. Die Pflegekraft spielt hier eine Schlüsselrolle bei der Vorbereitung und Betreuung der Patienten vor, während und nach diesen Verfahren, indem sie für deren Komfort und Sicherheit sorgt.

Schließlich zeichnet sich die Gastroenterologie durch ihren ganzheitlichen Ansatz für den Patienten aus. Erkrankungen des Verdauungstrakts sind häufig mit anderen Komorbiditäten wie Diabetes, Fettleibigkeit oder Herz-Kreislauf-Erkrankungen verbunden, die die Verdauungsstörungen noch verstärken können. Daher ist es von entscheidender Bedeutung, bei der Behandlung der Patienten einen ganzheitlichen Ansatz zu verfolgen und eng mit anderen medizinischen Fachgebieten zusammenzuarbeiten, um eine umfassende und koordinierte Behandlung zu gewährleisten. Beispielsweise wird ein übergewichtiger Patient mit gastroösophagealem Reflux nicht nur von einer medikamentösen Behandlung profitieren, sondern auch von einer Ernährungsberatung und möglicherweise einer chirurgischen Behandlung (wie einer bariatrischen Operation), um die zugrunde liegende Ursache des Refluxes zu behandeln.

- Ziele dieses Buches: Inspirieren, schulen und anleiten
Dieses Buch verfolgt drei Ziele: Es soll Pflegehilfskräfte, die am Anfang ihrer Karriere stehen oder bereits Erfahrung haben, durch einen realistischen und detaillierten Einblick in den Alltag auf einer gastroenterologischen Station **inspirieren**, **schulen** und **anleiten**. Durch die Zusammenführung von praktischen Informationen, erfahrungsbasierten Ratschlägen und fundiertem medizinischem Wissen soll dieses Buch zu einer wertvollen Ressource werden, die jede Phase der Patientenbetreuung beleuchtet und gleichzeitig Denkanstöße für das persönliche und berufliche Engagement von Pflegekräften bietet.

Inspirieren: die Berufung und die Wirkung des Berufs offenbaren

Das erste Ziel ist es, diejenigen zu inspirieren, die eine Tätigkeit in der Gastroenterologie in Erwägung ziehen oder bereits in diesem Bereich arbeiten, indem nicht nur die technischen Aspekte dieses Berufs, sondern auch seine zutiefst menschliche Seite beleuchtet werden. Die Pflegekraft nimmt einen wesentlichen Platz bei Patienten ein, die an oft behindernden, manchmal chronischen Krankheiten leiden, die intime und lebenswichtige Aspekte ihres Lebens berühren. Anhand von Erfahrungsberichten, Schilderungen von erlebten Situationen und konkreten Beispielen möchte dieses Buch daran erinnern, dass dieser Beruf zwar manchmal anstrengend sein kann, aber auch eine Berufung ist, die reich an Begegnungen, überwundenen Herausforderungen und befriedigenden Momenten ist.

Jeder Tag am Krankenbett ist eine Gelegenheit, etwas zu bewirken, sei es, dass man einem ängstlichen Patienten vor einer Untersuchung Aufmerksamkeit schenkt oder einem Patienten, der eine schwere Zeit durchmacht, moralische Unterstützung bietet. Dieses Buch zeigt, wie der Pfleger durch seine wohlwollende Präsenz und seine täglichen Handlungen einen grundlegenden Beitrag zur Verbesserung des Wohlbefindens der Patienten und zu ihrer Genesung leistet. Durch die Schilderung positiver Erfahrungen und die Veranschaulichung der konkreten Auswirkungen dieses Berufs auf das Leben der Patienten sollen angehende Pflegehelfer ermutigt werden, sich mit Leidenschaft und Entschlossenheit für diesen Beruf zu entscheiden.

Ausbilden: Vermittlung von Wissen und Kernkompetenzen

Das zweite Ziel ist die **Ausbildung** von Pflegeassistenten, indem ihnen ein umfassender und praktischer Leitfaden an die Hand gegeben wird, der alle Aspekte der Arbeit in der Gastroenterologie abdeckt. Das Buch soll ein echter

Werkzeugkasten sein, der sowohl medizinisches Grundwissen als auch fachspezifische Techniken und Methoden zur Verbesserung der Pflegequalität im Alltag enthält.

Die Pflege in der Gastroenterologie ist oft komplex und erfordert eine ständige Weiterbildung, um die technischen Handgriffe zu beherrschen, wie z. B. die Versorgung von Stomata, die Handhabung von nasogastrischen Sonden oder die Überwachung nach einer Endoskopie. Das Buch wird diese Verfahren detailliert beschreiben und Schritt für Schritt erklären, was die Pflegekraft tun muss, um die Sicherheit und das Wohlbefinden der Patienten zu gewährleisten. Neben den technischen Aspekten umfasst die Ausbildung auch das Erlernen der Kommunikation mit Patienten, die ängstlich sein können oder an chronischen und schweren Krankheiten leiden. Zuhören zu können, zu beruhigen und zu besänftigen ist eine Fähigkeit, die genauso wichtig ist wie die Anwendung der Pflege selbst.

Durch die Bereitstellung eines soliden theoretischen Rahmens und praktischer Beispiele bereitet dieses Buch Pflegehilfskräfte auf eine Vielzahl von Situationen vor, vom Umgang mit gastrointestinalen Notfällen bis hin zur Begleitung von Patienten am Lebensende. Jedes Kapitel ist so konzipiert, dass es sofort anwendbares Wissen vermittelt und gleichzeitig zu weitergehenden Überlegungen anregt, wie die Pflegepraxis ständig verbessert werden kann.

Anleiten: bei täglichen und langfristigen Herausforderungen unterstützen

Schließlich soll dieses Buch Pflegehilfskräfte nicht nur bei der Bewältigung der täglichen Pflege, sondern auch bei der Entwicklung ihrer Karriere und ihrer beruflichen Resilienz **anleiten**. Die Arbeit in einer gastroenterologischen Abteilung kann sowohl körperlich als auch emotional anspruchsvoll sein, und es ist von entscheidender Bedeutung, dass Pflegehilfskräfte wissen, wie sie mit den Herausforderungen, mit denen sie konfrontiert sind, umgehen können. Dieses Buch wird sie dabei begleiten, indem es Strategien zur Stressbewältigung, zur Vermeidung von Burnout und zur Herstellung eines Gleichgewichts zwischen Berufs- und Privatleben vorstellt.

Es ist wichtig, dass Pflegehilfskräfte sich der Entwicklung ihres Berufs und der Möglichkeiten zur beruflichen Weiterentwicklung bewusst sind. Dieses Buch wird ihnen als Leitfaden dienen, indem es die verschiedenen Karriereperspektiven erkundet, die sich ihnen bieten, sei es, dass sie sich auf bestimmte Aspekte der gastroenterologischen Pflege weiter spezialisieren oder sich der Ausbildung, der Forschung oder Koordinationspositionen zuwenden.

Darüber hinaus bietet dieses Buch in einem sich ständig verändernden medizinischen Umfeld Anhaltspunkte, um sich in den neuen Herausforderungen zurechtzufinden, die sich durch den technologischen Fortschritt und die Veränderungen in den Pflegeprotokollen ergeben. Ob bei der Verwendung neuer medizinischer Geräte oder beim Umgang mit immer besser informierten Patienten, der Pfleger muss seine Praktiken ständig anpassen. Dieser Leitfaden wird Schlüssel anbieten, um auf dem neuesten Stand und kompetent zu bleiben, und gleichzeitig die Bedeutung der Zusammenarbeit mit den anderen Mitgliedern des Pflegeteams stärken.

Zusammenfassend lässt sich sagen, dass dieses Buch die Aufgabe hat, gastroenterologische Pflegekräfte zu inspirieren, zu schulen und anzuleiten, indem es ihnen einen Überblick über ihren Beruf verschafft und ihnen gleichzeitig konkrete Werkzeuge an die Hand gibt, mit denen sie sich in ihrer täglichen Praxis auszeichnen können. Es ist ein Buch, das die Bedeutung ihrer Rolle würdigt und sie gleichzeitig auf die zahlreichen Herausforderungen vorbereitet, denen sie in diesem anspruchsvollen, aber lohnenden Fachgebiet begegnen werden.

Kapitel 1

Die Gastroenterologie verstehen: allgemeiner Rahmen und Hauptpathologien

1 Die Abteilung für Gastroenterologie: ein komplexes und vielfältiges Fachgebiet

- Definition und Rolle der Gastroenterologie im Gesundheitssystem

Die Gastroenterologie ist ein medizinisches Fachgebiet, das sich der Untersuchung, Diagnose, Vorbeugung und Behandlung von Erkrankungen des Verdauungssystems widmet. Dieses Fachgebiet umfasst ein breites Spektrum an wichtigen Organen, von der Speiseröhre bis zum Anus, sowie Nebenorgane wie die Leber, die Bauchspeicheldrüse und die Gallenwege. Als Fachgebiet spielt die Gastroenterologie eine zentrale Rolle im Gesundheitssystem, da sie lebenswichtige Funktionen des menschlichen Körpers berührt, darunter die Verdauung von Nahrungsmitteln, die Aufnahme von Nährstoffen und die Ausscheidung von Abfallstoffen. Funktionsstörungen des Verdauungssystems können die Lebensqualität der Patienten erheblich beeinträchtigen und in schweren Fällen sogar lebensbedrohlich sein.

Die Gastroenterologie ist für die Erkennung und Behandlung zahlreicher Krankheiten von entscheidender Bedeutung. Einige davon sind extrem häufig, wie z. B. die gastroösophageale Refluxkrankheit, Magengeschwüre oder alkoholbedingte Lebererkrankungen. Am anderen Ende des Spektrums befasst sich dieses Fachgebiet auch mit komplexen und schweren Erkrankungen wie Verdauungskrebs, chronisch entzündlichen Darmerkrankungen (IBD) und Leberzirrhose, die eine langfristige, manchmal multidisziplinäre Betreuung erfordern. Die Vielfalt der von der Gastroenterologie behandelten Krankheiten macht sie zu einem unverzichtbaren Fachgebiet für die Prävention von Verdauungskrankheiten, aber auch für deren Behandlung und Langzeitbetreuung.

Im Gesundheitssystem beschränkt sich die Rolle der Gastroenterologie nicht auf die Behandlung akuter oder chronischer Erkrankungen. Sie spielt auch eine grundlegende Rolle bei der Früherkennung schwerer Krankheiten, insbesondere durch diagnostische Instrumente wie die Koloskopie und die

Gastroskopie. Diese Untersuchungen ermöglichen es, das Innere des Verdauungstrakts direkt zu betrachten, Anomalien wie Polypen oder Geschwüre zu erkennen und Biopsien zu entnehmen, um die Diagnose von Krebs oder entzündlichen Erkrankungen zu bestätigen. Diese präventive Rolle ist besonders entscheidend im Fall von Darmkrebs, einem der häufigsten und potenziell tödlichen Krebsarten, der jedoch wirksam behandelt werden kann, wenn er in einem frühen Stadium erkannt wird.

Die präventive Rolle der Gastroenterologie erstreckt sich auch auf die Behandlung von Lebererkrankungen, die vor allem aufgrund von Fettleibigkeit, Diabetes und übermäßigem Alkoholkonsum stark zunehmen. Die nichtalkoholische Steatohepatitis (NASH) beispielsweise ist zu einer Hauptursache für Zirrhose und Leberversagen geworden. Gastroenterologen stehen bei der Erkennung und Behandlung dieser Erkrankungen an vorderster Front und helfen dabei, das Fortschreiten zu schwerwiegenderen Komplikationen wie Leberkrebs oder der Notwendigkeit einer Lebertransplantation zu verhindern.

Ein weiterer wesentlicher Aspekt der Rolle der Gastroenterologie im Gesundheitssystem ist die Behandlung chronischer Erkrankungen des Verdauungstrakts, wie Morbus Crohn und Colitis ulcerosa. Diese Erkrankungen, von denen häufig junge Menschen betroffen sind, erfordern eine ständige Überwachung und eine Anpassung der Behandlung an die Entwicklung der Symptome. Gastroenterologen arbeiten eng mit anderen Gesundheitsfachkräften - Krankenpflegern, Ernährungsberatern, Psychologen - zusammen, um eine umfassende Betreuung der Patienten zu gewährleisten, die über die einfache medikamentöse Behandlung hinausgeht. Die diätetische Betreuung, die Überwachung von Ernährungsdefiziten und die psychologische Unterstützung sind weitere Dimensionen, die die Komplexität dieses Fachgebiets verdeutlichen.

Neben der Diagnose und Behandlung spielt die Gastroenterologie eine zentrale Rolle bei der Bewältigung von Notfällen im Verdauungstrakt, die eine unmittelbare Bedrohung für das Leben der Patienten darstellen können. Blutungen im Verdauungstrakt, Darmverschluss oder Darmperforation sind kritische Situationen, die ein schnelles Eingreifen erfordern, um schwere oder sogar tödliche Komplikationen zu vermeiden. Die Fähigkeit, in diesen Zusammenhängen schnell zu reagieren, indem therapeutische Endoskopien durchgeführt werden, um Blutungen zu stoppen, oder eine chirurgische Notfallversorgung organisiert wird, macht die Gastroenterologie zu einem Fachgebiet, in dem Entscheidungen effizient und präzise getroffen werden müssen.

Im weiteren Sinne trägt die Gastroenterologie auch zur Aufklärung und Sensibilisierung der Öffentlichkeit über Lebensgewohnheiten bei, die die Gesundheit des Verdauungstrakts beeinflussen können. Eine unausgewogene Ernährung, Bewegungsmangel, Alkoholkonsum oder Stress sind allesamt Faktoren, die zu Verdauungsstörungen führen können. Gastroenterologen spielen daher eine pädagogische Rolle, indem sie die Patienten darüber beraten, wie sie diesen Beschwerden durch eine Änderung des Lebensstils vorbeugen können. Zunehmend verfolgt dieses Fachgebiet einen präventiven Ansatz, bei dem der Schwerpunkt auf der langfristigen Gesundheit des Verdauungstrakts und nicht auf der bloßen Symptombekämpfung liegt.

Schließlich ist die Gastroenterologie auch ein Fachgebiet, das im Mittelpunkt zahlreicher medizinischer Innovationen steht. Technische Fortschritte wie die Kapselendoskopie, die interventionelle Endoskopie oder neue biologische Behandlungsmethoden für chronisch entzündliche Darmerkrankungen haben die Art und Weise, wie Erkrankungen des Verdauungstrakts diagnostiziert und behandelt werden, verändert. Dieses Fachgebiet entwickelt sich rasch weiter, und Gastroenterologen müssen sich ständig in neuen Techniken und Behandlungsmethoden fortbilden, um ihren Patienten eine erstklassige Versorgung bieten zu können. So erfüllt die Gastroenterologie nicht nur die aktuellen Bedürfnisse der Patienten, sondern nimmt auch zukünftige Herausforderungen vorweg, indem sie medizinische Innovationen integriert und sich an demografische und epidemiologische Veränderungen anpasst.

- Struktur und Organisation einer gastroenterologischen Abteilung

Die Struktur und Organisation einer gastroenterologischen Abteilung ist ein wesentlicher Bestandteil einer effizienten und koordinierten Patientenversorgung. Diese medizinische Dienstleistung beruht auf einer straffen Organisation, bei der die Kompetenzen mehrerer Gesundheitsfachkräfte integriert werden, um den komplexen Bedürfnissen von Patienten mit Erkrankungen des Verdauungstrakts gerecht zu werden. Die gastroenterologische Abteilung gliedert sich in der Regel in mehrere sich ergänzende Schwerpunkte mit jeweils spezifischen Rollen und Funktionen, die von der Diagnose über die Behandlung bis hin zur postoperativen Nachsorge und dem Management chronischer Krankheiten reichen.

Eine **gastroenterologische** Abteilung umfasst in der Regel **eine stationäre Einheit**, in die Patienten, die eine kontinuierliche Betreuung benötigen, je nach Schwere ihres Zustands oder der Komplexität der Behandlung für unterschiedliche Zeiträume aufgenommen werden. In dieser Abteilung können Patienten aus verschiedenen Gründen stationär behandelt werden, z. B. zur Bewältigung akuter Komplikationen (Blutungen im Verdauungstrakt, Verschlüsse, Exazerbationen chronisch entzündlicher Darmerkrankungen), zur Vorbereitung und Erholung nach chirurgischen Eingriffen im Verdauungstrakt oder zur Überwachung schwerer medikamentöser Behandlungen (Chemotherapien, Biotherapien). Auf der Intensivstation liegt das Hauptaugenmerk auf der kontinuierlichen Überwachung der klinischen Zeichen und Vitalparameter der Patienten.

Im Zentrum dieser Station spielt das Pflegeteam eine entscheidende Rolle. Es besteht aus Krankenpflegern, Pflegekräften, Ärzten für Gastroenterologie, aber auch aus Ernährungsberatern, Physiotherapeuten und manchmal auch

Psychologen. Jede Fachkraft hat eine klar definierte Aufgabe, aber alle arbeiten eng zusammen, um eine umfassende Betreuung des Patienten zu gewährleisten. Gastroenterologen stellen z. B. Diagnosen, legen Behandlungen fest und führen spezielle technische Maßnahmen wie Endoskopien oder Aszitespunktionen durch. Krankenschwestern und Krankenpfleger überwachen die Patienten täglich, verabreichen die Behandlungen, sorgen für ihr Wohlbefinden und sind an der Hygiene- und Betreuungspflege beteiligt. Der Ernährungsberater spielt eine entscheidende Rolle bei der Anpassung der Ernährung der Patienten unter Berücksichtigung der spezifischen Einschränkungen, die mit jeder Verdauungserkrankung einhergehen.

Die Abteilung für Gastroenterologie verfügt auch über eine spezielle **technische Ausstattung**, in der diagnostische und therapeutische Untersuchungen durchgeführt werden. Dazu gehören mehrere Endoskopieräume, in denen Verfahren wie Koloskopien, Gastroskopien und andere spezialisierte Untersuchungen wie die Ultraschallendoskopie oder die endoskopische retrograde Cholangio-Pankreatikographie (ERCP) durchgeführt werden. Diese Untersuchungen ermöglichen nicht nur die Visualisierung des Inneren des Verdauungstrakts und der Anhangsorgane, sondern auch Eingriffe zur Entfernung von Polypen, zur Erweiterung von Stenosen oder zur Behandlung von Blutungen im Verdauungstrakt. Die technische Plattform ist ein hochspezialisierter Ort, an dem die Koordination zwischen dem Gastroenterologen, dem Fachkrankenpfleger und dem Pfleger von entscheidender Bedeutung ist, um die Sicherheit und den Komfort des Patienten sowie den reibungslosen Ablauf der Eingriffe zu gewährleisten.

Zusätzlich zur technischen Ausstattung verfügen einige gastroenterologische Abteilungen über eine **ambulante Einheit**, in die die Patienten für Konsultationen oder Behandlungen kommen, die keinen längeren Krankenhausaufenthalt erfordern. Diese Einheit ist besonders wichtig für Patienten mit chronischen Erkrankungen wie Morbus Crohn oder Colitis ulcerosa, die eine regelmäßige Nachsorge und häufige Anpassungen ihrer

Behandlung benötigen. Die ambulante Versorgung umfasst auch Handlungen wie das Anlegen von Infusionen für intravenöse Behandlungen oder die Durchführung von biologischen und radiologischen Kontrolluntersuchungen. Dieser ambulante Ansatz ermöglicht eine flexiblere und weniger belastende Verwaltung für die Patienten und gewährleistet gleichzeitig eine qualitativ hochwertige medizinische Betreuung.

In die Struktur der gastroenterologischen Abteilung ist häufig auch eine **Abteilung für Verdauungschirurgie** integriert, da viele Erkrankungen des Verdauungstrakts einen chirurgischen Eingriff erfordern. Diese Einheit arbeitet eng mit den Gastroenterologen zusammen, um Krankheiten wie Verdauungskrebs, Darmverschluss oder Komplikationen bei chronisch entzündlichen Darmerkrankungen zu behandeln. Die Verdauungschirurgen kommen zum Einsatz, um Tumorresektionen, Stomata, Darmanastomosen oder auch Lebertransplantationen durchzuführen. Die Verbindung zwischen den Teams der medizinischen und chirurgischen Gastroenterologie ist von grundlegender Bedeutung, um eine kontinuierliche Versorgung von der Diagnose bis zur postoperativen Nachsorge zu gewährleisten.

Ein weiteres grundlegendes Element der Organisation der Abteilung ist die **multidisziplinäre Sprechstunde**, in der mehrere Spezialisten zusammenkommen, um komplexe Fälle zu besprechen. Diese Treffen ermöglichen einen umfassenden und abgestimmten Ansatz, bei dem die Meinungen von Gastroenterologen, Chirurgen, Onkologen, Radiologen und manchmal auch von Psychologen und Ernährungswissenschaftlern einbezogen werden. Dieser kooperative Ansatz ist bei der Behandlung von Verdauungskrebs oder schweren chronischen Erkrankungen von entscheidender Bedeutung, da er die Erstellung individueller Behandlungspläne ermöglicht, die auf die besonderen Bedürfnisse jedes einzelnen Patienten zugeschnitten sind.

Schließlich ist auch die **erzieherische Dimension** der gastroenterologischen Abteilung ein Schlüsselaspekt ihrer Organisation. Patienten mit Erkrankungen des Verdauungstrakts, insbesondere wenn es sich um chronische Erkrankungen handelt, benötigen oftmals Schulungen zum Umgang mit ihrer Krankheit. Die Abteilung führt daher Workshops zur therapeutischen Bildung durch, in denen die Patienten lernen, wie sie ihre Ernährung verwalten, auf Anzeichen eines Rückfalls achten oder ihr Stoma pflegen können. Diese Workshops werden von spezialisierten Krankenschwestern, Ernährungsberatern und anderen Fachkräften geleitet und sollen den Patienten mehr Selbstständigkeit im Umgang mit ihrer Gesundheit ermöglichen.

- Zusammenarbeit zwischen Pflegehelfern, Krankenpflegern, Ärzten und anderen Berufsgruppen

Die Zusammenarbeit zwischen Pflegehelfern, Krankenschwestern, Ärzten und anderen Gesundheitsfachkräften ist für das reibungslose Funktionieren einer gastroenterologischen Abteilung von zentraler Bedeutung. Diese Zusammenarbeit ist unerlässlich, um eine umfassende, qualitativ hochwertige und auf die Bedürfnisse der Patienten abgestimmte Versorgung zu gewährleisten. In der Gastroenterologie, wo die Erkrankungen oft komplex und die Behandlungen vielfältig sind, ist die Komplementarität der Kompetenzen der einzelnen Fachkräfte von entscheidender Bedeutung, um eine individuelle und effiziente Betreuung zu gewährleisten. Die Harmonie in der Teamarbeit ermöglicht es, den technischen und menschlichen Anforderungen, die durch Erkrankungen des Verdauungstrakts gestellt werden, gerecht zu werden und gleichzeitig ein wohlwollendes und unterstützendes Umfeld für die Patienten zu schaffen.

Der Pflegehelfer nimmt in dieser dynamischen Zusammenarbeit eine einzigartige Stellung ein. Er steht an vorderster Front der Pflege und spielt eine Rolle in der Nähe der Patienten. Er ist derjenige, der die Kranken täglich bei den alltäglichen Verrichtungen des Lebens begleitet und ihnen Hygiene- und Komfortpflege sowie Unterstützung bei den Grundbedürfnissen bietet. Seine Rolle ist von entscheidender Bedeutung, da er oft als Erster subtile klinische Anzeichen beobachtet, die eine Verschlechterung des Gesundheitszustands eines Patienten ankündigen können. Durch diese vertrauensvolle und enge Beziehung übernimmt der Pflegehelfer die Rolle eines "Wächters", der seine Beobachtungen an das Pflegepersonal und die Ärzte weitergibt, damit schnelle und angemessene Entscheidungen getroffen werden können. Die Fähigkeit der Pflegekraft, effektiv mit dem Pflegeteam zu kommunizieren, ist entscheidend für eine reaktionsschnelle Versorgung, insbesondere bei gastroenterologischen Notfällen wie einer Blutung im Verdauungstrakt oder der Dekompensation einer chronischen Krankheit.

Krankenschwestern und Krankenpfleger sind ihrerseits Schlüsselakteure im täglichen Umgang mit den Patienten. Sie verabreichen Behandlungen, führen spezifische technische Pflegemaßnahmen durch, wie das Legen von nasogastrischen Sonden oder die Versorgung von Stomata, und überwachen die Vitalparameter. Ihre Rolle geht jedoch über den technischen Bereich hinaus, da sie auch für die Koordination der Pflege zwischen den verschiedenen medizinischen und paramedizinischen Teams verantwortlich sind. Krankenschwestern und Krankenpfleger arbeiten eng mit den Pflegehelfern zusammen, delegieren bestimmte Pflegetätigkeiten an sie und sorgen gleichzeitig für die Beaufsichtigung und regelmäßige Übermittlung von medizinischen Informationen. Sie fungieren auch als Bindeglied zwischen Patienten und Ärzten, indem sie Behandlungen erklären, Fragen der Patienten beantworten und dafür sorgen, dass die ärztlichen Anordnungen genau umgesetzt werden. Diese direkte Zusammenarbeit mit den Pflegekräften ermöglicht eine reibungslose und harmonische Betreuung, bei der jeder seine Rolle und Verantwortung kennt, und trägt so zum allgemeinen Wohlbefinden der Patienten bei.

Der **Arzt für Gastroenterologie** steht häufig im Mittelpunkt der diagnostischen und therapeutischen Betreuung. Er ist dafür zuständig, die Symptome zu bewerten, die Diagnose zu stellen und den Behandlungsplan festzulegen. Seine Zusammenarbeit mit anderen Angehörigen der Gesundheitsberufe ist von entscheidender Bedeutung, um eine kontinuierliche Versorgung und einen individuellen Ansatz zu gewährleisten. In Absprache mit Krankenschwestern und pflegern- stützt sich der Arzt auf deren tägliche Beobachtungen, um die Behandlung anzupassen und die Diagnosen zu verfeinern. Je nach den von der Pflegekraft oder dem Krankenpfleger gemeldeten Anzeichen wie veränderter Stuhlgang oder wiederkehrende Bauchschmerzen kann der Arzt beispielsweise beschließen, zusätzliche Untersuchungen wie eine Darmspiegelung oder eine Computertomografie des Abdomens zu veranlassen. Diese Kommunikation zwischen Ärzten und Pflegepersonal ist entscheidend, um schnell reagieren und die Betreuung an die sich ändernden Bedürfnisse der Patienten anpassen zu können.

Der Arzt arbeitet auch eng mit anderen **Fachärzten** zusammen, z. B. mit Verdauungschirurgen, Onkologen und Radiologen. Da Erkrankungen des Verdauungstrakts häufig multidisziplinäre Ansätze erfordern, setzen sich diese Fachleute regelmäßig zusammen, um komplexe Fälle zu besprechen und gemeinsame Behandlungsstrategien zu entwickeln. Bei Darmkrebs beispielsweise werden der Gastroenterologe, der Onkologe und der Chirurg zusammenarbeiten, um die Behandlungsschritte zu planen und dabei Chemotherapie, Chirurgie und möglicherweise auch die Palliativpflege einzubeziehen. Diese multidisziplinäre Zusammenarbeit gewährleistet eine integrierte und umfassende Behandlung, bei der jeder Fachmann sein Fachwissen einbringt, um den Patienten die besten Behandlungsmöglichkeiten zu bieten.

Neben der Interaktion zwischen Ärzten, Krankenschwestern und Pflegerinnen spielen auch andere Gesundheitsfachkräfte eine zentrale Rolle in einer gastroenterologischen Abteilung, wie z. B. **Ernährungsberater** und **Psychologen**. Patienten mit Erkrankungen des Verdauungstrakts benötigen häufig eine spezielle Ernährungsberatung, sei es für den Umgang mit einem Stoma, die Einhaltung einer rückstandsfreien Diät vor einer Koloskopie oder die Anpassung der Ernährung an die jeweilige

Erkrankung. Der Ernährungsberater arbeitet mit dem übrigen Team zusammen, um geeignete Ernährungspläne zu erstellen und den Ernährungszustand der Patienten zu überwachen. Er ist auch daran beteiligt, die Patienten über gute langfristige Ernährungspraktiken aufzuklären, was insbesondere für Patienten mit chronischen Erkrankungen wie Morbus Crohn oder Leberzirrhose von entscheidender Bedeutung ist.

Psychologen spielen auch eine wesentliche Rolle bei der Unterstützung von Patienten, insbesondere von Patienten mit schweren oder chronischen Erkrankungen, die Angstzustände, Depressionen oder Schwierigkeiten haben können, ihren Gesundheitszustand zu akzeptieren. Die Zusammenarbeit mit dem übrigen Team ermöglicht eine umfassende Betreuung der psychischen Gesundheit der Patienten, bei der die psychologische Unterstützung in die medizinische Behandlung integriert wird. Denn viele Verdauungsstörungen werden durch Stress und Emotionen beeinflusst, und eine psychologische Betreuung kann für die Genesung oder den langfristigen Umgang mit der Krankheit entscheidend sein.

Schließlich beschränkt sich die Zusammenarbeit nicht auf die direkte Pflege. Die **Kommunikation zwischen den verschiedenen Gesundheitsfachkräften** wird durch regelmäßige Treffen gestärkt, bei denen die Fälle der Patienten besprochen, Therapieentscheidungen gemeinsam getroffen und die Pflege angepasst werden. Diese multidisziplinären Treffen sind ein Ort des Austauschs, an dem jeder seine Beobachtungen und sein Wissen mitteilen kann, wodurch die Patientenversorgung verbessert und ein kohärenter und umfassender Ansatz gewährleistet wird.

2 Überblick über die wichtigsten in der Gastroenterologie behandelten Krankheiten

- Entzündliche Darmerkrankungen (Morbus Crohn, Colitis ulcerosa)

Chronisch entzündliche Darmerkrankungen (IBD), hauptsächlich Morbus Crohn und Colitis ulcerosa (CHD), sind chronische Darmerkrankungen, die sich durch eine anhaltende Entzündung des Verdauungstrakts auszeichnen. Beide Krankheiten haben mehrere Gemeinsamkeiten, unterscheiden sich aber auch erheblich in ihrer Lokalisation und klinischen Präsentation. Sie beeinträchtigen die Lebensqualität der Patienten erheblich, die oft mit behindernden Symptomen, aufwändigen Behandlungen und manchmal auch mit chirurgischen Eingriffen zu kämpfen haben. Obwohl die genauen Ursachen dieser Erkrankungen noch nicht vollständig verstanden sind, werden sie als Autoimmunerkrankungen angesehen, bei denen das Immunsystem das Darmgewebe unangemessen angreift.

Morbus Crohn

Morbus Crohn kann jeden Teil des Verdauungstrakts vom Mund bis zum Anus befallen, obwohl er am häufigsten im terminalen Ileum (dem letzten Abschnitt des Dünndarms) und im Dickdarm auftritt. Sie zeichnet sich durch eine transmurale Entzündung aus, d. h. sie betrifft alle Schichten der Darmwand, was die Vielfalt ihrer Komplikationen erklärt. Diese Entzündung kann zu Geschwüren, Fisteln (abnormale Verbindungen zwischen verschiedenen Teilen des Verdauungstrakts oder zwischen dem Darm und anderen Organen) und Abszessen führen.

Die Symptome von Morbus Crohn sind von Patient zu Patient unterschiedlich, umfassen aber häufig starke Bauchschmerzen, chronischen, manchmal blutigen Durchfall und einen erheblichen Gewichtsverlust. Müdigkeit ist ein weiteres Hauptsymptom, das durch die chronische Entzündung und die Nährstoffmängel aufgrund der schlechten Nährstoffaufnahme noch verstärkt wird. Der Krankheitsverlauf ist durch Perioden von

Entzündungsschüben gekennzeichnet, die sich mit kürzeren oder längeren Remissionsphasen abwechseln. Diese Schübe können durch Infektionen, Stress, bestimmte Nahrungsmittel oder manchmal auch ohne ersichtlichen Grund ausgelöst werden.

Die Komplikationen von Morbus Crohn sind zahlreich und können Darmverschlüsse aufgrund von Verengungen des Verdauungstrakts (Stenosen), Fisteln zwischen dem Darm und anderen Organen (wie der Blase oder der Haut) oder Darmperforationen umfassen. Diese Komplikationen erfordern häufig einen chirurgischen Eingriff. Leider neigt Morbus Crohn selbst nach einer chirurgischen Resektion eines Teils des Darms dazu, in anderen Bereichen des Verdauungstrakts wieder aufzutreten, was seine langfristige Behandlung erschwert.

Hämorrhagische Rektokolitis (HCV)

Im Gegensatz zu Morbus Crohn sind bei Colitis ulcerosa nur der Dickdarm und das Rektum betroffen. Die Entzündung ist auf die Schleimhaut (die oberste Schicht) der Darmwand beschränkt, kann aber dennoch schwerwiegend sein und in fortgeschrittenen Fällen zu tiefen Geschwüren führen. Die Krankheit beginnt immer im Rektum und kann sich kontinuierlich in den Dickdarm ausbreiten, den Dünndarm befällt sie jedoch nie.

Die Hauptsymptome der Colitis ulcerosa sind blutiger Durchfall und Rektorragie (Austritt von Blut aus dem Anus), begleitet von Bauchschmerzen, die oft im Unterbauch lokalisiert sind. Wie bei Morbus Crohn leiden die Patienten auch unter starker Müdigkeit, die manchmal durch Blutverluste verschlimmert wird, die zu einer Anämie führen. Die Schübe der Colitis ulcerosa können heftig sein, mit häufigen, blutigen Durchfällen, verbunden mit starken Bauchschmerzen und einem starken Stuhldrang (Tenesmus). Die Krankheit verläuft ebenfalls in Schüben und Remissionen, und aufgrund ihres chronischen Charakters müssen die Patienten regelmäßig ärztlich überwacht werden.

Die Colitis ulcerosa kann zu mehreren schwerwiegenden Komplikationen führen. Eine der am meisten gefürchteten ist das toxische Megakolon, eine akute, massive Erweiterung des Dickdarms, die lebensbedrohlich sein kann, wenn sie nicht schnell behandelt wird. Außerdem haben Patienten mit langwieriger HCV ein erhöhtes Risiko, an Darmkrebs zu erkranken, was eine regelmäßige endoskopische Überwachung und die Durchführung von Biopsien zur Erkennung von präkanzerösen Läsionen rechtfertigt.

Behandlung von IBD

Die Behandlung von IBD, sei es Morbus Crohn oder Colitis ulcerosa, beruht auf einem schrittweisen Ansatz zur Kontrolle der Entzündung, zur Linderung der Symptome und zur Vermeidung von Komplikationen. Die medikamentöse Behandlung umfasst in der Regel entzündungshemmende Medikamente (wie Mesalazin bei HCV), Immunsuppressiva (wie Azathioprin oder Methotrexat) und zielgerichtete Biotherapien (wie TNF-Inhibitoren wie Infliximab oder andere Moleküle wie Ustekinumab). Letztere haben die Behandlung von IBD revolutioniert, da sie bessere Chancen bieten, die Krankheit in einer verlängerten Remission zu halten.

Die Behandlung kann auch Kortikosteroide umfassen, um akute Schübe zu kontrollieren, doch ist ihre langfristige Anwendung aufgrund der zahlreichen Nebenwirkungen, wie Osteoporose oder Diabetes, begrenzt. In einigen Fällen, insbesondere wenn Komplikationen wie Fisteln, Stenosen oder Perforationen auftreten, wird eine Operation erforderlich. Für Patienten mit Colitis ulcerosa, die nicht auf die Behandlung ansprechen, kann die Kolektomie (vollständige Entfernung des Dickdarms) eine kurative, wenn auch radikale Option sein. Da Morbus Crohn hingegen diffuser ist, kann er nicht durch einen chirurgischen Eingriff geheilt werden.

Auswirkungen auf die Lebensqualität

IBD beeinträchtigen die Lebensqualität der Patienten erheblich, was nicht nur auf die Verdauungssymptome, sondern auch auf systemische Komplikationen zurückzuführen ist. Diese Erkrankungen sind häufig mit extraintestinalen Manifestationen verbunden, wie Gelenkbeteiligungen (Arthritis), Hautläsionen (Erythema nodosum) oder Augenentzündungen (Uveitis). Die Behandlung dieser Erkrankungen erfordert einen multidisziplinären Ansatz, an dem nicht nur der Gastroenterologe, sondern auch Rheumatologen, Dermatologen und Augenärzte beteiligt sind.

Die Chronizität dieser Erkrankungen erfordert von den Patienten eine engmaschige medizinische Überwachung und ständige Anpassungen der Behandlung. Unvorhersehbare Schübe, Nebenwirkungen der Medikamente und häufige chirurgische Eingriffe führen bei den Patienten zu großer Unsicherheit und Angst. Darüber hinaus führen chronische Müdigkeit, Einschränkungen bei der Ernährung und wiederholtes Fehlen am Arbeitsplatz oder in der Schule aufgrund von Krankenhausaufenthalten oder Arztbesuchen dazu, dass diese Krankheiten in sozialer und beruflicher Hinsicht besonders beeinträchtigend sind.

- Funktionelle Verdauungsstörungen (Reizdarmsyndrom, Dyspepsie)

Funktionelle Verdauungsstörungen, wie das Reizdarmsyndrom (IBS) und die funktionelle Dyspepsie, sind häufige, aber oft missverstandene Beschwerden. Im Gegensatz zu anderen Erkrankungen des Verdauungstrakts, die sich durch sichtbare strukturelle Anomalien oder Entzündungen auszeichnen, zeigen funktionelle Störungen bei endoskopischen oder radiologischen Untersuchungen in der Regel keine erkennbaren organischen Läsionen. Dennoch können sie stark beeinträchtigende Symptome verursachen, die die Lebensqualität der Patienten stark beeinträchtigen. Diese Beschwerden äußern sich vor allem in

Form von Bauchschmerzen, Stuhlgangstörungen, Blähungen oder Sodbrennen, ohne dass mit herkömmlichen Diagnosemethoden eine spezifische zugrunde liegende Ursache festgestellt werden kann.

Das Reizdarmsyndrom (IBS)

Das Reizdarmsyndrom, auch bekannt als funktionelle Kolopathie, ist eine der häufigsten funktionellen Verdauungsstörungen. Es betrifft etwa 10-15 % der Weltbevölkerung, wobei überwiegend junge Erwachsene betroffen sind und die Prävalenz bei Frauen höher ist. IBS ist durch chronische Bauchschmerzen gekennzeichnet, die mit Veränderungen des Stuhlgangs einhergehen, die Durchfall, Verstopfung oder einen Wechsel zwischen diesen beiden Symptomen umfassen können. Diese Schmerzen werden oft durch die Stuhlentleerung gelindert, aber ihre Intensität und Häufigkeit variieren von Patient zu Patient.

Der genaue Mechanismus von IBS ist nach wie vor nicht vollständig verstanden, doch scheinen mehrere Faktoren zu seiner Entstehung beizutragen. Es wird weithin angenommen, dass IBS das Ergebnis einer komplexen Interaktion zwischen der Gehirn-Darm-Achse, der Darmmotilität, einer erhöhten viszeralen Empfindlichkeit und Veränderungen der Darmflora (Mikrobiota) ist. Diese viszerale Sensibilität, die sich in einer übertriebenen Reaktion des Darms auf normale Reize wie Blähungen oder die Verdauung von Nahrung äußert, ist ein zentrales Element des IBS. IBS-Patienten nehmen Schmerzen und Unwohlsein bei Druckwerten im Darm wahr, die von Personen ohne IBS schmerzfrei toleriert würden.

Die Rolle von Stress und psychologischen Faktoren ist bei IBS ebenfalls von entscheidender Bedeutung. Viele Patienten berichten von einer Verschlimmerung ihrer Symptome in Zeiten von Stress, Angst oder Depression. Dies verdeutlicht die Bedeutung der Gehirn-Darm-Achse bei dieser Erkrankung, bei der das zentrale Nervensystem und das enterische Nervensystem auf abnormale Weise miteinander kommunizieren. Obwohl IBS organisch gesehen eine gutartige Erkrankung ist, können die psychologischen und sozialen Auswirkungen beträchtlich sein, mit einer erheblichen Beeinträchtigung der Lebensqualität und Auswirkungen auf soziale Beziehungen, Arbeit und tägliche Aktivitäten.

Funktionelle Dyspepsie

Die funktionelle Dyspepsie, eine weitere wichtige funktionelle Verdauungsstörung, äußert sich durch lokalisierte Schmerzen oder Beschwerden im Oberbauch, die oft als Völlegefühl, vorzeitige Sättigung oder Sodbrennen beschrieben werden. Wie IBS geht auch die funktionelle Dyspepsie nicht mit Läsionen einher, die bei einer Endoskopie oder Bildgebung sichtbar sind, was die Diagnose erschweren kann. Diese Störung ist häufig und betrifft etwa 20 % der Weltbevölkerung, obwohl viele Menschen wegen dieser Symptome nie einen Arzt aufsuchen.

Die Symptome der funktionellen Dyspepsie können durch die Ernährung ausgelöst oder verschlimmert werden, insbesondere nach dem Verzehr von reichhaltigen, scharfen oder fettigen Mahlzeiten. Die Rolle der Nahrungsmittel bei dieser Erkrankung ist jedoch nicht immer klar definiert und variiert von Person zu Person. Ähnlich wie bei IBS leiden Patienten mit funktioneller Dyspepsie an einer viszeralen Überempfindlichkeit, bei der Magen und Darm übermäßig auf normale Verdauungsprozesse reagieren. Auch Störungen der gastrointestinalen Motilität, wie eine verzögerte Magenentleerung, können bei der Entstehung der Symptome eine Rolle spielen.

Wie bei IBS ist auch bei der funktionellen Dyspepsie die psychologische Dimension ein wichtiger Faktor. Patienten, die unter Angstzuständen, chronischem Stress oder Depressionen leiden, sind anfälliger für Dyspepsiesymptome, und Zeiten emotionaler Anspannung können das Brennen oder Völlegefühl im Magen verschlimmern. Diese Verbindung zwischen funktionellen Störungen und Emotionen unterstreicht die Komplexität der Erkrankung, bei der physiologische und

45

psychologische Mechanismen ineinandergreifen, um eine veränderte Wahrnehmung der Verdauungsempfindungen zu erzeugen.

Behandlung von funktionellen Verdauungsstörungen

Die Behandlung von funktionellen Verdauungsstörungen wie IBS und funktioneller Dyspepsie ist häufig mehrdimensional und auf die Linderung der Symptome ausgerichtet, da es keine endgültige Heilung gibt. Die Behandlung beruht in der Regel auf einer Kombination aus Änderungen des Lebensstils, Ernährungsumstellung und pharmakologischen Behandlungen, wobei psychologische Faktoren besonders berücksichtigt werden.

Beim Reizdarmsyndrom spielt die Ernährung eine Schlüsselrolle bei der Bewältigung der Symptome. Viele Patienten profitieren von einem speziellen Ernährungsansatz, wie der FODMAP-armen Diät (Fermentable Oligo-, Di-, Mono-Saccharide And Polyols), bei der der Verzehr bestimmter fermentierbarer Kohlenhydrate reduziert wird. Diese Nahrungsmittel, wie z. B. Milchprodukte, bestimmte Obst- und Gemüsesorten oder Hülsenfrüchte, können schlecht verdaut werden, was zu einer übermäßigen Gasproduktion und einer Verschlimmerung der Symptome führt. Zusätzlich zu diesen diätetischen Maßnahmen können je nach Art der IBS auch medikamentöse Behandlungen eingesetzt werden. Beispielsweise werden bei verstopfenden Formen Abführmittel und bei durchfallenden Formen Antidiarrhoika verschrieben. Auch krampflösende Mittel und Probiotika werden eingesetzt, um die Bauchschmerzen zu lindern und die Regulierung der Darmmikrobiota zu verbessern.

Bei der funktionellen Dyspepsie zielt die Behandlung darauf ab, die Magensymptome durch Ernährungsanpassungen (Vermeidung großer Mahlzeiten, fettreicher Speisen und kohlensäurehaltiger Getränke) und den Einsatz von Medikamenten wie Antazida, Protonenpumpenhemmern (PPI) und Prokinetika, die die Magenentleerung erleichtern, zu reduzieren. Die Wirksamkeit der medikamentösen Behandlung bleibt jedoch unterschiedlich, und der Behandlungsansatz muss oft individuell auf die Merkmale der Symptome abgestimmt werden.

Bei beiden Erkrankungen ist der Umgang mit Stress und psychischen Störungen von entscheidender Bedeutung. Ansätze wie Psychotherapie, kognitive Verhaltenstherapie (CBT) oder Entspannungstraining können eine große Hilfe sein, um die Auswirkungen von Stress auf die Verdauungssymptome zu verringern. Manchmal werden auch Antidepressiva in geringen Dosen verschrieben, um die Empfindlichkeit des Darms zu modulieren und den psychischen Zustand des Patienten zu verbessern. Dieser ganzheitliche Ansatz ist von entscheidender Bedeutung, da er nicht nur die körperlichen Symptome, sondern auch die zugrunde liegenden psychologischen Faktoren behandelt, die Verdauungsbeschwerden verschlimmern können.

Auswirkungen auf die Lebensqualität

Obwohl funktionelle Verdauungsstörungen in Bezug auf organische Komplikationen als harmlos gelten, haben sie einen großen Einfluss auf die Lebensqualität der Patienten. Die wiederkehrenden und unvorhersehbaren Symptome, die Angst vor dem Verzehr bestimmter Nahrungsmittel und die durch Bauchschmerzen oder Verdauungsstörungen verursachte soziale oder berufliche Beeinträchtigung führen zu einer echten psychischen Belastung. Viele Patienten haben Schwierigkeiten, ihr tägliches Leben, ihre Ernährung und ihre Arbeit zu bewältigen, was erhebliche Auswirkungen auf ihr emotionales Wohlbefinden und ihre Beziehungen hat.

- Lebererkrankungen (Hepatitis, Zirrhose)
Lebererkrankungen, insbesondere Hepatitis und Zirrhose, nehmen aufgrund ihrer Auswirkungen auf die allgemeine Gesundheit des Patienten und der Komplexität ihrer Behandlung eine zentrale Stellung in der Gastroenterologie ein. Die Leber ist ein für das reibungslose Funktionieren des Körpers wichtiges Organ, das an so lebenswichtigen Funktionen wie der Entgiftung des Blutes, der

Produktion von Galle, der Proteinsynthese und der Speicherung von Nährstoffen beteiligt ist. Wenn dieses Organ durch eine chronische Entzündung oder eine fortschreitende Zerstörung seiner Zellen beeinträchtigt wird, führt dies zu erheblichen systemischen Folgen, die sich nicht nur auf den Stoffwechsel, sondern auch auf andere Organe auswirken. Lebererkrankungen sind oft schleichend und entwickeln sich jahrelang stillschweigend, bevor sie sich durch eindeutige Symptome bemerkbar machen. Dies macht sie zu Krankheiten, die schwer frühzeitig zu diagnostizieren und wirksam zu behandeln sind.

Hepatitis

Hepatitis bezeichnet die Entzündung der Leber und kann durch verschiedene Faktoren verursacht werden, darunter Virusinfektionen (Hepatitis A, B, C, D und E), Alkoholmissbrauch, bestimmte toxische Substanzen (wie Medikamente oder Toxine) und Autoimmunerkrankungen. Virushepatitis ist weltweit eine der Hauptursachen für Leberentzündungen und ist jedes Jahr für Millionen von Todesfällen verantwortlich.

Hepatitis A wird in der Regel durch den Verzehr von verunreinigtem Wasser oder Lebensmitteln erworben und äußert sich durch akute Symptome wie Fieber, Gelbsucht, Übelkeit und Müdigkeit. Sie ist oft harmlos und heilt spontan ohne Folgen, kann aber bei bestimmten gefährdeten Bevölkerungsgruppen schwerwiegend sein. **Hepatitis B und** Ckönnen hingegen in chronische Formen übergehen und zu schweren Komplikationen wie Leberzirrhose und Leberkrebs führen. Hepatitis B wird hauptsächlich durch Blut oder Sexualkontakte übertragen, während Hepatitis C hauptsächlich durch Kontakt mit infiziertem Blut übertragen wird, insbesondere bei Drogeninjektionen oder unsicheren Bluttransfusionen.

Die chronischen Formen von Hepatitis B und C sind besonders gefürchtet, da sie sich über mehrere Jahre ohne erkennbare Symptome entwickeln können und eine fortschreitende

Zerstörung des Lebergewebes verursachen. Die Patienten zeigen oft erst dann Anzeichen, wenn bereits schwere Schäden entstanden sind, in Form von Gelbsucht, Aszites (Flüssigkeitsansammlung im Bauchraum) oder hepatischer Enzephalopathie, die aus einer Ansammlung von Toxinen im Gehirn resultiert. Dank therapeutischer Fortschritte kann Hepatitis C nun mit direkt wirkenden antiviralen Medikamenten geheilt werden, während Hepatitis B mit antiviralen Therapien kontrolliert werden kann, die die Replikation des Virus verhindern und das Fortschreiten der Krankheit verlangsamen.

Die alkoholische Hepatitis hingegen ist eine Entzündung der Leber, die durch übermäßigen und lang anhaltenden Alkoholkonsum verursacht wird. Sie kann akut auftreten oder sich zu einer chronischen Hepatitis entwickeln, vor allem wenn der Alkoholkonsum anhält. Eine schwere alkoholbedingte Hepatitis äußert sich durch Symptome wie Bauchschmerzen, Gelbsucht und schnellen Gewichtsverlust. Wenn sie nicht behandelt wird, kann sie zu irreversiblen Leberschäden führen, die zu einer Leberzirrhose führen.

Zirrhose

Zirrhose ist eine fortgeschrittene Lebererkrankung, die durch eine ausgedehnte Fibrose der Leber gekennzeichnet ist, die aus der fortschreitenden Zerstörung der Leberzellen und der Bildung von Narbengewebe resultiert. Dieses Narbengewebe stört die normale Struktur der Leber und beeinträchtigt ihre wesentlichen Funktionen. Eine Zirrhose ist häufig die Folge einer unbehandelten chronischen Hepatitis (Virushepatitis B oder C) oder eines übermäßigen Alkoholkonsums über einen längeren Zeitraum. Zu den weiteren Ursachen gehören Stoffwechselerkrankungen wie die nichtalkoholische Fettleber (NASH), die mit Fettleibigkeit, Diabetes und dem metabolischen Syndrom in Verbindung gebracht wird.

Die frühen Stadien der Zirrhose sind häufig asymptomatisch, was eine frühzeitige Diagnose erschwert. Mit dem Fortschreiten der

Krankheit verliert die Leber jedoch zunehmend die Fähigkeit, ihre lebenswichtigen Funktionen zu erfüllen. Die Patienten können dann Symptome wie Müdigkeit, Schwäche, Appetitlosigkeit und Gelbsucht aufweisen. Eine fortgeschrittene Zirrhose kann zu schwerwiegenden Komplikationen führen, wie Aszites (Flüssigkeitsansammlung in der Bauchhöhle), portale Hypertension (erhöhter Blutdruck in der Pfortader), Ösophagusvarizen, die aufreißen und zu Blutungen im Verdauungstrakt führen können, sowie hepatische Enzephalopathie, eine geistige Verwirrung, die durch die Unfähigkeit der Leber, Giftstoffe aus dem Blut zu entfernen, verursacht wird.

Eine der schwerwiegendsten Komplikationen der Zirrhose ist das **hepatozelluläre Karzinom**, ein Leberkrebs, der sich häufig auf einer zirrhotischen Leber entwickelt. Das Risiko, an Leberkrebs zu erkranken, ist bei Patienten mit chronischer Hepatitis B oder C oder alkoholischer Zirrhose besonders hoch. Die Prognose dieses Krebses ist schlecht, wenn er in einem fortgeschrittenen Stadium diagnostiziert wird. Dies unterstreicht die Bedeutung regelmäßiger Vorsorgeuntersuchungen bei Patienten mit Zirrhose durch Ultraschall und die Bestimmung des Alpha-Fetoproteins (ein Tumormarker).

Behandlung von Lebererkrankungen

Die Behandlung von Lebererkrankungen hängt von der zugrunde liegenden Ursache, dem Stadium der Erkrankung und dem Vorliegen von Komplikationen ab. Bei der viralen Hepatitis B und C ist die antivirale Therapie der Grundstein für die Behandlung der Krankheit. Patienten mit Hepatitis C profitieren heute von hochwirksamen Heilbehandlungen, während Hepatitis B eine lebenslange Behandlung erfordert, um die Replikation des Virus zu kontrollieren. Die Impfung gegen Hepatitis B ist ebenfalls eine entscheidende Präventivmaßnahme, um die Inzidenz dieser Infektion zu senken.

Bei der **Zirrhose** zielt die Behandlung darauf ab, das Fortschreiten der Krankheit zu verlangsamen und Komplikationen zu verhindern. Dazu können Diuretika zur Behandlung von Aszites, Betablocker zur Verringerung des Risikos von Krampfaderblutungen und Behandlungen zur Verhinderung einer hepatischen Enzephalopathie gehören. Die Einstellung des Alkoholkonsums ist für Patienten mit Alkoholzirrhose von größter Bedeutung, und es können Entzugsprogramme angeboten werden, um den Patienten bei der Überwindung ihrer Sucht zu helfen.

Die **Lebertransplantation** ist nach wie vor die letzte Behandlungsmöglichkeit für Patienten mit dekompensierter Zirrhose oder Leberkrebs im Endstadium. Dieser Eingriff ist zwar komplex, bietet jedoch eine langfristige Überlebenschance für Patienten, deren Leber nicht mehr funktionieren kann. Aufgrund des Mangels an Transplantaten und strenger Auswahlkriterien ist der Zugang zu dieser Option für viele Patienten jedoch eingeschränkt.

Auswirkungen von Lebererkrankungen auf die Lebensqualität

Lebererkrankungen, insbesondere wenn sie sich zu einer Zirrhose entwickeln, haben verheerende Auswirkungen auf die Lebensqualität der Patienten. Chronische Müdigkeit, Flüssigkeitsansammlungen im Bauchraum und geistige Verwirrung machen es schwer, den Alltag zu bewältigen. Darüber hinaus erhöhen Ernährungsbeschränkungen, die Verwaltung komplexer Behandlungen und häufige Krankenhausaufenthalte zur Behandlung von Komplikationen die emotionale und körperliche Belastung. Patienten mit dekompensierter Zirrhose benötigen oft ständige Unterstützung, und die Familien sind häufig in die Langzeitpflege eingebunden, was das Umfeld stark belasten kann.

- Verdauungstumore (Darm-, Magen-, Leberkrebs)

Tumore des Verdauungstrakts, insbesondere Dickdarm-, Magen- und Leberkrebs, sind eine Reihe schwerwiegender und potenziell lebensbedrohlicher Erkrankungen, von denen ein Großteil der Weltbevölkerung betroffen ist. Sie stellen aufgrund ihrer steigenden Inzidenz und der Herausforderungen, die ihre Früherkennung, Behandlung und Nachsorge mit sich bringen, eine große Herausforderung für die Gastroenterologie dar. Diese Krebserkrankungen sind oft schleichend und entwickeln sich langsam über mehrere Jahre, bevor sie entdeckt werden, was ihre Behandlung erschwert. Trotz therapeutischer Fortschritte und Früherkennungskampagnen gehören diese Erkrankungen nach wie vor zu den häufigsten Todesursachen weltweit. Ihre Behandlung erfordert einen multidisziplinären Ansatz, an dem Gastroenterologen, Chirurgen, Onkologen und Radiologen beteiligt sind, mit Behandlungsstrategien, die Chirurgie, Chemotherapie, Strahlentherapie und in einigen Fällen auch Immuntherapie kombinieren.

Dickdarmkrebs

Darmkrebs oder kolorektales Karzinom ist eine der häufigsten Krebserkrankungen des Verdauungstrakts weltweit, insbesondere in den Industrieländern. Er betrifft vor allem Menschen über 50, kann aber auch bei jüngeren Menschen auftreten, vor allem wenn eine genetische Veranlagung wie die familiäre adenomatöse Polyposis (FAP) oder das Lynch-Syndrom vorliegt. Die Entstehung von Darmkrebs ist häufig mit der bösartigen Umwandlung adenomatöser Polypen in der Schleimhaut des Dickdarms verbunden. Diese Umwandlung kann mehrere Jahre dauern, was eine wertvolle Gelegenheit zur Früherkennung und zum frühzeitigen Eingreifen bietet.

Die systematische Vorsorgeuntersuchung durch Koloskopie ist eine wesentliche Waffe zur Senkung der Sterblichkeit an Darmkrebs. Durch das Erkennen und Entfernen von Polypen, bevor sie zu Krebs entarten, können viele Fälle verhindert werden. Screening-Programme empfehlen in der Regel eine

Vorsorgekoloskopie ab 50 Jahren, bei Personen mit einer Familiengeschichte von Darmkrebs oder prädisponierenden Erkrankungen wie chronisch entzündlichen Darmerkrankungen (Morbus Crohn, Colitis ulcerosa) sogar früher.

Die frühen Stadien von Darmkrebs sind oft symptomlos, weshalb Vorsorgeuntersuchungen von entscheidender Bedeutung sind. Wenn Symptome auftreten, können sie Bauchschmerzen, Veränderungen der Darmpassage (Verstopfung oder Durchfall), Blut im Stuhl, unerklärliche Anämie oder Gewichtsverlust umfassen. Im fortgeschrittenen Stadium kann der Krebs zu einem Darmverschluss führen, der eine Notoperation erforderlich macht. Die Behandlung dieses Krebses beruht hauptsächlich auf einem chirurgischen Eingriff, bei dem der betroffene Teil des Dickdarms entfernt wird (Kolektomie). Diese Operation wird häufig mit einer adjuvanten Chemotherapie kombiniert, um das Rückfallrisiko zu senken, insbesondere wenn der Krebs in einem fortgeschrittenen Stadium entdeckt wird oder wenn Lymphknoten befallen sind.

Magenkrebs

Magenkrebs oder Magenkarzinom ist weniger häufig als Darmkrebs, aber immer noch eine der häufigsten krebsbedingten Todesursachen weltweit, vor allem in Ostasien. Dieser Krebs entwickelt sich in der Regel aus der Magenschleimhaut und kann verschiedene Formen annehmen, von denen die häufigste das Adenokarzinom ist. Zu den Risikofaktoren gehören eine Infektion mit *Helicobacter pylori* (ein Bakterium, das Magengeschwüre verursacht), Rauchen, Alkohol sowie diätetische Faktoren wie eine salzreiche Ernährung und geräucherte Lebensmittel. Auch eine genetische Veranlagung ist vorhanden, insbesondere bei Magenkrebs in der Familie.

Magenkrebs wird oft erst spät diagnostiziert, da die Symptome in der Frühphase vage und unspezifisch sind, wie epigastrische Schmerzen, Sodbrennen, ein frühes Völlegefühl oder Appetitlosigkeit. Diese Symptome werden oft mit denen einer funktionellen Dyspepsie oder eines einfachen Magengeschwürs verwechselt und verzögern so die Diagnose. Wenn der Krebs ein fortgeschritteneres Stadium erreicht, kann es zu Blutungen im Verdauungstrakt, einem deutlichen Gewichtsverlust oder wiederkehrendem Erbrechen kommen. Ein spätes Anzeichen sind tastbare Lymphknoten am Schlüsselbein (Troisier-Lymphknoten), die häufig auf eine Metastasenausbreitung hinweisen.

Die Behandlung von Magenkrebs beruht hauptsächlich auf chirurgischen Eingriffen, bei denen je nach Lage und Größe des Tumors der gesamte Magen oder ein Teil davon entfernt wird (Gastrektomie). Chemotherapie und Strahlentherapie werden häufig kombiniert, um die Überlebenschancen zu verbessern, insbesondere in fortgeschrittenen Stadien. Auch die Immuntherapie hat in einigen Fällen vielversprechende Ergebnisse gezeigt, insbesondere bei Krebserkrankungen, die spezifische Marker wie HER2 exprimieren. Die Prognose von Magenkrebs ist jedoch nach wie vor reserviert, insbesondere wenn er spät erkannt wird. Daher ist eine Früherkennung in Risikopopulationen, insbesondere in solchen, die *Helicobacter pylori* ausgesetzt sind, wichtig.

Leberkrebs

Leberkrebs oder hepatozelluläres Karzinom (HCC) ist einer der aggressivsten Tumore im Verdauungstrakt, der häufig mit einer zugrunde liegenden Zirrhose einhergeht. Die Hauptursachen für diesen Krebs sind chronische Infektionen mit den Hepatitis-B- und -C-Viren sowie chronischer Alkoholismus und die nichtalkoholische Fettleber (NASH), wobei letztere aufgrund der weltweiten Zunahme von Fettleibigkeit und Typ-2-Diabetes immer häufiger auftritt. Zirrhose, unabhängig von ihrer Ätiologie, ist ein Hauptrisikofaktor für die Entwicklung von Leberkrebs, da die fortschreitende Zerstörung des Lebergewebes das Auftreten von Tumoren begünstigt.

Leberkrebs ist im Anfangsstadium oft still, aber Anzeichen wie unerklärlicher Gewichtsverlust, Schmerzen im rechten Hypochondrium, Gelbsucht oder das Auftreten eines aufgetriebenen Bauches aufgrund von Aszites können auf eine fortgeschrittene Erkrankung hinweisen. Regelmäßige Vorsorgeuntersuchungen bei Zirrhosepatienten durch Ultraschalluntersuchungen der Leber und Bluttests auf Alpha-Fetoprotein sind daher für die Früherkennung des hepatozellulären Karzinoms von entscheidender Bedeutung.

Die Behandlung von Leberkrebs hängt von mehreren Faktoren ab, u. a. von der Größe und Anzahl der Tumore, der verbleibenden Leberfunktion und dem Ausmaß der Erkrankung. Zu den Behandlungsmöglichkeiten gehören die chirurgische Resektion (in Fällen, in denen der Tumor isoliert ist und der Patient eine gute Leberfunktion hat), die Lebertransplantation (bei Patienten mit mehreren Tumoren oder dekompensierter Zirrhose) und lokale Behandlungen wie Radiofrequenztherapie oder Chemoembolisation, die darauf abzielen, die Größe des Tumors zu verringern. In fortgeschritteneren Stadien werden systemische Behandlungen wie Sorafenib (ein Tyrosinkinasehemmer) oder eine Immuntherapie eingesetzt, obwohl die Prognose bei einer späten Entdeckung des Krebses oft schlecht bleibt.

Multidisziplinäre Behandlung und Prävention

Die Behandlung von Tumoren des Verdauungstrakts, sei es Dickdarm-, Magen- oder Leberkrebs, beruht auf einem multidisziplinären Ansatz. Gastroenterologen, Verdauungschirurgen, Onkologen, Radiologen und Pathologen arbeiten zusammen, um die Diagnose zu stellen und die beste Behandlungsstrategie vorzuschlagen. Die Entscheidungen werden häufig in multidisziplinären Konzertierungssitzungen (CPR) getroffen, in denen die Besonderheiten jedes einzelnen Falls unter Berücksichtigung des Allgemeinzustands des Patienten, der Tumoreigenschaften und der verfügbaren Behandlungsoptionen erörtert werden.

Die Prävention spielt eine Schlüsselrolle bei der Bekämpfung von Verdauungskrebs. Bei Darmkrebs ist die Vorsorgeuntersuchung durch Koloskopie eine sehr wirksame Maßnahme, mit der

Polypen entdeckt und entfernt werden können, bevor sie zu Krebs werden. Bei Magenkrebs besteht die Prävention in der Ausrottung der *Helicobacter-pylori-Infektion* in gefährdeten Bevölkerungsgruppen. Bei Leberkrebs schließlich sind die Impfung gegen Hepatitis B, die Behandlung von Hepatitis C sowie die Bekämpfung von Alkoholismus und Fettleibigkeit die wichtigsten Präventionsmaßnahmen.

•   Gallen- und Pankreaserkrankungen
Erkrankungen der Galle und der Bauchspeicheldrüse sind aufgrund ihrer oft schwerwiegenden Auswirkungen auf die Gesundheit der Patienten und der Komplexität ihrer Behandlung ein Schlüsselbereich der Gastroenterologie. Diese Erkrankungen betreffen wichtige Organe des Verdauungssystems: die Gallenblase, die Gallenwege und die Bauchspeicheldrüse. Sie umfassen häufige Erkrankungen wie Gallensteine und schwere, manchmal lebensbedrohliche Erkrankungen wie Bauchspeicheldrüsenkrebs oder akute Pankreatitis. Die Vielfalt der Gallen- und Bauchspeicheldrüsenerkrankungen erfordert eine multidisziplinäre und oft dringende Behandlung, da einige Komplikationen akut sind und diese Erkrankungen systemische Auswirkungen auf den Stoffwechsel und die Verdauung haben.

Gallenleiden

Gallenleiden betreffen vor allem die Gallenblase und die Gallenwege, die eine wichtige Rolle bei der Speicherung und dem Transport der Galle spielen, einer Flüssigkeit, die von der Leber produziert wird, um die Fettverdauung zu unterstützen. Die Galle wird in der Gallenblase gespeichert und nach den Mahlzeiten in den Dünndarm abgegeben, um die Verdauung zu unterstützen. Wenn dieser Prozess aufgrund von Gallensteinen oder anderen Anomalien gestört ist, kann es zu starken Schmerzen und Komplikationen kommen.

Die Gallenlithiasis oder Gallensteine sind eine der häufigsten Erkrankungen der Gallenwege. Dabei bilden sich in der

Gallenblase feste Kristalle, die oft aus Cholesterin bestehen. Diese Steine können jahrelang asymptomatisch bleiben oder Gallenkoliken verursachen, starke Schmerzen im rechten Hypochondrium, vor allem nach fettreichen Mahlzeiten. In manchen Fällen können diese Steine in die Gallenwege wandern und zu schweren Komplikationen führen, wie einer akuten Cholezystitis (Entzündung der Gallenblase), einer Angiocholitis (Infektion der Gallenwege) oder einer akuten Pankreatitis (Bauchspeicheldrüsenentzündung). Diese Komplikationen erfordern eine schnelle Behandlung, häufig durch einen chirurgischen Eingriff zur Entfernung der Gallenblase (Cholezystektomie) oder einen endoskopischen Eingriff (ERCP) zur Entfernung der Steine, die die Gallenwege blockieren.

Die akute Cholezystitis ist eine Entzündung der Gallenblase, die meist durch die Verstopfung des Ductus cysticus durch einen Stein verursacht wird. Sie äußert sich durch starke Bauchschmerzen, Fieber und allgemeines Unwohlsein. Wenn die Cholezystitis nicht schnell behandelt wird, kann sie sich zu ernsthafteren Komplikationen wie einer Perforation der Gallenblase oder einer Bauchfellentzündung (Peritonitis) entwickeln. Die Behandlung der akuten Cholezystitis umfasst häufig eine Notoperation zur Entfernung der Gallenblase, begleitet von einer Antibiotikatherapie zur Behandlung der Infektion.

Die Angiocholitis, auch Cholangitis genannt, ist eine Infektion der Gallenwege, die auftritt, wenn diese durch einen Stein oder einen Tumor blockiert sind. Diese Erkrankung äußert sich durch die klassische Charcot-Trias: Bauchschmerzen, Fieber und Gelbsucht. Die Angiocholitis ist ein medizinischer Notfall, da sich die Infektion schnell im ganzen Körper ausbreiten und einen septischen Schock auslösen kann. Die Behandlung beruht auf einer schnellen Dekompression der Gallenwege, häufig durch eine Endoskopie (ERCP), um die Obstruktion zu beseitigen, sowie einer aggressiven Antibiotikatherapie, um die Infektion auszurotten.

Erkrankungen der Bauchspeicheldrüse

Erkrankungen der Bauchspeicheldrüse sind oft schwerwiegend und erfordern eine schnelle und spezialisierte Behandlung. Die Bauchspeicheldrüse ist ein wichtiges Organ für die Verdauung und die Regulierung des Blutzuckerspiegels. Sie sondert Verdauungsenzyme ab, die bei der Aufspaltung von Fetten, Proteinen und Kohlenhydraten helfen, sowie Hormone wie Insulin, die den Zuckerstoffwechsel regulieren. Wenn die Bauchspeicheldrüse von einer Entzündung oder einem Tumor betroffen ist, kann dies schwerwiegende Folgen haben, die von starken Bauchschmerzen bis hin zu Pankreasinsuffizienz und Diabetes reichen.

Die akute Pankreatitis ist eine der dringlichsten Erkrankungen der Bauchspeicheldrüse. Sie wird in der Regel durch die Verstopfung des Bauchspeicheldrüsengangs durch einen Gallenstein oder durch übermäßigen Alkoholkonsum verursacht. Die akute Pankreatitis ist durch eine plötzliche Entzündung der Bauchspeicheldrüse gekennzeichnet, die mit starken, oft in den Rücken ausstrahlenden Bauchschmerzen, Übelkeit und Erbrechen einhergeht. Bei schweren Formen kann die akute Pankreatitis zu systemischen Komplikationen führen, z. B. zu Atemnot, Nierenversagen oder einem septischen Schock. Die Behandlung beruht auf einer notfallmäßigen Krankenhauseinweisung mit intensiver medizinischer Unterstützung einschließlich Rehydratation, Schmerzbehandlung und manchmal einem Eingriff zur Entfernung von Gallensteinen oder zur Drainage von Flüssigkeitssammlungen um die Bauchspeicheldrüse herum. In einigen Fällen kann sich die akute Pankreatitis zu einer Pankreasnekrose entwickeln, die einen chirurgischen oder endoskopischen Eingriff zur Entfernung des nekrotischen Gewebes erforderlich macht.

Die chronische Pankreatitis ist eine Entzündung der Bauchspeicheldrüse, die sich über mehrere Jahre hinweg entwickelt und zu einer fortschreitenden Zerstörung des Bauchspeicheldrüsengewebes führt. Sie wird häufig mit übermäßigem und lang anhaltendem Alkoholkonsum in Verbindung gebracht, obwohl auch andere Ursachen wie angeborene Anomalien der Pankreasgänge, Autoimmunkrankheiten oder genetische Faktoren eine Rolle spielen können. Die chronische Pankreatitis verursacht wiederkehrende Bauchschmerzen, eine exokrine Pankreasinsuffizienz (Unfähigkeit, Nahrung richtig zu verdauen) und in fortgeschrittenen Stadien auch eine endokrine Pankreasinsuffizienz (Diabetes). Die Behandlung zielt darauf ab, die Schmerzen zu lindern, die fehlenden Pankreasenzyme durch Ergänzungsmittel zu ersetzen und Komplikationen zu verhindern. In einigen Fällen können chirurgische Eingriffe erforderlich sein, um Komplikationen wie Stenosen des Pankreasganges oder Pseudozysten zu behandeln.

Bauchspeicheldrüsenkrebs ist einer der aggressivsten und am schwierigsten zu behandelnden Tumore. Er wird häufig erst in einem fortgeschrittenen Stadium diagnostiziert, weil keine Frühsymptome auftreten. Die Symptome, wenn sie auftreten, umfassen Bauchschmerzen, Gewichtsverlust, Gelbsucht (wenn der Tumor den Gallengang verstopft) und manchmal Verdauungsstörungen. Bauchspeicheldrüsenkrebs hat eine schlechte Prognose mit einer sehr geringen Fünf-Jahres-Überlebensrate, was vor allem darauf zurückzuführen ist, dass er schwer frühzeitig zu diagnostizieren und therapieresistent ist. Die Behandlung beruht auf chirurgischen Eingriffen, aber nur eine Minderheit der Tumore ist zum Zeitpunkt der Diagnose resektabel. Chemotherapie und in einigen Fällen Strahlentherapie werden eingesetzt, um das Überleben zu verlängern, aber die Ergebnisse sind oft begrenzt. Die aktuelle Forschung konzentriert sich auf neue Ansätze wie die Immuntherapie, um die Überlebenschancen von Patienten mit dieser Erkrankung zu verbessern.

Behandlung von Gallen- und Bauchspeicheldrüsenerkrankungen

Die Behandlung von Gallen- und Bauchspeicheldrüsenerkrankungen beruht auf einem multidisziplinären Ansatz, an dem Gastroenterologen, Chirurgen, Radiologen und Onkologen beteiligt sind. Bei Gallenerkrankungen spielen endoskopische Eingriffe eine zentrale Rolle, um Steine zu behandeln und die Gallenwege zu drainieren. Bei Erkrankungen der Bauchspeicheldrüse kann die Behandlung von einer intensivmedizinischen Betreuung bei akuter Pankreatitis bis hin zu chirurgischen Eingriffen bei Pankreastumoren reichen. Die Schmerzbehandlung, die Korrektur von Ernährungsdefiziten und die Behandlung von Komplikationen sind wesentliche Bestandteile der langfristigen Behandlung, insbesondere bei chronischer Pankreatitis.

Auswirkungen auf die Lebensqualität

Gallen- und Bauchspeicheldrüsenerkrankungen, insbesondere in ihren akuten oder schweren Formen, haben einen großen Einfluss auf die Lebensqualität der Patienten. Wiederkehrende Bauchschmerzen, häufige Krankenhausaufenthalte und die Notwendigkeit, eine strenge Diät einzuhalten oder Enzympräparate einzunehmen, machen den Alltag für viele Patienten schwer zu bewältigen. Darüber hinaus erfordern Erkrankungen der Bauchspeicheldrüse, wenn sie zu einer exokrinen oder endokrinen Pankreasinsuffizienz führen, eine ständige Anpassung der Behandlung, insbesondere durch Substitutionstherapien und eine genaue Überwachung zur Vermeidung von Komplikationen.

3 Die Auswirkungen dieser Erkrankungen auf den Patienten und die Rolle der Pflegekraft

- Beeinträchtigung der Lebensqualität

Die Beeinträchtigung der Lebensqualität ist eine der Hauptfolgen von Erkrankungen des Verdauungstrakts, unabhängig davon, ob sie akut oder chronisch, gutartig oder schwerwiegend sind. Sie ist ein wesentlicher Aspekt, der bei der Behandlung der Patienten berücksichtigt werden muss, denn neben den körperlichen Symptomen sind die Auswirkungen auf das Alltagsleben, die sozialen Beziehungen und die psychische Gesundheit oft tiefgreifend und dauerhaft. Die Auswirkungen von Erkrankungen des Magen-Darm-Trakts beschränken sich nicht nur auf Schmerzen oder körperliches Unbehagen. Diese Krankheiten wirken sich auf das allgemeine Gleichgewicht der Person aus und verändern ihre Beziehung zum Essen, zu ihrem Körper, zu ihren Angehörigen und zu ihrem beruflichen oder sozialen Umfeld.

Symptome und ihre Auswirkungen auf den Alltag

Die mit Erkrankungen des Verdauungstrakts verbundenen Symptome können extrem beeinträchtigend sein, selbst wenn sie nicht unmittelbar lebensbedrohlich sind. Chronische Bauchschmerzen, Durchfall, Verstopfung, Erbrechen oder Blähungen beeinträchtigen den Alltag der Patienten und machen es ihnen schwer, einfache Aufgaben zu erledigen und soziale Interaktionen zu führen. Bei Erkrankungen wie dem Reizdarmsyndrom (IBS) oder chronisch entzündlichen Darmerkrankungen (IBD) sind diese Symptome unvorhersehbar, was für die Patienten einen zusätzlichen Stress- und Unsicherheitsfaktor darstellt. Sie müssen oft ihren Tagesablauf anpassen, bestimmte Nahrungsmittel meiden und mit der ständigen Angst vor einem Rückfall oder einem erneuten Ausbruch der Symptome leben.

Der tägliche Umgang mit den Symptomen erfordert häufig eine strenge Ernährungsumstellung, die regelmäßige Einnahme von Medikamenten und bei Patienten mit chronischen Krankheiten sogar invasive Behandlungen wie Infusionen oder Injektionen. Diese Einschränkungen belasten die Patienten schwer und sie können sich in ihren Ernährungs-, Sozial- und sogar Berufsentscheidungen eingeschränkt fühlen. Die Mahlzeiten, ein zentraler Moment des sozialen Lebens, werden oft zu einer Quelle der Angst. Menschen mit Verdauungsstörungen können Angst davor haben, in der Öffentlichkeit zu essen, mit auslösenden Nahrungsmitteln konfrontiert zu werden oder in sozialen oder beruflichen Situationen mit unangenehmen Symptomen umgehen zu müssen.

Psychologische Auswirkungen

Chronische Verdauungskrankheiten wirken sich tiefgreifend auf die psychische Gesundheit der Patienten aus. Die ständigen Schmerzen und Beschwerden in Verbindung mit der Ungewissheit über den Krankheitsverlauf sind wichtige Faktoren für Angstzustände und Depressionen. Bei Erkrankungen wie Morbus Crohn oder Colitis ulcerosa, bei denen Entzündungsschübe unvorhersehbar auftreten können, kommt es häufig zu antizipatorischer Angst: Die Patienten fürchten sich vor jedem neuen Anfall und leben in der Angst, ins Krankenhaus eingeliefert oder operiert werden zu müssen.

Das Gefühl, die Kontrolle über den eigenen Körper zu verlieren, die Abhängigkeit von Medikamenten und manchmal die Notwendigkeit dauerhafter medizinischer Hilfsmittel wie eines Stomas verstärken dieses Unwohlsein. Die Patienten empfinden möglicherweise eine Abwertung ihres Körperbildes, fühlen sich stigmatisiert oder isoliert. Diese psychologische Dimension wird oft unterschätzt, spielt aber eine entscheidende Rolle dabei, wie Patienten ihre Krankheit und ihre allgemeine Lebensqualität wahrnehmen. Verdauungsstörungen sind besonders intim und betreffen so persönliche Aspekte wie Verdauung, Ernährung und Ausscheidung - Funktionen, die in der Gesellschaft oft tabuisiert werden. Das Gefühl der Scham oder des Unbehagens kann zu sozialer Isolation führen, mit einer Abneigung, seine Schwierigkeiten selbst mit Angehörigen zu teilen.

Auswirkungen auf soziale und familiäre Beziehungen

Die Beeinträchtigung der Lebensqualität durch Erkrankungen des Verdauungstrakts erstreckt sich auch auf die sozialen und familiären Beziehungen. Patienten mit chronischen oder wiederkehrenden Erkrankungen können sich für ihr Umfeld als Belastung empfinden. Wiederholtes Fehlen am Arbeitsplatz oder bei sozialen Aktivitäten, häufige Krankenhausaufenthalte und die Unfähigkeit, an Veranstaltungen oder Mahlzeiten teilzunehmen, können eine Kluft zwischen den Patienten und ihren Angehörigen entstehen lassen. Letztere sind zwar oft verständnisvoll, können sich aber auch hilflos gegenüber dem Leiden der kranken Person fühlen oder von der Last überwältigt sein, sich ständig an den Gesundheitszustand ihrer Angehörigen anpassen zu müssen.

Auch intime Beziehungen können beeinträchtigt sein, z. B. aufgrund von Müdigkeit, chronischen Schmerzen oder einem veränderten Körperbild. Menschen mit Verdauungserkrankungen erleben möglicherweise einen Verlust des sexuellen Verlangens oder fühlen sich aufgrund ihres Zustands unwohl, was zu Spannungen in Partnerschaften führen kann. Psychologische Unterstützung und eine offene Kommunikation sind wichtig, um bei der Bewältigung dieser Beziehungsschwierigkeiten zu helfen. Dennoch stellen diese Krankheiten eine emotionale und körperliche Belastung dar, die die Dynamik von Beziehungen tiefgreifend beeinflusst.

Berufliche Auswirkungen

Im Beruf können Verdauungserkrankungen zu häufigen Fehlzeiten, längeren Arbeitsunterbrechungen und verminderter Leistungsfähigkeit führen. Patienten mit chronischen Beschwerden müssen oft zwischen medizinischer Behandlung, regelmäßigen Arztbesuchen und dem täglichen Umgang mit ihren Symptomen jonglieren, was sie daran hindern kann, ein stabiles Arbeitsleben zu führen. In manchen Fällen müssen sie einen Berufswechsel oder eine Teilzeitarbeit in Betracht ziehen, weil sie nicht in der Lage sind, ein gleichbleibendes Arbeitstempo aufrechtzuerhalten.

Diese berufliche Instabilität kann zu finanziellen Schwierigkeiten führen, wodurch sich die Auswirkungen der Krankheit auf die Lebensqualität noch weiter verschlechtern. Darüber hinaus können Patienten das Gefühl haben, von ihren Arbeitgebern und Kollegen nicht verstanden oder unterstützt zu werden, insbesondere wenn die Symptome nicht sichtbar sind oder die Krankheit in der Öffentlicheit nicht gut bekannt ist. Dieses Gefühl des Unverständnisses und der Marginalisierung kann die Isolation der Patienten und ihr Gefühl der sozialen Ausgrenzung verstärken.

Langfristiger Umgang mit der Krankheit

Für Patienten mit chronischen Verdauungserkrankungen wird der Umgang mit ihrer Krankheit zu einem langwierigen Prozess. Die Notwendigkeit einer regelmäßigen medizinischen Betreuung, lebenslanger Behandlungen oder häufiger Änderungen der Behandlungsprotokolle führt zu einem Gefühl der Müdigkeit und Erschöpfung. Die ständige Notwendigkeit, auf die Ernährung zu achten, Medikamente einzunehmen und mit Rückfällen umzugehen, drückt auf die Moral der Patienten. Die Vorstellung, mit einer Krankheit zu leben, die nicht geheilt, sondern nur kontrolliert werden kann, kann ein Gefühl der Hilflosigkeit und Frustration hervorrufen.

In diesem Zusammenhang ist die medizinische, psychologische und soziale Unterstützung von entscheidender Bedeutung. Ein multidisziplinärer Ansatz, der nicht nur Gastroenterologen, sondern auch Psychologen, Ernährungsberater und Patientenorganisationen einschließt, kann helfen, die Auswirkungen der Krankheit auf die Lebensqualität besser zu bewältigen. Strategien zur Stressbewältigung, Verhaltens- und kognitive Therapien sowie die Unterstützung von Angehörigen sind wesentliche Elemente, die den Patienten helfen, besser mit ihrer Krankheit zu leben.

- Spezifische Bedürfnisse von Patienten: physische und psychologische Aspekte

Die spezifischen Bedürfnisse von Patienten mit akuten oder chronischen Erkrankungen des Verdauungstrakts sind zahlreich und komplex. Diese Bedürfnisse gehen über die bloße Bewältigung körperlicher Symptome hinaus und betreffen grundlegende Aspekte des täglichen Lebens - physisch, psychologisch und sozial. Diese Patienten sind mit einer Beeinträchtigung ihrer Lebensqualität, oftmals schweren und belastenden Behandlungen sowie emotionalen Herausforderungen konfrontiert, die mit der Ungewissheit über ihren Gesundheitszustand einhergehen. Ein ganzheitlicher Ansatz für ihre Betreuung, der diese verschiedenen Dimensionen berücksichtigt, ist von entscheidender Bedeutung, um ihnen eine angemessene und individuelle Betreuung zu bieten.

Physische Aspekte: Linderung der Symptome und Verbesserung des Komforts

Die körperlichen Symptome von Verdauungserkrankungen sind oft schwerwiegend und wiederkehrend und erfordern spezifische Bedürfnisse, die je nach Erkrankung, Stadium und Allgemeinzustand des Patienten variieren. Schmerzen sind ein allgegenwärtiges Symptom bei vielen Erkrankungen des Verdauungstrakts, von Gallenkoliken über Bauchschmerzen beim Reizdarmsyndrom bis hin zu Krämpfen bei chronisch entzündlichen Darmerkrankungen. Die Bewältigung dieser Schmerzen ist eine Priorität, da sie nicht nur das Wohlbefinden des Patienten, sondern auch seine Fähigkeit, ein normales Leben zu führen, beeinträchtigen. Das Bedürfnis nach Schmerzlinderung kann durch geeignete medikamentöse Behandlungen wie krampflösende Mittel oder Schmerzmittel erfüllt werden, aber auch durch nichtmedikamentöse Ansätze wie Entspannungstechniken, Stressbewältigungstechniken oder personalisierte Diäten, die die Auslöser der Anfälle reduzieren.

Neben Schmerzen sind Störungen der Darmpassage - Durchfall, Verstopfung, Blähungen - häufige Quellen von Beschwerden für die Patienten. Diese Symptome führen nicht nur zu körperlichen Beschwerden, sondern auch zu sozialen Beeinträchtigungen, da die Patienten ihren Lebensstil und ihre Reisen oft an die Häufigkeit dieser Symptome anpassen müssen. Es ist wichtig, die Behandlung anzupassen, um die Passage zu normalisieren, indem spezielle Ernährungstipps, Probiotika und Medikamente, die die Darmmotilität regulieren, miteinander kombiniert werden. Pflegekräfte und Krankenschwestern spielen eine Schlüsselrolle bei der Betreuung der Patienten, indem sie erkennen, wann zusätzliche Maßnahmen erforderlich sind, und Strategien vorschlagen, um die Auswirkungen dieser Beschwerden auf das tägliche Leben zu minimieren.

Patienten, die an chronischen Krankheiten wie Morbus Crohn oder Zirrhose leiden, haben besondere Ernährungsbedürfnisse. Bei diesen Erkrankungen kommt es häufig zu einer Malabsorption von Nährstoffen, was zu Mangelerscheinungen führt, die eine Nahrungsergänzung und regelmäßige Überwachung erfordern. Häufig werden Diätassistenten hinzugezogen, um geeignete Ernährungspläne zu entwickeln, die darauf abzielen, die Exazerbation der Symptome zu begrenzen und gleichzeitig eine angemessene Nährstoffzufuhr zu gewährleisten. Bei einigen Patienten kann eine enterale oder parenterale Ernährung erforderlich sein, insbesondere in den akuten Phasen der Krankheit, wenn der Darm nicht mehr in der Lage ist, eine ordnungsgemäße Verdauung zu gewährleisten. Die Ernährungsbehandlung wird dann zu einem wesentlichen Bestandteil der Behandlung und erfordert eine enge Überwachung, um eine Unterernährung zu vermeiden und die Kräfte des Patienten zu erhalten.

Psychologische Aspekte: Umgang mit Angst, Depression und Ungewissheit

Auf psychologischer Ebene sind die Bedürfnisse von Patienten mit Verdauungserkrankungen ebenso entscheidend, werden jedoch häufig unterschätzt. Verdauungserkrankungen, insbesondere chronische Erkrankungen wie IBD oder Verdauungskrebs, wirken sich tiefgreifend auf das emotionale und mentale Wohlbefinden der Patienten aus. Angst ist eine der häufigsten psychischen Störungen bei diesen Patienten, die durch die Unvorhersehbarkeit der Symptome, die Angst vor Schüben oder Rückfällen und die Angst vor häufigen medizinischen Eingriffen genährt wird. Die Ungewissheit, wann ein neuer Anfall auftreten wird, oder die Vorstellung, dass eine weitere Operation oder ein Krankenhausaufenthalt erforderlich sein könnte, führt zu einer ständigen Unsicherheit. Die Patienten können starken Stress empfinden, der die Verdauungssymptome verschlimmert und so einen Teufelskreis zwischen Körper und Geist nährt.

Depressionen sind ebenfalls häufig, insbesondere bei Patienten, die mit schweren Krankheiten wie Krebs oder Zirrhose konfrontiert sind, bei denen die Prognose ungewiss oder düster sein kann. Das Gefühl, die Kontrolle über den eigenen Körper zu verlieren, chronische Müdigkeit und die durch die Krankheit auferlegten Einschränkungen, wie z. B. Einschränkungen bei der Ernährung oder Abwesenheit von der Arbeit, können zu einem Gefühl der Hilflosigkeit und sogar Verzweiflung führen. Dieses psychische Unwohlsein wird häufig durch die Einsamkeit und die soziale Isolation, die diese Krankheiten mit sich bringen, noch verschlimmert. Nicht selten fühlen sich die Patienten von ihrem Umfeld unverstanden, das nicht immer das Ausmaß ihres Leidens oder die Schwierigkeit, mit einer unsichtbaren Krankheit zu leben, wahrnimmt.

Angesichts dieser psychologischen Bedürfnisse sollte die psychologische Unterstützung ein wesentlicher Bestandteil der Behandlung sein. Dies kann den Einsatz von Psychologen oder

Psychiatern umfassen, die auf chronische Krankheiten spezialisiert sind, sowie Verhaltens- und kognitive Therapien, die den Patienten helfen, besser mit Stress und Ängsten umzugehen. Auch Gesprächsgruppen oder Patientenvereinigungen können eine wertvolle Unterstützung bieten, indem sie es den Kranken ermöglichen, ihre Erfahrungen auszutauschen und die soziale Isolation zu durchbrechen. Da die Pflegekraft in direktem und regelmäßigem Kontakt mit den Patienten steht, spielt sie eine Schlüsselrolle bei der Erkennung von Anzeichen psychischer Not und kann das medizinische Team alarmieren, um eine angemessene Unterstützung anzubieten.

Die Ungewissheit über den Krankheitsverlauf ist eine weitere Quelle der Angst für Patienten, insbesondere für Patienten mit Krebs im Verdauungstrakt oder chronisch fortschreitenden Erkrankungen wie Zirrhose. Die Angst vor einem Rückfall, die Furcht vor einer raschen Verschlechterung des Gesundheitszustands oder die Angst vor schweren Behandlungen wie Chemotherapie oder Lebertransplantation sind Stressfaktoren, die die Moral der Patienten belasten. In diesen Fällen ist es von entscheidender Bedeutung, klare und regelmäßige Informationen über den Krankheitsverlauf, die verfügbaren Behandlungsmethoden und die Zukunftsaussichten zu geben und gleichzeitig ein offenes Ohr für die Ängste und Fragen der Patienten zu haben. Transparenz und eine wohlwollende Kommunikation sind wesentliche Elemente, um Sorgen zu zerstreuen und das Sicherheitsgefühl des Patienten zu stärken.

Das Bedürfnis nach relationaler und sozialer Unterstützung

Neben den körperlichen und psychologischen Aspekten benötigen Patienten mit Verdauungserkrankungen auch einen entscheidenden Bedarf an relationaler und sozialer Unterstützung. Die Krankheit, insbesondere wenn sie chronisch ist, verändert die Beziehungen in Familie, Freundeskreis und Beruf tiefgreifend. Die Patienten brauchen ein verständnisvolles und wohlwollendes

Umfeld, das sie in schwierigen Zeiten unterstützen und sie durch die verschiedenen Phasen ihres Pflegeverlaufs begleiten kann. Die Angehörigen müssen sich oft an die durch die Krankheit auferlegten Einschränkungen anpassen, sei es, dass sie die Mahlzeiten anpassen, den Patienten zu Arztbesuchen begleiten oder ihm moralische Unterstützung angesichts von Momenten des Zweifels oder der Entmutigung bieten.

Diese Unterstützung ist jedoch nicht immer leicht zu finden. Manche Patienten fühlen sich vielleicht als Belastung für ihre Angehörigen, vor allem wenn die Krankheit ständige Aufmerksamkeit erfordert. Andere isolieren sich vielleicht aus Angst, zu stören oder nicht verstanden zu werden. Daher ist es wichtig, dass die Behandlungsteams einen offenen Dialog zwischen dem Patienten und seinem Umfeld fördern und den Familien Hilfsmittel zur Verfügung stellen, damit sie die Krankheit besser verstehen und ihre Angehörigen besser unterstützen können.

Kapitel 2

Die Rolle des Pflegehelfers in der Gastroenterologie: vielfältige Kompetenzen

1 Die Hauptaufgaben der Pflegekraft

- Begleitung der Patienten bei der täglichen Pflege (Hygiene, Komfort)

Die Begleitung der Patienten bei der täglichen Pflege, sei es in Bezug auf Hygiene oder Komfort, ist ein wesentlicher Bestandteil der Behandlung in der Gastroenterologie, insbesondere bei Patienten mit chronischen oder schweren Erkrankungen. Diese tägliche Unterstützung, die größtenteils von den Pflegekräften geleistet wird, spielt eine grundlegende Rolle für das physische und psychische Wohlbefinden der Patienten. Neben der medizinischen Versorgung geht es darum, dafür zu sorgen, dass jeder Patient seine Würde, seinen Komfort und eine akzeptable Lebensqualität trotz der durch die Krankheit auferlegten Einschränkungen behält. Diese tägliche Pflege, die einfach erscheinen mag, ist in Wirklichkeit von entscheidender Bedeutung, um den Patienten zu helfen, besser mit ihrem Zustand zu leben, indem sie ihnen ein Gefühl der Sicherheit und Fürsorge vermittelt.

Hygienepflege: ein Akt der Würde und des Komforts

Die Körperhygiene ist ein zentraler Aspekt der täglichen Pflege, insbesondere bei Patienten, die aufgrund ihrer Krankheit im Krankenhaus liegen oder zu Hause bleiben müssen. In einer gastroenterologischen Abteilung können Patienten mit Symptomen wie Durchfall, Erbrechen oder auch mit Hauterkrankungen aufgrund von Krankheitsbildern wie Fisteln oder Stomata konfrontiert werden. Diese Situationen, die oft zu Unbehagen und Unwohlsein führen, erfordern eine besondere Aufmerksamkeit. Sie sorgt dafür, dass die Haut des Patienten gereinigt, geschützt und mit Feuchtigkeit versorgt wird, um Infektionen oder Reizungen vorzubeugen.

Diese Hygienepflege ist nicht nur ein technischer Aspekt, sondern auch ein Moment des Austauschs und der Menschlichkeit. Für Patienten, die an Selbstständigkeit verlieren und manchmal nicht mehr in der Lage sind, sich selbstständig zu bewegen oder zur

Toilette zu gehen, kann die Hilfe bei diesen intimen Gesten eine Quelle von Unbehagen oder Verletzlichkeit sein. In solchen Fällen ist es entscheidend, dass die Pflegekraft ein hohes Maß an Wohlwollen, Einfühlungsvermögen und Diskretion an den Tag legt, damit diese Pflegemomente so unbeschwert wie möglich erlebt werden können. Indem er die Würde des Patienten wahrt, trägt der Pflegehelfer aktiv zu seinem psychologischen Wohlbefinden bei. Dies geschieht durch einfache Gesten: jeden Schritt der Pflege erklären, das Schamgefühl respektieren, indem man Tücher verwendet, um die von der Pflege nicht betroffenen Körperteile zu bedecken, und sich an die Bedürfnisse und Vorlieben des Patienten anpassen.

Bei Patienten, die medizinische Geräte wie nasogastrale Sonden, Katheter oder Stomata tragen, muss die Hygiene besonders streng sein. Es geht darum, diese Geräte sauber zu halten, Mazeration oder Reizungen zu vermeiden und regelmäßig auf Anzeichen einer Infektion zu überprüfen. Die Pflegekraft spielt hier eine Schlüsselrolle, indem sie den Zustand dieser Vorrichtungen täglich überwacht und dafür sorgt, dass der Patient sich mit der Pflege wohlfühlt. Bei Stomata beispielsweise ist die Begleitung beim Umgang mit dem Beutel von entscheidender Bedeutung. Der Patient muss lernen, den Beutel zu wechseln, die Haut um das Stoma herum zu reinigen und die Anzeichen für mögliche Komplikationen zu erkennen. Die Pflegekraft führt nicht nur diese Pflegemaßnahmen durch, sondern spielt auch eine erzieherische Rolle, indem sie gute Praktiken erklärt und den Patienten angesichts einer Situation beruhigt, die manchmal schwer zu akzeptieren ist.

Physisches und emotionales Wohlbefinden: eine Säule der Lebensqualität

Die Bequemlichkeit des Patienten ist ein weiterer grundlegender Aspekt der Begleitung bei der täglichen Pflege. Bei Verdauungserkrankungen, bei denen Bauchschmerzen, Blähungen oder Übelkeit häufig auftreten, muss die Pflegekraft dafür sorgen, dass jeder Patient bequem liegt, um die mit seinem Zustand verbundenen Beschwerden so weit wie möglich zu lindern. Dazu können einfache Maßnahmen wie die Anpassung der Neigung des Bettes, das Anbieten von Kissen zur Unterstützung bestimmter Körperteile oder die Sicherstellung einer ausreichenden Flüssigkeitszufuhr gehören. Ein Patient, der lange Zeit bettlägerig ist, kann schnell unter Schmerzen aufgrund einer schlechten Körperhaltung leiden oder Druckgeschwüre entwickeln. Die Pflegekraft sollte daher auf eine regelmäßige Mobilisierung achten, um diesen Komplikationen vorzubeugen und eine bequeme Körperhaltung zu gewährleisten.

Zum Wohlbefinden des Patienten gehört auch die Steuerung der Körpertemperatur. Patienten, insbesondere solche mit Fieber oder schweren Verdauungsstörungen, können sich kalt oder warm fühlen. Wenn Sie dafür sorgen, dass sie richtig zugedeckt oder im Gegenteil gekühlt sind, können Sie ihnen eine angenehmere Umgebung bieten, in der sie sich ausruhen und erholen können. Außerdem trägt die Pflegekraft zu einer beruhigenden Umgebung bei, indem sie ihnen ein sauberes, ordentliches und ihren Bedürfnissen angepasstes Pflegeumfeld bietet (insbesondere in Bezug auf Beleuchtung und Lärm).

Auch der emotionale Komfort ist ein zentrales Anliegen. Patienten mit chronischen oder schweren Erkrankungen des Verdauungstrakts sind oft ängstlich, verunsichert durch unvorhersehbare Symptome und schwere Behandlungen. Sie können Frustration über den Verlust ihrer Selbstständigkeit oder Angst vor dem Verlauf ihrer Krankheit empfinden. In solchen Momenten kann die Pflegekraft durch ihre kontinuierliche und beruhigende Präsenz eine wertvolle Unterstützung bieten. Ein einfaches aufmerksames Zuhören, ein beruhigendes Wort oder eine klare Erklärung des Pflegeablaufs können die Ängste des Patienten lindern. Der Pflegehelfer wird so zu einem Bezugspunkt, zu einer Vertrauensperson, der der Patient seine Sorgen oder sein Unbehagen anvertrauen kann.

Ermächtigung des Patienten und moralische Unterstützung

Ein weiterer wichtiger Aspekt der Begleitung bei der täglichen Pflege ist die schrittweise Befähigung des Patienten zur Selbsthilfe, sofern dies möglich ist. Ziel ist es, den Patienten zu ermutigen, sich entsprechend seinen Fähigkeiten aktiv an seiner eigenen Pflege zu beteiligen. Dies kann mit einfachen Handlungen beginnen, wie z. B. dem Händewaschen, der Teilnahme an der Körperpflege oder dem Erlernen des Umgangs mit medizinischen Geräten. Indem die Pflegekraft den Patienten in diese Handlungen einbezieht, fördert sie ein Gefühl der Kontrolle über die Krankheit, was besonders gut für die Moral sein kann. Der Verlust der Selbstständigkeit kann nämlich als Angriff auf die persönliche Würde empfunden werden, und jede Handlung, die ein Patient allein durchführen kann, stellt einen Sieg über die Krankheit dar.

Bei Patienten am Lebensende oder im Endstadium einer schweren Krankheit nimmt die Begleitung bei der täglichen Pflege eine besondere Dimension an. Es geht dann darum, den Komfort des Patienten konstant aufrechtzuerhalten, Schmerzen zu lindern, Druckgeschwüren vorzubeugen und den Willen des Patienten so weit wie möglich zu respektieren. Die Rolle der Pflegekraft in diesen Momenten besteht auch darin, die Familie zu unterstützen, indem sie die durchgeführte Pflege erklärt und eine beruhigende und respektvolle Umgebung für alle schafft.

- Überwachung der klinischen Anzeichen (Erbrechen, Durchfall, Bauchschmerzen)

Die Überwachung klinischer Anzeichen wie Erbrechen, Durchfall und Bauchschmerzen ist ein grundlegender Aspekt der Behandlung von Patienten in der Gastroenterologie. Diese bei Erkrankungen des Verdauungstrakts häufig auftretenden Symptome verursachen nicht nur Leiden für den Patienten, sondern können auch Indikatoren für eine Verschlechterung des

Gesundheitszustands oder für zugrunde liegende Komplikationen sein. Eine strenge und kontinuierliche Beobachtung der klinischen Anzeichen ermöglicht es, Verschlechterungen vorauszusehen, schnell zu reagieren und die Behandlung entsprechend anzupassen. Für das Pflegeteam ist diese ständige Wachsamkeit von entscheidender Bedeutung, um die Sicherheit des Patienten zu gewährleisten, potenziell schwerwiegenden Komplikationen vorzubeugen und eine optimale Pflege zu garantieren.

Erbrechen: Ein Zeichen, auf das Sie genau achten sollten

Erbrechen ist ein häufiges Symptom bei gastrointestinalen Erkrankungen, sowohl bei einzelnen als auch bei wiederkehrenden Erkrankungen. Erbrechen kann mit funktionellen Verdauungsstörungen, Infektionen, Darmverschluss oder ernsteren Erkrankungen wie Bauchspeicheldrüsenentzündung, Magengeschwüren oder Tumoren im Verdauungstrakt zusammenhängen. Die Überwachung des Erbrechens ist daher entscheidend, um die zugrunde liegende Ursache zu ermitteln und den Schweregrad des Problems einzuschätzen.

Wenn Erbrechen auftritt, müssen mehrere Parameter beobachtet werden. Zunächst einmal geben die Häufigkeit und die Dauer des Erbrechens einen Hinweis auf die Intensität des Problems. Häufiges und wiederholtes Erbrechen kann schnell zu einer schweren Dehydrierung führen, insbesondere bei gefährdeten Patienten wie älteren Menschen oder Kindern. Daher ist es von entscheidender Bedeutung, auf Anzeichen einer Dehydrierung zu achten, wie z. B. Mundtrockenheit, verminderte Diurese, Müdigkeit oder Verwirrtheit. In diesem Zusammenhang kann eine orale oder intravenöse Hydratation erforderlich sein, um den Flüssigkeitsverlust auszugleichen.

Auch die Art des Erbrechens muss sorgfältig geprüft werden. Erbrechen, das Spuren von Blut enthält (Hämatemesis), kann auf eine Blutung im oberen Verdauungstrakt hinweisen, die

76

möglicherweise mit einem Magengeschwür oder Ösophagusvarizen in Verbindung steht. Dieses klinische Zeichen erfordert eine Notfallbehandlung. Ebenso kann dunkelgrünes, gallenähnliches Erbrechen auf einen Darmverschluss hindeuten, insbesondere wenn es mit Bauchschmerzen und fehlendem Stuhlgang oder Gasbildung verbunden ist. In diesem Fall kann ein dringender chirurgischer Eingriff in Betracht gezogen werden.

Schließlich bedeutet die Behandlung von Erbrechen, dass dem Patienten schnell Erleichterung verschafft werden muss. Neben der Überwachung muss das Pflegeteam eine geeignete antiemetische Behandlung einleiten, um die Erbrechensepisoden zu stoppen oder zu begrenzen. Gleichzeitig muss der Patient in einer bequemen und sicheren Position gehalten werden, um das Risiko einer Inhalation zu vermeiden, insbesondere bei geschwächten Patienten.

Durchfall: ein Zeichen mit vielen Ursachen

Durchfall ist ein weiteres häufiges Symptom in der Gastroenterologie, und seine Überwachung ist von größter Bedeutung. Durchfall kann durch Magen-Darm-Infektionen, chronisch-entzündliche Darmerkrankungen (wie Morbus Crohn oder Colitis ulcerosa), Nahrungsmittelunverträglichkeiten oder als Nebenwirkung von Medikamenten verursacht werden. Akuter Durchfall kann schnell zu Dehydrierung und Elektrolytungleichgewicht führen, vor allem wenn er stark und langanhaltend ist. Eine sorgfältige Überwachung der Häufigkeit, des Volumens und des Aussehens des Stuhls ist daher unerlässlich.

Wenn ein Patient an Durchfall leidet, ist es wichtig, auf mehrere Aspekte zu achten. Zunächst einmal die Häufigkeit des Stuhlgangs: Anhaltender Durchfall mit häufigem, flüssigem Stuhlgang sollte auf die Gefahr einer Dehydrierung hinweisen. Das Pflegeteam sollte auf begleitende Anzeichen wie Hypotonie, erhöhte Herzfrequenz oder Lethargie achten, die auf einen

Dehydrationszustand hindeuten, der ein schnelles Eingreifen erfordert, sei es oral oder intravenös.

Das Aussehen des Stuhls ist ebenfalls ein Schlüsselindikator. Bluthaltiger (Rektorragie) oder schleimiger Stuhl, insbesondere bei chronisch-entzündlichen Darmerkrankungen, kann auf einen Krankheitsschub hinweisen, der eine Neubewertung der Behandlung erforderlich macht. Blasse, fettige oder steatorrhoeartige Stühle können auf eine Malabsorption hinweisen, die mit Störungen der Bauchspeicheldrüse oder der Gallenwege zusammenhängt. In diesen Fällen ist eine spezielle ernährungswissenschaftliche und medizinische Betreuung erforderlich.

Die Behandlung von Durchfall beinhaltet nicht nur die Überwachung der klinischen Parameter, sondern auch eine symptomatische Behandlung, um das Wohlbefinden des Patienten zu verbessern. Je nach zugrunde liegender Ursache können antidiarrhoische Medikamente verschrieben werden, doch ebenso wichtig ist es, auf eine ausreichende Flüssigkeitszufuhr und einen ausgeglichenen Elektrolythaushalt zu achten, insbesondere bei Risikopatienten wie älteren oder immungeschwächten Menschen.

Bauchschmerzen: ein komplexes und aufschlussreiches Symptom

Bauchschmerzen sind ein weiteres zentrales Symptom bei Erkrankungen des Verdauungstrakts und können viele verschiedene Ursachen haben. Unabhängig davon, ob es sich um akute oder chronische Schmerzen handelt, ist ihre Überwachung von entscheidender Bedeutung, um die Diagnose zu orientieren und die Behandlung anzupassen. Die Lokalisation, die Intensität, die Dauer und die auslösenden oder lindernden Faktoren der Schmerzen liefern wertvolle Hinweise auf die Art des zugrunde liegenden Problems.

Akute Bauchschmerzen, vor allem wenn sie stark sind und mit Erbrechen oder Fieber einhergehen, können auf ernsthafte

Erkrankungen hinweisen, z. B. auf eine Blinddarmentzündung, einen Darmverschluss, eine akute Pankreatitis oder eine Perforation eines Verdauungsorgans. In solchen Situationen muss das Behandlungsteam schnell reagieren, um weitere Untersuchungen (bildgebende Verfahren, Bluttests) durchzuführen und festzustellen, ob ein dringender chirurgischer Eingriff erforderlich ist. Patienten mit akuten Schmerzen müssen genau auf Anzeichen einer Verschlimmerung überwacht werden, wie z. B. Bauchsteifigkeit, Anzeichen eines Schocks (niedriger Blutdruck, Tachykardie) oder eine rasche Verschlechterung des Allgemeinzustands.

Auch chronische Bauchschmerzen, die häufig bei Erkrankungen wie dem Reizdarmsyndrom oder chronisch-entzündlichen Darmerkrankungen auftreten, müssen sorgfältig überwacht werden. Diese Schmerzen sind zwar oft weniger schwerwiegend als akute Schmerzen, können aber die Lebensqualität der Patienten erheblich beeinträchtigen. Die Pflegekraft muss dem Patienten genau zuhören, um zu erkennen, wann die Schmerzen zunehmen und welche Faktoren sie lindern (Positionswechsel, Einnahme von Medikamenten) oder verschlimmern (Nahrungsaufnahme, Stress). Diese Wachsamkeit ermöglicht es, die Behandlung anzupassen, sei es durch krampflösende Mittel, Schmerzmittel oder Änderungen der Ernährung, um das Wohlbefinden des Patienten zu verbessern.

Rolle der Pflegekraft bei der klinischen Überwachung

Die Pflegekraft spielt bei der Überwachung der klinischen Anzeichen eine entscheidende Rolle. Da sie ständig mit dem Patienten in Kontakt ist, kann sie die Entwicklung der Symptome im Alltag beobachten, sei es Erbrechen, Durchfall oder Bauchschmerzen. Diese Überwachungsfunktion ermöglicht es, das medizinische Team schnell zu alarmieren, wenn sich die Symptome ändern, sich der Allgemeinzustand verschlechtert oder neue Anzeichen auftreten. Die Pflegekraft steht auch an vorderster

Front, um die Beschwerden des Patienten zu erfassen, die Wirksamkeit der symptomatischen Behandlung zu beurteilen und die Pflege anzupassen, um den Komfort zu verbessern und Komplikationen vorzubeugen.

- Unterstützung bei gastroenterologischen Untersuchungen und Eingriffen

Die Assistenz bei gastroenterologischen Untersuchungen und Eingriffen ist eine entscheidende Aufgabe, die eine enge Zusammenarbeit zwischen Pflegehelfern, Krankenpflegern und Gastroenterologen erfordert. Diese Untersuchungen, wie Koloskopie, Gastroskopie und andere endoskopische Verfahren, sowie Eingriffe wie das Legen von Sonden oder Biopsien spielen eine zentrale Rolle bei der Diagnose, Behandlung und Überwachung von Erkrankungen des Verdauungstrakts. Die Pflegekraft nimmt in diesem Prozess eine Schlüsselposition ein, indem sie nicht nur die technische Vorbereitung der Patienten und der Ausrüstung übernimmt, sondern auch für deren Komfort und Sicherheit sorgt und sich um die unmittelbaren Folgen der Eingriffe kümmert.

Vorbereitung des Patienten: Gelassenheit und Komfort gewährleisten

Der erste Schritt der Unterstützung bei gastroenterologischen Untersuchungen besteht darin, den Patienten körperlich und geistig vorzubereiten. Diese Untersuchungen können bei vielen Patienten Ängste auslösen, da sie sich oft vor körperlichen Beschwerden oder dem diagnostischen Ergebnis fürchten. Die Pflegekraft greift daher ein, um den Patienten zu beruhigen, ihm den Ablauf der Untersuchung auf einfache und klare Weise zu erklären und auf seine Fragen oder Ängste einzugehen. Diese menschliche Dimension ist von entscheidender Bedeutung, da sie dazu beiträgt, die Angst des Patienten zu verringern und so einen reibungslosen Ablauf der Untersuchung zu begünstigen.

Auf der körperlichen Ebene kann die Vorbereitung des Patienten je nach Art des Eingriffs mehrere Schritte umfassen. Bei einer Koloskopie muss der Patient z. B. eine spezielle Diät einhalten und am Tag vor der Untersuchung Abführmittel einnehmen, um den Darm zu reinigen. Die Pflegekraft achtet darauf, dass diese Anweisungen befolgt werden, und stellt sicher, dass der Patient ausreichend hydriert und auf die Untersuchung vorbereitet ist. Er hilft auch dabei, den Patienten auf dem Untersuchungstisch in eine geeignete Position zu bringen, häufig auf der linken Seite liegend, um das Einführen des Endoskops zu erleichtern. Dieser Moment ist entscheidend, um das Wohlbefinden des Patienten zu gewährleisten und unnötigen Stress zu vermeiden.

Technische Unterstützung während der Prüfungen

Während der Untersuchung selbst übernimmt der Pflegehelfer eine technische Assistenzfunktion zur direkten Unterstützung des Gastroenterologen und des Krankenpflegers. Zu ihren Hauptaufgaben gehört es, dafür zu sorgen, dass die medizinischen Geräte ordnungsgemäß funktionieren, dass alles für den Eingriff bereit ist und dass sie während des gesamten Verfahrens schnell auf die Bedürfnisse des Arztes reagieren kann. Dazu gehören die Vorbereitung von Endoskopen, die Überprüfung von Überwachungsgeräten (wie Pulsoximeter oder Blutdruckmessgerät zur Überwachung der Vitalzeichen) und die Verwaltung von Absaugvorrichtungen, um Sekrete zu entfernen, die die Sicht auf die Verdauungsstrukturen behindern könnten.

Im Rahmen einer Endoskopie (sei es eine Koloskopie oder eine Gastroskopie) kann es auch erforderlich sein, dass die Pflegekraft den Patienten während der Untersuchung unterstützt, z. B. indem sie ihm hilft, eine angemessene Position beizubehalten, oder ihn ermutigt, ruhig und entspannt zu bleiben. Bei einer leichten Sedierung sollte die Pflegekraft sorgfältig auf Anzeichen von Wohlbefinden oder Unbehagen des Patienten achten und dem Arzt oder der Pflegekraft alle Anzeichen von Unregelmäßigkeiten melden. Durch seine Nähe zum Patienten kann er besonders auf unmittelbare Bedürfnisse achten, z. B. eine unbequeme Position anpassen, ein Handtuch zum Abwischen von Sekreten anbieten oder den Patienten einfach durch seine wohlwollende Präsenz beruhigen.

Begleitung bei therapeutischen Interventionen

Neben diagnostischen Untersuchungen dienen viele gastroenterologische Eingriffe auch therapeutischen Zwecken. Dazu kann die Entfernung von Polypen bei einer Darmspiegelung, die Dilatation einer Stenose (Verengung einer Verdauungspassage) oder das Einsetzen von Stents in verstopfte Gallenwege gehören. Die Unterstützung durch die Pflegekraft ist hier ebenso entscheidend, da diese Eingriffe oft komplexer sind und eine perfekte Koordination zwischen dem medizinischen und dem paramedizinischen Team erfordern.

Der Pflegehelfer sorgt dafür, dass die erforderlichen Instrumente wie Biopsiezangen, Katheter oder Dilatationsballons griffbereit und vollständig sterilisiert sind. Darüber hinaus kann es je nach Komplexität des Eingriffs Aufgabe der Pflegekraft sein, in Zusammenarbeit mit dem Krankenpfleger die Vitalzeichen des Patienten genauer zu überwachen, insbesondere wenn eine tiefe Sedierung oder eine Anästhesie erforderlich ist. Diese Eingriffe können länger dauern als eine einfache Untersuchung, und die Aufrechterhaltung des Komforts und der Sicherheit des Patienten bleibt eine Priorität.

Verwaltung der unmittelbaren Folgen der Untersuchung oder des Eingriffs

Nach Abschluss der Untersuchung oder des Eingriffs geht die Rolle des Pflegehelfers in der unmittelbaren Folgezeit weiter. Er hilft dem Patienten, sich von der Untersuchung zu erholen, insbesondere wenn eine Sedierung verabreicht wurde. Dazu gehört auch die Überwachung der verbleibenden Auswirkungen der Sedierung, wie Schläfrigkeit oder Schwindel, und die Unterstützung bei der Rückkehr ins Zimmer oder in den

Ruheraum. Die Pflegekraft sorgt auch dafür, dass sich der Patient wohlfühlt und beruhigt ist, und erklärt ihm, dass Nebenwirkungen wie ein Völlegefühl oder leichte Beschwerden nach bestimmten Untersuchungen wie einer Darmspiegelung normal sind.

Die Beobachtung der klinischen Anzeichen in den Stunden nach einem Eingriff ist von entscheidender Bedeutung. Die Pflegekraft achtet insbesondere auf Anzeichen von Komplikationen wie starke Schmerzen, Erbrechen, Blutungen oder niedrigen Blutdruck, die auf eine Darmperforation oder eine Blutung im Verdauungstrakt hindeuten könnten. Wenn diese Anzeichen auftreten, sollte die Pflegekraft sofort das medizinische Team alarmieren, damit eine schnelle Behandlung erfolgen kann. Durch diese aufmerksame Beobachtung können schwerwiegende Komplikationen verhindert und eine kontinuierliche Überwachung der Patienten gewährleistet werden.

Schließlich spielt die Pflegekraft eine Schlüsselrolle bei der Aufklärung des Patienten über die Pflege nach dem Eingriff. Ob nach einer nasogastrischen Sonde, einem Gallengangsstent oder einer Polypenresektion - er muss klare Informationen über die zu treffenden Vorsichtsmaßnahmen, die zu beachtenden Warnzeichen und die Empfehlungen für die Ernährung oder die Einnahme von Medikamenten geben. Diese erzieherische Dimension ist von entscheidender Bedeutung, um eine sichere Genesung zu gewährleisten und Komplikationen zu Hause zu vermeiden.

2 Zusammenarbeit mit dem multidisziplinären Team

* Rolle der Pflegekraft bei der Weitergabe von Informationen

Die Rolle der Pflegekraft bei der Weitergabe von Informationen ist für das reibungslose Funktionieren eines jeden Pflegeteams von grundlegender Bedeutung. In der Gastroenterologie, wo die Patienten häufig an komplexen und fortschreitenden Erkrankungen leiden, kommt dieser Informationsweitergabe eine besondere Bedeutung zu. Die Pflegekraft, die in direktem und ständigem Kontakt mit dem Patienten steht, spielt eine Schlüsselrolle bei der Beobachtung der klinischen Zeichen, der Mitteilung von Veränderungen des Gesundheitszustands und der Weitergabe wichtiger Informationen an andere Mitglieder des medizinischen Teams. Diese effektive Kommunikation gewährleistet eine optimale, schnelle und angemessene Versorgung und sichert die Kontinuität der Pflege. Die Rolle der Pflegekraft beschränkt sich also nicht nur auf technische Handgriffe, sondern umfasst auch eine Dimension der Koordination und Informationsweitergabe, die für die Gesamtbetreuung des Patienten von entscheidender Bedeutung ist.

Die tägliche Beobachtung: Augen und Ohren des Pflegeteams sein

Aufgrund ihrer ständigen Anwesenheit bei den Patienten ist die Pflegekraft oft die erste Person, die Veränderungen des Gesundheitszustands beobachtet. Ob es sich um das Auftreten neuer Symptome, die Verschlechterung bestehender klinischer Zeichen oder subtile Veränderungen im Verhalten des Patienten handelt, diese täglichen Beobachtungen sind für die Behandlung von entscheidender Bedeutung. In einer gastroenterologischen Abteilung kann die Pflegekraft beispielsweise eine Zunahme der Bauchschmerzen, eine Veränderung der Darmpassage (Durchfall oder Verstopfung), Anzeichen von Dehydrierung durch häufiges Erbrechen oder Schwierigkeiten beim Essen feststellen. Diese Beobachtungen, die auf den ersten Blick geringfügig erscheinen mögen, müssen schnell an die Pflegekraft und den Arzt weitergeleitet werden, damit sie in die medizinische Betreuung einbezogen werden können.

Die Fähigkeit der Pflegekraft, diese Dinge genau zu beobachten und zu berichten, ist daher von entscheidender Bedeutung. Es geht nicht nur darum, Fakten festzustellen, sondern auch darum, sie im Gesamtkontext des Patienten zu interpretieren. Beispielsweise kann eine Veränderung der Farbe oder Konsistenz des Stuhls auf eine Blutung im Verdauungstrakt oder eine Malabsorption hindeuten, die eine schnelle Reaktion erfordert. Ebenso können Anzeichen wie erhöhte Müdigkeit oder Appetitlosigkeit auf eine subtilere Verschlechterung des Gesundheitszustands hinweisen. Durch den direkten und häufigen Kontakt mit dem Patienten wird die Pflegekraft oft zu der Person, die das Pflegeteam bei klinischen Dekompensationen alarmiert und so ein frühzeitiges Eingreifen ermöglicht.

Die Kommunikation mit dem Pflegeteam: eine wesentliche Vermittlerrolle

Die Weitergabe von Informationen zwischen der Pflegekraft und den anderen Mitgliedern des Pflegeteams ist ein Schlüsselelement bei der Koordinierung der Pflege. Pflegehilfskräfte arbeiten eng mit Krankenpflegern, Ärzten und manchmal auch mit anderen Fachkräften wie Ernährungsberatern oder Psychologen zusammen. Sie übernehmen eine Vermittlerrolle, indem sie wertvolle Informationen liefern, die klinische Entscheidungen beeinflussen.

Eines der am häufigsten verwendeten Instrumente zur Informationsübermittlung ist die Pflegedokumentation, in der die Pflegekraft alle ihre Beobachtungen festhält: Temperaturmessungen, Blutdruckmessungen, Veränderungen der Vitalparameter, aber auch qualitativere Informationen wie Beschwerden des Patienten über seine Schmerzen, seinen emotionalen Zustand oder besondere Reaktionen auf Behandlungen. Diese Daten werden genauestens protokolliert und ermöglichen es dem gesamten medizinischen Team, die Entwicklung des Gesundheitszustands des Patienten in Echtzeit zu verfolgen.

Mündliche Übermittlungen, insbesondere während der Dienstablösung, sind ebenfalls ein Schlüsselmoment für den Informationsaustausch. In diesen Momenten informiert der Pfleger seine Kollegen über die Entwicklung des Zustands des Patienten, die bereits durchgeführte Pflege, mögliche

Komplikationen und die zu erwartenden Anpassungen. Dieser Moment ist entscheidend, um eine kontinuierliche Pflege ohne Informationsbrüche zu gewährleisten, insbesondere in Situationen, in denen die Teams häufig wechseln, wie z. B. bei Nachtschichten.

Eine effektive Kommunikation erfordert auch die Fähigkeit, Informationen zusammenzufassen. Der Pflegehelfer muss in der Lage sein, die wichtigsten Elemente schnell und klar zu vermitteln und dabei seine Sprache an die Bedürfnisse der verschiedenen Gesprächspartner anzupassen. Wenn es beispielsweise um die Kommunikation mit einem Arzt geht, wird sich die Pflegekraft auf die beobachtbaren klinischen Daten (Schmerzen, Vitalparameter) konzentrieren, während sie bei Krankenschwestern auch praktischere Details über die durchgeführte oder geplante Pflege einbeziehen kann.

Die Verbindung zu den Patienten: eine Vermittlerrolle

Die Pflegekraft übernimmt auch eine Vermittlerrolle zwischen dem Patienten und dem Pflegeteam, indem sie die Kommunikation zwischen ihnen fördert. Viele Patienten, vor allem solche mit komplexen oder chronischen Erkrankungen, haben Fragen, Bedenken oder Schwierigkeiten, bestimmte medizinische Erklärungen zu verstehen. Die Pflegekraft wird dank ihrer Nähe zum Patienten oft zu der Person, der dieser seine Zweifel oder sein Unverständnis anvertraut. Dabei kann es sich um Fragen zu einer Behandlung, zum Umgang mit Nebenwirkungen oder um Sorgen im Zusammenhang mit dem Krankheitsverlauf handeln.

In diesen Situationen hat der Pflegehelfer eine Vermittlerrolle. Er muss die Sorgen des Patienten an das medizinische Team weiterleiten und gleichzeitig dem Patienten helfen, seine Behandlung besser zu verstehen oder die nächsten Schritte zu antizipieren. Diese Rolle ist besonders wichtig in Situationen emotionaler Verletzlichkeit, wenn der Patient sich der Krankheit gegenüber hilflos fühlt oder es ihm schwerfällt, seine Bedürfnisse direkt gegenüber den Ärzten zu äußern. Durch die Weitergabe dieser Informationen ermöglicht die Pflegekraft eine menschlichere und individuellere Behandlung, die sich auf die Erwartungen und spezifischen Bedürfnisse des Patienten konzentriert.

Überwachung von Behandlungen und Anpassungen

Ein weiterer entscheidender Aspekt der Rolle der Pflegekraft bei der Informationsweitergabe betrifft die Überwachung der laufenden Behandlungen. In einer gastroenterologischen Abteilung können die Patienten verschiedene Behandlungen erhalten, von einfachen Antiemetika bis hin zu schwereren Behandlungen wie Infusionen mit Immunsuppressiva oder Biotherapien. Die Pflegekraft ist oft die erste, die die Nebenwirkungen dieser Behandlungen bemerkt, z. B. allergische Reaktionen, verstärkte Verdauungsbeschwerden oder Anzeichen für eine Toleranz oder Unverträglichkeit der Behandlung.

Indem die Pflegekraft die Reaktionen des Patienten auf die Behandlung genau beobachtet, spielt sie eine entscheidende Rolle bei der Anpassung der Behandlungsprotokolle. Wenn ein Patient nach der Einnahme eines Medikaments über verstärkte Übelkeit klagt oder nach einer Infusion Anzeichen von extremer Müdigkeit auftreten, sollte die Pflegekraft schnell das Pflege- und Ärzteteam informieren, damit eine Beurteilung vorgenommen und die Behandlung eventuell angepasst werden kann.

- Teamarbeit mit Ärzten, Krankenpflegern, Physiotherapeuten, Ernährungsberatern

Die Teamarbeit im Krankenhaus, insbesondere in der Gastroenterologie, beruht auf einer engen Zusammenarbeit zwischen verschiedenen Gesundheitsfachkräften: Ärzten, Krankenpflegern, Physiotherapeuten, Ernährungsberatern und Pflegekräften. Jedes Mitglied dieses multidisziplinären Teams bringt spezifische und komplementäre Fähigkeiten mit, die zusammen eine umfassende, individuelle und effiziente Betreuung der Patienten gewährleisten. In diesem Zusammenhang sind Kommunikation, Koordination und gegenseitiges Vertrauen Schlüsselelemente, um die Qualität der Pflege zu gewährleisten, den Bedürfnissen der Patienten gerecht zu werden und ihre Genesung zu fördern.

Die Zusammenarbeit mit Ärzten

Als Leiter der medizinischen Versorgung ist der Arzt für die Diagnose, die Verschreibung von Behandlungen und die allgemeine Überwachung des Gesundheitszustands der Patienten verantwortlich. Er kann diese Aufgabe jedoch nicht effektiv erfüllen, wenn er nicht ständig mit den anderen Mitgliedern des Gesundheitsteams, insbesondere den Pflegekräften, kommuniziert. Letztere spielen eine wesentliche Rolle bei der Weitergabe von Informationen, die aus ihrer täglichen Beobachtung der Patienten hervorgehen.

Die Pflegekraft ist oft die erste Person, die Anzeichen für eine Verschlechterung des Gesundheitszustands erkennt, z. B. starke Bauchschmerzen, wiederholtes Erbrechen, Veränderungen des Stuhlgangs oder Anzeichen von Dehydrierung. Diese Beobachtungen sind für den Arzt von entscheidender Bedeutung, da er so die Behandlung anpassen oder zusätzliche Untersuchungen anordnen kann. Diese tägliche Interaktion zwischen Pflegekraft und Arzt ermöglicht nicht nur eine schnelle Reaktion auf die Entwicklung von Symptomen, sondern gewährleistet auch, dass die Pflege auf die besonderen Bedürfnisse jedes einzelnen Patienten abgestimmt ist.

In Notfallsituationen wird diese Zusammenarbeit noch wesentlicher. Bei einer Blutung im Verdauungstrakt oder einem Darmverschluss beispielsweise muss die Pflegekraft schnell reagieren, den Arzt informieren und bei der Durchführung der ersten Maßnahmen assistieren. Dank dieser effizienten Koordination kann das Team ohne Verzögerung eingreifen und das Risiko schwerwiegender Komplikationen begrenzen.

Die ständige Verbindung zu den Krankenschwestern

Die Arbeitsbeziehung zwischen Krankenpflegehelfern und Krankenpflegern ist besonders eng. Die Krankenschwester, die für die technische Pflege zuständig ist (Verabreichung von Medikamenten, Anlegen von Infusionen, Überwachung der Vitalparameter), arbeitet eng mit der Pflegehelferin zusammen, um die Kontinuität der Pflege zu gewährleisten. Dieses Duo, das den Alltag der Patienten teilt, bildet das Herzstück der klinischen Versorgung.

Die Pflegekraft unterstützt die Krankenschwester bei mehreren Aufgaben, z. B. bei der Vorbereitung des Patienten auf bestimmte Behandlungen, bei der Überwachung der klinischen Anzeichen nach einem Eingriff oder bei der Verwaltung von medizinischen Geräten wie nasogastrischen Sonden und Kathetern. Diese Zusammenarbeit ermöglicht eine effiziente Verteilung der Verantwortlichkeiten und eine umfassende Betreuung, insbesondere bei hoher Arbeitsbelastung.

Die Kommunikation zwischen der Krankenschwester und dem Pflegehelfer ist entscheidend, um sicherzustellen, dass alle Aspekte der Pflege berücksichtigt werden. Wenn der Pfleger beispielsweise eine Verschlechterung der Symptome bemerkt oder der Patient über Beschwerden berichtet, leitet er diese Informationen an den Krankenpfleger weiter, der daraufhin die Behandlung anpassen oder zusätzliche Maßnahmen ergreifen kann. Dieser ständige Dialog gewährleistet eine enge und kontinuierliche Überwachung des Gesundheitszustands der Patienten und trägt dazu bei, Komplikationen zu verhindern und den Komfort zu verbessern.

Die Komplementarität mit Physiotherapeuten

Physiotherapeuten arbeiten häufig mit Patienten im Krankenhaus, insbesondere mit Patienten, die an schweren Verdauungserkrankungen leiden, die eine lange Immobilisierung erfordern. Ihre Aufgabe ist es, Komplikationen aufgrund langer

Bettlägerigkeit wie Lungeninfektionen, Venenthrombosen oder Druckgeschwüren vorzubeugen, aber auch den Patienten zu helfen, ihre Mobilität zu erhalten und ihre körperliche Unabhängigkeit wiederzuerlangen.

In diesem Zusammenhang ist die Zusammenarbeit zwischen der Pflegekraft und dem Physiotherapeuten von entscheidender Bedeutung. Der Pflegehelfer bereitet den Patienten auf die Rehabilitation vor, indem er ihn bequem hinsetzt und sicherstellt, dass er für den Eingriff bereit ist. Sie hilft auch dabei, die Sicherheit des Patienten bei der Mobilisierung aufrechtzuerhalten, indem sie manchmal den Physiotherapeuten bei seinen Bewegungen begleitet, insbesondere bei den schwächsten oder abhängigsten Patienten.

Nach der Sitzung überwacht die Pflegekraft weiterhin den Zustand des Patienten, achtet auf Anzeichen von Müdigkeit oder Schmerzen und meldet ihre Beobachtungen dem Physiotherapeuten oder dem Krankenpfleger. Diese Überwachung nach der Behandlung ist wichtig, um die Übungen anzupassen und sicherzustellen, dass die Rehabilitation unter optimalen Bedingungen verläuft. Dank dieser Zusammenarbeit profitieren die Patienten von einer umfassenden Betreuung, die sowohl die medizinische Versorgung als auch die körperliche Rehabilitation und die Unterstützung im Alltag umfasst.

Die Koordination mit den Ernährungsberatern

Gastroenterologische Erkrankungen haben häufig direkte Auswirkungen auf die Ernährung der Patienten. Malabsorption, spezielle Diäten (rückstandsfrei, glutenfrei, ballaststoffarm) oder die Notwendigkeit einer enteralen oder parenteralen Ernährung sind häufige Gegebenheiten in diesem Bereich. Die Rolle des Ernährungsberaters ist daher von entscheidender Bedeutung, um geeignete Ernährungspläne aufzustellen, die notwendige Nährstoffzufuhr zu gewährleisten und mögliche Mangelerscheinungen zu überwachen.

Der Pflegehelfer spielt als Fachkraft in der Nähe des Patienten eine entscheidende Rolle bei der Umsetzung der Ernährungsempfehlungen. Er achtet darauf, dass der Patient die Ernährungsvorschriften einhält, hilft bei Bedarf bei der Einnahme der Mahlzeiten und beobachtet die Reaktionen des Patienten auf die Ernährung (Übelkeit, Erbrechen, Schmerzen, Unverträglichkeiten). Diese Informationen werden dann an den Diätassistenten weitergeleitet, der den Ernährungsplan entsprechend den Beobachtungen des Pflegers anpassen kann.

Darüber hinaus ist der Pflegehelfer in Situationen, in denen eine orale Ernährung schwierig oder unmöglich ist, aktiv an der Verwaltung der enteralen Ernährungsgeräte beteiligt, indem er die Sonden überwacht und sicherstellt, dass sie ordnungsgemäß funktionieren. Sie achtet auch auf Anzeichen von Komplikationen wie lokale Infektionen, Durchfall oder Verdauungsstörungen und meldet diese an die Ernährungsberater und das medizinische Team.

Die Bedeutung der interprofessionellen Kommunikation

In einem Krankenhauskontext ist die interprofessionelle Kommunikation der Schlüssel zu einer koordinierten und effizienten Behandlung. Jeder Gesundheitsexperte, ob Arzt, Krankenpfleger, Physiotherapeut, Ernährungsberater oder Pfleger, bringt spezifische Kompetenzen mit, doch erst ihre Fähigkeit zur Zusammenarbeit gewährleistet eine umfassende und auf die Bedürfnisse des Patienten zugeschnittene Betreuung.

Der Pflegehelfer nimmt in diesem Netzwerk eine zentrale Position ein, da er häufig die meiste Zeit am Krankenbett verbringt und über wertvolle Informationen über den täglichen Gesundheitszustand des Patienten verfügt. Indem der Pflegehelfer diese Informationen klar und präzise an alle Teammitglieder weitergibt, sorgt er für eine effektive Koordination der Pflege. So wird auch sichergestellt, dass alle Dimensionen des Wohlbefindens des Patienten berücksichtigt werden, ob es sich nun um seinen körperlichen Zustand, seine Ernährungsbedürfnisse, seinen Komfort oder seine Rehabilitation handelt.

Teamsitzungen sowie mündliche und schriftliche Übermittlungen zwischen den Gesundheitsfachkräften sind entscheidende Momente, um diese reibungslose Kommunikation zu gewährleisten. Bei diesen Gesprächen kann jedes Teammitglied seine Beobachtungen und Empfehlungen mitteilen und so einen kohärenten Pflegeplan erstellen, der auf die Entwicklung des Gesundheitszustands des Patienten abgestimmt ist.

3 Erforderliche menschliche und zwischenmenschliche Fähigkeiten

- Aktives Zuhören und Einfühlungsvermögen gegenüber Patienten, die oft ängstlich oder verletzlich sind

Aktives Zuhören und Einfühlungsvermögen sind wesentliche Qualitäten in der Beziehung zwischen Pflegekraft und Patient, insbesondere im Bereich der Gastroenterologie, wo die Patienten oft ängstlich und verletzlich sind und mit Krankheiten konfrontiert werden, die chronisch, invalidisierend oder schwerwiegend sein können. Diese menschlichen Fähigkeiten spielen eine grundlegende Rolle für das Wohlbefinden der Patienten und tragen dazu bei, ein Klima des Vertrauens zu schaffen, das für eine qualitativ hochwertige Behandlung unerlässlich ist. Aktives Zuhören und Einfühlungsvermögen helfen nicht nur, auf die emotionalen und psychologischen Bedürfnisse der Patienten einzugehen, sondern fördern auch eine effektivere Kommunikation, die für ein umfassendes Verständnis ihrer Symptome und Anliegen unerlässlich ist.

Aktives Zuhören: mehr als nur ein verbaler Austausch

Aktives Zuhören bedeutet, dem Patienten die volle Aufmerksamkeit zu schenken, nicht nur dem, was er sagt, sondern auch dem, was er nicht sagt, seinen Gesten und seiner Körpersprache. Dieses Zuhören beschränkt sich nicht darauf, zu hören, was der Patient sagt, sondern beinhaltet auch das Verstehen der tieferen Bedeutung seiner Äußerungen, der zugrunde liegenden Emotionen und der nicht direkt geäußerten Bedürfnisse. Der Pfleger, der bei der täglichen Pflege oft an vorderster Front steht, spielt bei diesem Zuhören eine entscheidende Rolle, da er die meiste Zeit mit dem Patienten verbringt und subtile Signale wahrnehmen kann.

Angesichts von Patienten, die an Erkrankungen des Verdauungstrakts leiden, ist dieses aktive Zuhören besonders wichtig. Diese Patienten, ob sie nun an chronisch entzündlichen Darmerkrankungen, Verdauungskrebs oder funktionellen Störungen wie dem Reizdarmsyndrom leiden, sind oft mit behindernden, unvorhersehbaren und manchmal tabuisierten Symptomen wie Bauchschmerzen, häufigem Durchfall oder Erbrechen konfrontiert. Diese Symptome, verbunden mit der Ungewissheit über den Verlauf der Krankheit oder den Belastungen durch die Behandlung, erzeugen Angst und ein Gefühl der Verletzlichkeit. Aktives Zuhören gibt diesen Sorgen eine Stimme, ermöglicht es dem Patienten, sich frei und ohne Bewertung zu äußern, und schafft einen Raum für einen beruhigenden Dialog.

Die Pflegekraft muss wissen, wie sie die richtigen Fragen stellt, die Aussagen des Patienten umformuliert, um sicherzustellen, dass er sie richtig verstanden hat, und ihm zeigt, dass sie auf seine Bedürfnisse achtet. Ein Patient, der z. B. über Bauchschmerzen klagt, zögert vielleicht, die Intensität seiner Symptome im Detail zu beschreiben, weil er befürchtet, sich Sorgen zu machen oder missverstanden zu werden. Aktives Zuhören ermöglicht es, diesen Punkten auf den Grund zu gehen, indem offene Fragen gestellt werden wie: "Können Sie mir erklären, zu welcher Tageszeit diese Schmerzen auftreten?" oder "Wie empfinden Sie diese Schmerzen? Ist es eher ein Unbehagen oder ein starker Schmerz?". Dieses Vorgehen hilft dem Patienten, sich angehört und verstanden zu fühlen, und ermöglicht es dem

Behandlungsteam, wertvolle Informationen zu erhalten, um die Pflege anzupassen.

Empathie: sich in die Lage des Patienten versetzen

Empathie ist die Fähigkeit, sich in die Lage des Patienten zu versetzen und zu verstehen, wie er sich fühlt, nicht nur körperlich, sondern auch emotional. Diese Eigenschaft ist besonders in der Gastroenterologie von entscheidender Bedeutung, wo sich Patienten aufgrund der intimen Natur ihrer Symptome besonders verletzlich fühlen können. Verdauungsstörungen, die oft mit Körperfunktionen wie Verdauung, Ausscheidung oder Nahrungsaufnahme verbunden sind, können bei den Patienten großes Unbehagen oder Scham hervorrufen, insbesondere in einer Krankenhausumgebung, in der ihre Intimsphäre oft eingeschränkt ist.

Empathie bedeutet dann, diese Emotionen zu erkennen und angemessen darauf zu reagieren. Einem Patienten, der an chronischem Durchfall leidet, kann es beispielsweise peinlich sein, um Hilfe beim Wechseln der Bettwäsche oder beim Putzen zu bitten. Eine empathische Reaktion besteht darin, die Situation wohlwollend und ohne Verurteilung anzugehen und dem Patienten zu erklären, dass solche Situationen im Rahmen seiner Erkrankung normal sind und er sich nicht schämen muss. Die Pflegekraft kann so etwas sagen wie: "Ich verstehe, dass das schwierig sein kann, aber Sie sollen wissen, dass wir hier sind, um Ihnen zu helfen, und dass es Teil unserer Arbeit ist, für Komfort und Wohlbefinden zu sorgen". Dadurch wird die Angst des Patienten verringert und das Vertrauensverhältnis gestärkt.

Empathie bedeutet auch, die emotionalen Auswirkungen von chronischen oder schweren Verdauungskrankheiten zu erkennen. Patienten, die an Verdauungskrebs oder Krankheiten wie Morbus Crohn leiden, müssen unter Umständen schwere Behandlungen, wiederholte chirurgische Eingriffe oder Zeiten der Ungewissheit über ihre Prognose über sich ergehen lassen. Häufig erleben diese Patienten Momente der Entmutigung, der Angst oder sogar der

Wut. Die Pflegekraft kann durch Einfühlungsvermögen eine wertvolle Unterstützung bieten, indem sie die Schwierigkeit dieser Situationen erkennt und ihnen ein offenes Ohr schenkt. Es geht nicht nur um technische Pflege, sondern auch um eine menschliche Präsenz, die die Emotionen des Patienten verstehen und ihn durch diese schwierigen Momente begleiten kann.

Ein vertrauenswürdiges Umfeld schaffen

Aktives Zuhören und Einfühlungsvermögen sind auch die Grundlage für eine vertrauensvolle Umgebung, in der sich der Patient wohl fühlt, wenn er seine Bedürfnisse, Ängste und Erwartungen äußert. Wenn der Patient das Gefühl hat, dass seine Sorgen ernst genommen und seine Gefühle respektiert werden, ist er eher bereit, offen mit dem Behandlungsteam zu kommunizieren, seine Symptome genauer zu formulieren und sich aktiv an seiner eigenen Behandlung zu beteiligen.

Ein ängstlicher Patient kann z. B. zögern, Nebenwirkungen seiner Behandlung oder Veränderungen seiner Symptome zu melden, weil er Angst hat, zu stören. Indem der Pflegende ein Klima des Vertrauens schafft, ermöglicht er dem Patienten zu verstehen, dass jede Information für seine Betreuung wichtig ist und dass seine Gefühle legitim sind. So wird ein Patient, der sich angehört und verstanden fühlt, eher bereit sein, mitzuarbeiten, Fragen zu seiner Behandlung zu stellen und den ärztlichen Empfehlungen mit größerer Gelassenheit zu folgen.

Diese vertrauensvolle Umgebung ist besonders wichtig für Patienten am Lebensende oder mit schweren Krankheiten, die möglicherweise besondere emotionale Bedürfnisse haben. Einfühlungsvermögen wird dann wesentlich, um diese Patienten auf ihrem Behandlungsweg zu begleiten und dabei ihre Wünsche, Grenzen und Ängste zu respektieren. Aktives Zuhören ermöglicht es, Signale über ihren emotionalen Zustand, ihr Schmerzempfinden oder ihre Zukunftsangst zu erfassen, um die Betreuung anzupassen und ihnen eine angemessene emotionale Unterstützung zu bieten.

Stärkung der Beziehung zwischen Pfleger und Betreutem

Aktives Zuhören und Einfühlungsvermögen stärken ebenfalls die Bindung zwischen Pfleger und Patient, wodurch die Pflege persönlicher und menschlicher wird. Indem der Pfleger dem Patienten zeigt, dass er in seiner Gesamtheit wahrgenommen wird, über seine körperlichen Symptome hinaus, trägt er zu einem ganzheitlichen Ansatz in der Pflege bei. Dieses Vertrauensverhältnis fördert nicht nur das Wohlbefinden des Patienten, sondern auch seine Genesung, da ein emotional und psychologisch unterstützter Patient oft besser auf Behandlungen reagiert und eine größere Widerstandsfähigkeit gegenüber Krankheiten zeigt.

Der Pflegehelfer ist durch seine tägliche Nähe zum Patienten oft dessen erster Ansprechpartner. In dieser direkten Beziehung wird Vertrauen aufgebaut und Einfühlungsvermögen gezeigt. Wenn sich der Pflegehelfer die Zeit nimmt, zuzuhören, zu verstehen und einfühlsam auf die Bedürfnisse des Patienten einzugehen, wird er zu einer wesentlichen Stütze, sowohl in praktischer als auch in psychologischer Hinsicht.

- Umgang mit Stress und Notsituationen

Der Umgang mit Stress und Notfallsituationen ist ein integraler Bestandteil der im Krankenhaus erforderlichen Fähigkeiten, insbesondere in Fachgebieten wie der Gastroenterologie, in denen Patienten mit plötzlichen und potenziell schwerwiegenden Komplikationen konfrontiert werden können. Notfälle können jederzeit eintreten: Blutungen im Verdauungstrakt, Darmverschluss, Perforationen oder Dekompensationen chronischer Krankheiten. Die wirksame Reaktion auf solche Situationen hängt nicht nur von der Schnelligkeit der medizinischen Intervention ab, sondern auch von der Fähigkeit des Pflegeteams, einen kühlen Kopf zu bewahren, die Pflege zu organisieren und den mit diesen kritischen Momenten verbundenen Stress zu bewältigen.

Notsituationen verstehen und antizipieren

In der Gastroenterologie gibt es viele verschiedene und manchmal unerwartete Notfallsituationen. Einige Erkrankungen, wie akute Blutungen im Verdauungstrakt oder schwere Pankreatitis, können schnell eskalieren und lebensbedrohlich werden. Ein wesentlicher Teil des Notfallmanagements ist das Antizipieren und Erkennen von Warnsignalen. Beispielsweise können ein plötzlicher Blutdruckabfall, das Auftreten von Bluterbrechen (Hämatemesis), schwarzer Stuhlgang (Melena) oder heftige Bauchschmerzen erste Anzeichen für eine schwere Komplikation sein, die eine sofortige Behandlung erfordert.

Die Pflegekraft, die an vorderster Front steht, um die Entwicklung des Patienten zu beobachten, spielt bei dieser Überwachung eine Schlüsselrolle. Indem er auf subtile Veränderungen im Gesundheitszustand des Patienten achtet, kann er das medizinische Team schnell alarmieren. Dazu gehört auch, besorgniserregende klinische Anzeichen zu erkennen und ihre Bedeutung zu verstehen, auch wenn es nicht seine Aufgabe ist, eine Diagnose zu stellen. Die Effektivität des Notfallmanagements hängt also von der Fähigkeit ab, diese Anzeichen schnell zu erkennen und unverzüglich zu reagieren.

Reaktionsfähigkeit und Organisation im Umgang mit Notfällen

Wenn ein Notfall eintritt, sind eine schnelle und gut organisierte Reaktion von entscheidender Bedeutung. Jedes Mitglied des Pflegeteams hat eine klar definierte Rolle, und die Koordination ist für eine wirksame Behandlung von entscheidender Bedeutung. Angesichts einer Blutung im Verdauungstrakt kann es beispielsweise Aufgabe der Pflegekraft sein, den Patienten für eine Notfall-Endoskopie vorzubereiten, die Vitalzeichen kontinuierlich zu überprüfen oder dafür zu sorgen, dass die erforderliche Ausrüstung wie Sonden oder Infusionen vorhanden und einsatzbereit ist.

In solchen Krisenzeiten ist die Stressbewältigung von entscheidender Bedeutung. Es ist leicht, von der Intensität der Situation überwältigt zu werden, aber die Pflegekraft muss die Ruhe bewahren, um präzise Handgriffe und eine effektive Kommunikation mit dem Rest des Teams zu gewährleisten. Eine gute Vorbereitung und eine klare Organisation helfen, Stress zu reduzieren. Dazu gehören die Kenntnis von Notfallprotokollen, die Beherrschung der medizinischen Ausrüstung und die Vertrautheit mit Wiederbelebungs- oder Bluttransfusionsverfahren.

Einer der Schlüsselaspekte der Stressbewältigung in Notfallsituationen ist die Fähigkeit, sich auf die unmittelbaren Prioritäten zu konzentrieren. Es ist wichtig, sich angesichts des Notfalls nicht zu verzetteln, sondern auf die kurzfristig notwendigen Maßnahmen fokussiert zu bleiben, wie z. B. die Vitalparameter des Patienten zu stabilisieren, Schmerzen zu behandeln oder die Ausrüstung für eine schnelle Intervention vorzubereiten. Die Fähigkeit, Maßnahmen zu priorisieren, ist entscheidend, um in den entscheidenden ersten Minuten des Notfalls keinen Zeitverlust zu erleiden.

Klare und effektive Kommunikation

In jeder Notfallsituation ist eine klare und schnelle Kommunikation von entscheidender Bedeutung für eine kohärente und koordinierte Versorgung. Die Pflegekraft muss in der Lage sein, wichtige Informationen kurz und präzise weiterzugeben. Dazu gehört die Fähigkeit, besorgniserregende Anzeichen sofort zu melden, die Fragen von Ärzten und Pflegepersonal zu beantworten und die gegebenen Anweisungen genau zu befolgen.

Eine gute Kommunikation hilft auch, Missverständnisse oder Fehler zu vermeiden, die für den Patienten zeitaufwendig und unsicher sein können. Die Pflegekraft sollte sicherstellen, dass die wichtigsten Informationen - wie die Vorgeschichte des Patienten, die jüngsten Symptome oder die aktuellen Behandlungen - mit dem gesamten Pflegeteam geteilt werden. In Zeiten starken Stresses ist es auch wichtig, sich die Zeit zu nehmen, Anweisungen gegebenenfalls neu zu formulieren, um sicherzustellen, dass sie richtig verstanden wurden.

Auch die Kommunikation mit dem Patienten, selbst in Notfallsituationen, ist von entscheidender Bedeutung. Auch wenn der Notfall schnelles Handeln erfordert, ist es entscheidend, sich vor Augen zu halten, dass der Patient sich äußerst verletzlich und ängstlich fühlen kann. Wenn Sie sich die Zeit nehmen, auch nur mit wenigen Worten kurz zu erklären, was los ist, und dem Patienten zu versichern, dass er in guten Händen ist, kann dies den Stress erheblich verringern und die Pflege erleichtern. Ein einfacher Satz wie "Wir kümmern uns um Sie, wir haben die Situation im Griff" kann in einer Situation, in der sich der Patient hilflos fühlt, eine beruhigende Wirkung haben.

Persönlicher Umgang mit Stress in Notsituationen

Der Umgang mit persönlichem Stress ist ein Schlüsselaspekt für Angehörige der Gesundheitsberufe, da es entscheidend ist, auch unter Druck leistungsfähig zu bleiben. Wenn Stress nicht richtig bewältigt wird, kann er die Konzentration beeinträchtigen, zu Fehlern führen und das Risiko eines Burnouts erhöhen. Um dies zu vermeiden, gibt es verschiedene Strategien, die von der Pflegekraft und dem Rest des Pflegeteams angewandt werden können.

Zunächst einmal hilft regelmäßiges Training für Notfallsituationen dabei, besser vorauszusehen und mit Stress umzugehen, wenn ein echter Notfall eintritt. Durch regelmäßiges Training von Notfallszenarien entwickelt der Pflegehelfer Reflexe, die es ihm ermöglichen, selbstbewusst und effizient zu reagieren. Darüber hinaus stärkt die genaue Kenntnis der Protokolle und der Ausrüstung das Selbstvertrauen und reduziert die Angst.

Zweitens ist es wichtig, nach einer Notsituation einen Schritt zurückzutreten und zu analysieren, was gut gelaufen ist und was verbessert werden könnte. Diese Reflexion ermöglicht es, aus jeder Erfahrung zu lernen und sich noch besser auf die Zukunft vorzubereiten. Wenn man nach einem Notfall seine Gefühle mit seinen Kollegen teilt, kann man außerdem einen Teil des angestauten Stresses entschärfen und den Zusammenhalt im Team stärken. Dies trägt auch dazu bei, eine emotionale Überlastung zu vermeiden, die sich aus der Bewältigung wiederholter Krisen ergeben kann.

Schließlich sind alltägliche Stressbewältigungstechniken wie kontrolliertes Atmen, Achtsamkeit oder das Einrichten von Ruhezeiten entscheidend, um das emotionale Gleichgewicht zu erhalten und Erschöpfung vorzubeugen. Sich körperlich und geistig um sich selbst zu kümmern ist unerlässlich, um effektiv auf Notfälle reagieren zu können.

Notfällen durch verstärkte Überwachung vorbeugen

Eine der besten Möglichkeiten, mit Notfällen umzugehen, besteht darin, sie so weit wie möglich zu verhindern. Durch die genaue Überwachung der Vitalzeichen, die Beachtung der Beschwerden der Patienten und die ständige Kommunikation mit dem medizinischen Team können Frühwarnzeichen erkannt werden, bevor eine Situation kritisch wird. Beispielsweise kann der Pfleger bei anhaltendem Durchfall oder häufigem Erbrechen das Team auf ein erhöhtes Risiko einer Dehydrierung oder eines Elektrolytungleichgewichts aufmerksam machen und so eingreifen, bevor es zu einer Dekompensation kommt.

Zur Prävention gehört auch die Aufklärung des Patienten. Die Pflegekraft kann dem Patienten in Zusammenarbeit mit dem übrigen Team erklären, auf welche Warnzeichen er achten sollte und welche Maßnahmen er ergreifen muss, um eine Verschlechterung seines Zustands zu verhindern. Wenn der Patient gut über seine Krankheit, seine Behandlungen und die zu Hause zu treffenden Vorsichtsmaßnahmen informiert ist, können oft vermeidbare Notfälle verhindert werden.

4 Ethik und Vertraulichkeit: wesentliche Grundsätze

*   Achtung der Würde und der Intimsphäre des Patienten
Die Achtung der Würde und Intimsphäre des Patienten ist ein Grundprinzip jeder Pflegepraxis, insbesondere im Bereich der Gastroenterologie, wo die Pflege häufig Situationen extremer Verletzlichkeit mit sich bringt. Patienten, die mit Krankheiten konfrontiert sind, die intime Aspekte ihres Körpers wie die Verdauung oder die Ausscheidung betreffen, können angesichts der Untersuchungen oder Behandlungen, denen sie sich unterziehen, Unbehagen oder sogar Scham empfinden. In diesem Zusammenhang ist die Wahrung der Würde und Intimsphäre des Patienten nicht nur ein ethisches Gebot, sondern auch ein Schlüsselfaktor für sein psychologisches Wohlbefinden und die Qualität seiner Behandlung.

Die Würde des Patienten: ein Grundrecht

Würde ist ein inhärentes Recht eines jeden Menschen, unabhängig von seinem Gesundheitszustand. Diese Würde zu achten bedeutet für uns als Pflegende, jeden Patienten als eigenständige Person mit eigenen Werten, Bedürfnissen und Erwartungen zu betrachten und nicht als bloßen "medizinischen Fall". Dies geschieht durch die Anerkennung seiner Menschlichkeit, indem man seine Emotionen und Ängste berücksichtigt und ihm eine Behandlung anbietet, die von Respekt und Wohlwollen geprägt ist.

Im Rahmen der gastroenterologischen Versorgung können sich Patienten besonders verletzlich fühlen, da die Symptome und Behandlungen Körperfunktionen betreffen, die oft tabuisiert werden. Beispielsweise kann eine Koloskopie oder Endoskopie, obwohl sie für das Pflegepersonal Routine ist, vom Patienten als Eindringen in seine Intimsphäre empfunden werden. Ebenso können Verdauungsstörungen wie Durchfall, Erbrechen oder Inkontinenz ein starkes Unbehagen oder sogar ein Gefühl der Entwertung hervorrufen. In solchen Situationen ist es entscheidend, dem Patienten zu zeigen, dass er mit Respekt behandelt wird, indem man jeden Schritt der Pflege erklärt und einen würdevollen Rahmen aufrechterhält.

Die Achtung der Würde setzt auch voraus, dass man dem Patienten zuhört. Wenn ein Patient seine Ängste, Fragen oder Vorbehalte gegenüber bestimmten Behandlungen äußern darf, beruhigt ihn das nicht nur, sondern erkennt ihn auch als Akteur in seiner Behandlung an. Wenn ein Patient beispielsweise Bedenken vor einem Eingriff wie einer Magenspiegelung äußert, ist es wichtig, sich die Zeit zu nehmen, seine Fragen zu beantworten, ihn über das Verfahren zu beruhigen, sein Tempo zu respektieren und gleichzeitig die Vorteile der Behandlung zu erläutern.

Wahrung der Intimsphäre bei der Pflege

Körperliche Intimität ist ein entscheidender Aspekt des Respekts vor der Person, insbesondere bei Behandlungen, die Untersuchungen oder Eingriffe beinhalten, die sensible Bereiche des Körpers betreffen. In der Gastroenterologie erfordern viele medizinische Maßnahmen die Untersuchung des Bauchraums, des Rektums oder des Analbereichs, was bei den Patienten ein Gefühl der Verletzlichkeit hervorrufen kann. Die Wahrung dieser Intimität, selbst in medizinischen Situationen, in denen der Körper weitgehend exponiert ist, ist für die Aufrechterhaltung von Respekt und Vertrauen von entscheidender Bedeutung.

Daher ist es von größter Bedeutung, einen behutsamen und respektvollen Ansatz zu wählen, indem man darauf achtet, jeden Handgriff vor der Durchführung zu erklären, und vor jedem Eingriff systematisch die Zustimmung des Patienten einholt. Beispielsweise ist es vor der Durchführung einer Koloskopie oder dem Legen einer nasogastrischen Sonde von entscheidender Bedeutung, den Patienten über den Ablauf des Verfahrens zu informieren und ihm zu versichern, dass alle Vorsichtsmaßnahmen ergriffen werden, um die Beschwerden zu minimieren und seine Intimsphäre zu respektieren.

Zur Wahrung der Intimsphäre gehören auch einfache, aber wesentliche Gesten, wie z. B. darauf zu achten, dass Bettlaken verwendet werden, um Körperteile zu bedecken, die nicht von der Untersuchung betroffen sind, während der Behandlung die Zimmertür zu schließen oder einen Vorhang zuzuziehen und ungewollte Unterbrechungen zu vermeiden. Durch diese kleinen Aufmerksamkeiten fühlt sich der Patient geschützt, selbst in Situationen, in denen er aus medizinischen Gründen entkleidet oder zur Schau gestellt werden muss.

Emotionale Intimität: eine Dimension, die nicht vernachlässigt werden darf

Neben der körperlichen Intimität ist es wichtig, auch die emotionale Intimität des Patienten zu wahren. Diese Achtung erfolgt durch die Art und Weise, wie das Pflegepersonal mit persönlichen oder medizinischen Informationen umgeht. Patienten müssen das Gefühl haben, dass ihr Behandlungsweg mit Diskretion behandelt wird und dass ihre medizinischen Informationen nur mit den Fachkräften geteilt werden, die direkt an ihrer Behandlung beteiligt sind.

In Momenten, in denen der Patient Emotionen wie Angst oder Furcht äußert, muss der Pfleger wissen, wie er mit Einfühlungsvermögen und Wohlwollen reagieren muss, ohne die Gefühle des Patienten zu bewerten oder zu verharmlosen. Emotionale Intimität betrifft auch die Art und Weise, wie Gespräche über die Gesundheit des Patienten geführt werden: Sie sollten unter vier Augen und in einem Rahmen stattfinden, der der Vertraulichkeit förderlich ist, und nicht an einem öffentlichen Ort oder vor anderen Patienten. Dies stärkt das Vertrauensgefühl des Patienten gegenüber dem Behandlungsteam.

Ein Patient mit einer chronischen Krankheit wie Morbus Crohn kann z. B. Angst vor seiner Zukunft, vor dem Fortschreiten seiner Krankheit oder vor den Auswirkungen der Krankheit auf sein tägliches Leben haben. Wenn man diesen Patienten frei sprechen lässt und seine Äußerungen vertraulich behandelt, kann man seine emotionale Intimität wahren und ihn in dieser verletzlichen Phase unterstützen.

Ein Klima des Vertrauens schaffen

Die Würde und Intimsphäre des Patienten zu respektieren, ist auch eine Möglichkeit, das Vertrauensverhältnis zwischen Pfleger und Gepflegtem zu stärken. Wenn der Patient das Gefühl hat, dass sein Körper, seine Gefühle und seine persönlichen Informationen respektiert werden, ist er eher in der Lage, bei seiner Behandlung voll mitzuarbeiten und die ihm angebotene Pflege zu akzeptieren. Dieses Vertrauen ist besonders wichtig in Kontexten, in denen Behandlungen invasiv oder unbequem sein können.

Vertrauen beruht auch auf Transparenz und Kommunikation. Indem die Pflegekraft dem Patienten die Gründe für die Eingriffe, die erwarteten Vorteile und die damit verbundenen möglichen Beschwerden klar erklärt, sorgt sie dafür, dass sich der Patient einbezogen und informiert fühlt, was seine Kooperationsbereitschaft stärkt. Bei der Vorbereitung auf eine Koloskopie beispielsweise kann eine genaue Erklärung der zu unternehmenden Schritte, der Auswirkungen der abführenden Behandlung und des Ablaufs der Untersuchung den Patienten beruhigen und seine Ängste abbauen.

Respekt vor den Entscheidungen des Patienten

Die Würde des Patienten zu respektieren bedeutet auch, sein Recht anzuerkennen, aktiv an Entscheidungen über seine Gesundheit teilzunehmen. Der Patient hat das Recht, seine Vorlieben, seine Ablehnung oder seine Zweifel in Bezug auf bestimmte Behandlungen oder Eingriffe zu äußern. Diese Dimension der Autonomie ist von grundlegender Bedeutung, da sie den Patienten als Hauptakteur in den Mittelpunkt seiner Behandlung stellt.

In bestimmten Situationen kann sich ein Patient dafür entscheiden, eine Untersuchung oder Behandlung abzulehnen, auch wenn diese vom medizinischen Team als notwendig erachtet wird. Die Rolle der Pflegekraft besteht dann darin, diese Wahl zu respektieren und gleichzeitig die notwendigen Informationen bereitzustellen, damit der Patient eine informierte Entscheidung treffen kann. Diese Achtung der Autonomie und der Wahlmöglichkeiten des Patienten stärkt dessen Würde, indem sie sein Recht anerkennt, selbst zu entscheiden.

- Umgang mit persönlichen und medizinischen Daten

Der Umgang mit persönlichen und medizinischen Patientendaten ist ein grundlegender Aspekt der Pflegepraxis, der sowohl ethische als auch rechtliche Verantwortung mit sich bringt. In einem medizinischen Kontext wie dem der Gastroenterologie, in dem die gesammelten Informationen besonders sensibel sein können, ist der Schutz dieser Daten von größter Bedeutung. Vertraulichkeit, Wahrung der Privatsphäre und Sicherung der Informationen sind Grundsätze, die das Vertrauen der Patienten in das Gesundheitsteam gewährleisten. Ein guter Umgang mit diesen Daten bedeutet sowohl die Wahrung der Patientenrechte als auch die Gewährleistung einer qualitativ hochwertigen medizinischen Versorgung, bei der der Zugang zu den Informationen sowohl sicher als auch auf die betroffenen Personen beschränkt ist.

Die Bedeutung von Vertraulichkeit

Die Vertraulichkeit persönlicher und medizinischer Daten ist ein Grundrecht von Patienten, das in zahlreichen internationalen und nationalen Gesetzen verankert ist, wie z. B. in der Allgemeinen Datenschutzverordnung (GDPR) in Europa. Dieses Recht auf Vertraulichkeit gilt für alle Informationen über den Gesundheitszustand des Patienten, aber auch für seine persönlichen Daten wie seine Identität, Adresse oder

Kontaktdaten. In der Gastroenterologie, wo Krankheiten intime Aspekte des Körpers wie die Verdauungsfunktionen betreffen, ist der diskrete Umgang mit diesen Daten von entscheidender Bedeutung, um die Würde des Patienten zu wahren und seine Privatsphäre zu schützen.

Patienten müssen sich darauf verlassen können, dass die Informationen, die sie mit ihrem medizinischen Team teilen, egal ob sie sich auf ihre Symptome, ihre persönliche Geschichte oder ihre Behandlung beziehen, nur im Rahmen ihrer Behandlung verwendet werden. Die Daten müssen daher streng verwaltet werden, mit klaren Protokollen, die einen unbefugten Zugriff verhindern. Dazu gehört nicht nur der Schutz von Papierkrankenakten, sondern auch die Sicherung der Computerdatenbanken, in denen die medizinischen Informationen gespeichert werden. Ein Leck oder ein schlechter Umgang mit diesen Daten kann schwerwiegende Folgen haben, nicht nur für den Ruf der Einrichtung, sondern vor allem für die Privatsphäre des Patienten.

Zugang zu Daten: Wer ist betroffen?

Im Rahmen der medizinischen Versorgung sollten nur Personen, die direkt an der Behandlung des Patienten beteiligt sind, Zugang zu seinen persönlichen und medizinischen Daten haben. Dazu gehören Ärzte, Krankenschwestern, Pfleger und in einigen Fällen auch andere Angehörige des Gesundheitswesens wie Physiotherapeuten oder Ernährungsberater, je nach den spezifischen Bedürfnissen des Patienten. Dieser Grundsatz des begrenzten Zugangs gewährleistet, dass vertrauliche Informationen nicht an Dritte weitergegeben werden, die nicht an der Behandlung beteiligt sind.

In der täglichen Praxis spielt der Pflegehelfer eine Schlüsselrolle bei der Verwaltung der Informationen, die zwischen dem Patienten und dem medizinischen Team übermittelt werden. Er steht an vorderster Front, um die Entwicklung des Zustands des Patienten zu beobachten, Informationen über seine Symptome oder Empfindungen zu sammeln und diese an das Team weiterzugeben. Diese Informationsweitergabe muss jedoch stets unter Wahrung der Vertraulichkeit erfolgen. So darf ein Pfleger beispielsweise Einzelheiten über die Krankheit eines Patienten nicht außerhalb der Pflegebereiche oder mit Personen außerhalb des Pflegeteams besprechen.

Zur Vertraulichkeit von Daten gehört auch der Schutz vor neugierigen Blicken innerhalb des Krankenhauses selbst. Bei Gesprächen über den Gesundheitszustand eines Patienten, sei es in Teamsitzungen oder bei Übergaben zwischen Pflegekräften, ist es wichtig sicherzustellen, dass diese Gespräche in einer privaten Umgebung stattfinden. Den Gesundheitszustand eines Patienten auf einem Flur in Anwesenheit anderer Patienten oder Besucher anzusprechen, verstößt gegen die Regeln der Vertraulichkeit und kann das Vertrauensverhältnis zwischen dem Patienten und seinem Pflegeteam beeinträchtigen.

Verwaltung von elektronischen und papierbasierten Krankenakten

In modernen Krankenhäusern beruht die Verwaltung medizinischer Daten häufig auf der Verwendung elektronischer Akten. Diese Systeme ermöglichen einen schnellen und effizienten Zugriff auf die medizinischen Informationen des Patienten und verringern gleichzeitig das Risiko, dass Papierdokumente verloren gehen oder beschädigt werden. Diese Digitalisierung der Akten erfordert jedoch strenge Sicherheitsmaßnahmen zum Schutz dieser sensiblen Daten.

Computersysteme zur Verwaltung von Patientenakten sollten durch Schutzprotokolle gesichert werden, wie z. B. die Verwendung starker Passwörter, eingeschränkte Zugriffsmöglichkeiten entsprechend den Verantwortlichkeiten der einzelnen Pflegekräfte und Datenverschlüsselungssysteme. Das Gesundheitspersonal, einschließlich der Pflegehelfer, sollte in der verantwortungsvollen und sicheren Nutzung dieser Tools geschult werden. So ist es beispielsweise unerlässlich, dass sich jeder

Nutzer nach dem Zugriff auf Patientendaten vom Computersystem abmeldet, um zu verhindern, dass andere Personen diese Informationen unbefugt einsehen können.

Was Papierakten betrifft, so werden diese zwar zunehmend papierlos, sind aber in einigen Abteilungen immer noch vorhanden. Auch ihre Verwaltung muss streng geregelt werden. Akten müssen in gesicherten Schränken aufbewahrt werden, zu denen nur befugte Personen Zugang haben. Sie dürfen niemals für Unbefugte wie Besucher oder andere Patienten sichtbar sein und müssen regelmäßig aktualisiert und unter Einhaltung der geltenden Vorschriften archiviert werden.

Übermittlung medizinischer Daten: Präzision und Diskretion

Die Übermittlung medizinischer Daten, ob mündlich oder schriftlich, ist ein Schlüsselmoment im Umgang mit den Informationen des Patienten. Als Bindeglied zwischen Patient und Pflegeteam müssen Pflegehilfskräfte bei der Weitergabe von Informationen genau und gewissenhaft sein. Egal, ob es sich um Berichte über beobachtete Symptome, verabreichte Behandlungen oder Beschwerden des Patienten handelt, die übermittelten Daten müssen genau und professionell berichtet werden.

Mündliche Übergaben, die häufig bei Teamwechseln stattfinden, müssen in einem vertraulichen Rahmen stattfinden, der vor Blicken und neugierigen Ohren geschützt ist. Außerdem müssen sie knapp und sachbezogen sein, um die Kontinuität der Pflege zu gewährleisten, ohne überflüssige oder für die unmittelbare Pflege irrelevante Informationen zu verbreiten.

Bei schriftlichen Übermittlungen wie Beobachtungsberichten oder Aktualisierungen von Akten bleibt die Vertraulichkeit ein Schlüsselprinzip. Die in den Akten festgehaltenen Notizen müssen präzise und sachlich sein, ohne persönliche Urteile oder unangemessene Kommentare. Die Strenge dieser Dokumentation gewährleistet die Nachvollziehbarkeit der Pflege und erleichtert die Koordination zwischen den verschiedenen Beteiligten, wobei die Vertraulichkeit der Patientendaten gewahrt bleibt.

Patienteneinwilligung und Datenmanagement

Die Einhaltung der Einwilligung des Patienten ist ein weiterer grundlegender Pfeiler des Umgangs mit persönlichen und medizinischen Daten. Der Patient muss darüber informiert werden, wie seine Daten gesammelt, verwendet und weitergegeben werden, und er muss seine ausdrückliche Zustimmung zu jeder Verwendung seiner Daten außerhalb des rein medizinischen Rahmens geben. Dazu gehört z. B. die Teilnahme an klinischen Studien oder die Weitergabe seiner Informationen an andere medizinische Einrichtungen.

Der Patient hat auch das Recht zu erfahren, wer zu welchem Zweck auf seine Daten zugreifen kann. So kann es beispielsweise sein, dass der behandelnde Arzt im Rahmen einer Spezialsprechstunde bestimmte medizinische Informationen an einen Gastroenterologen oder einen Chirurgen weitergibt. Diese Weitergabe muss jedoch immer mit der informierten Zustimmung des Patienten erfolgen, der über den Zweck dieser Weitergabe informiert werden muss.

Datenschutz nach der Verarbeitung

Die Datenverwaltung endet nicht mit dem Ende der medizinischen Behandlung. Die medizinischen Informationen der Patienten müssen auch nach der Entlassung aus dem Krankenhaus oder dem Ende der Behandlung sicher aufbewahrt werden. Die Vorschriften sind von Land zu Land unterschiedlich, aber im Allgemeinen müssen medizinische Aufzeichnungen für einen bestimmten Zeitraum aufbewahrt und nach Ablauf dieses Zeitraums sicher archiviert oder vernichtet werden.

Die Einhaltung dieser Regeln stellt sicher, dass persönliche Daten auch Jahre nach Abschluss der Behandlung nicht in die falschen Hände geraten. Gesundheitseinrichtungen sind für die ordnungsgemäße Verwaltung dieser Archive verantwortlich und müssen klare Protokolle einführen, um sicherzustellen, dass die Akten angemessen geschützt sind, unabhängig davon, ob es sich um digitale oder physische Daten handelt.

Kapitel 3

Die tägliche Betreuung von gastroenterologischen Patienten

1 Einen Patienten auf der gastroenterologischen Station begrüßen

- Der Empfang des Patienten: erste Annäherung und Vertrauensbildung

Die Begrüßung des Patienten ist ein entscheidender Schritt im Pflegeprozess, da sie die erste Annäherung darstellt und den Beginn der Beziehung zwischen dem Patienten und dem Pflegeteam markiert. Bei dieser Begrüßung wird der erste Eindruck vermittelt und das Vertrauen, das ein zentrales Element jeder qualitativ hochwertigen Pflege ist, beginnt sich aufzubauen. In der Gastroenterologie, wo die Patienten häufig mit Krankheiten konfrontiert sind, die intime und potenziell unangenehme Aspekte ihrer Gesundheit betreffen, spielt die Art und Weise, wie sie begrüßt werden, eine wesentliche Rolle, um sie zu beruhigen, ihnen ein gutes Gefühl zu geben und sie darauf vorzubereiten, die Behandlung unter den besten Bedingungen zu akzeptieren.

Der erste Ansatz: Ein Klima der Empathie und des Zuhörens schaffen

Der Empfang des Patienten beginnt, sobald er im Krankenhaus oder in der Arztpraxis ankommt. Die erste Annäherung ist entscheidend, um ein Klima des Vertrauens und der Sicherheit zu schaffen. Der Patient, der angesichts seiner Krankheit oder der Untersuchung, der er sich unterziehen muss, oft gestresst oder besorgt ist, muss mit Wohlwollen und Aufmerksamkeit betreut werden. Von diesem Moment an muss die Haltung des Pflegepersonals und insbesondere der Pflegekraft von Einfühlungsvermögen und Zuhören geprägt sein.

Es ist sehr wichtig, den Patienten mit einem Lächeln, einem beruhigenden Tonfall und Gesten zu begrüßen, die zeigen, dass man da ist, um ihn zu begleiten. Dieser wohlwollende Ansatz hilft, einen Teil des Stresses, den der Patient möglicherweise empfindet, schnell abzubauen. Beispielsweise kann ein einfaches "Guten Tag, mein Name ist [Vorname], ich werde mich heute um Sie kümmern. Wie fühlen Sie sich?" kann ausreichen, um eine menschliche Verbindung herzustellen und dem Patienten zu zeigen, dass er nicht einfach nur ein "Fall" oder eine Nummer ist, sondern eine Person, deren Bedürfnisse und Gefühle berücksichtigt werden.

Bereits bei dieser ersten Annäherung ist es auch wichtig, einen Raum zum Zuhören zu schaffen. Patienten, insbesondere in der Gastroenterologie, können sich Sorgen über ihren Gesundheitszustand machen, Angst vor invasiven Untersuchungen wie einer Koloskopie haben oder Fragen zu ihrer Behandlung stellen. Die Pflegekraft muss zuhören, auf nonverbale Signale achten und verfügbar sein, um erste Fragen zu beantworten oder den Patienten hinsichtlich der weiteren Behandlung zu beruhigen.

Informieren, um zu beruhigen

Die Information spielt eine entscheidende Rolle bei der Vertrauensbildung des Patienten. Ein Patient, der gut über den Ablauf der Behandlung oder der Untersuchungen, denen er sich unterziehen wird, informiert ist, wird gelassener sein und eher zur Kooperation bereit sein. Die Begrüßung bietet daher die Gelegenheit, klare und seinem Verständnisniveau angepasste Erklärungen zu geben. In der Gastroenterologie können Untersuchungen oft als invasiv oder einschüchternd empfunden werden, egal ob es sich um eine Endoskopie, eine Koloskopie oder das Legen einer nasogastrischen Sonde handelt.

Es ist wichtig, dem Patienten Schritt für Schritt zu erklären, was passieren wird. Bei einer Koloskopie kann man z. B. erklären: "Sie werden jetzt bequem auf der Seite liegen. Die Untersuchung kann etwas unangenehm sein, aber sie wird nicht schmerzhaft sein. Wir werden Sie während der gesamten Prozedur unterstützen, und wenn Sie irgendwelche Beschwerden haben, zögern Sie nicht, uns das mitzuteilen". Diese Art von Erklärungen hilft, die Angst des Patienten zu verringern, indem sie ihm eine bessere Kontrolle über die Situation gibt.

Die Verwendung einfacher, nichtmedizinischer Begriffe, die die Intelligenz und die Würde des Patienten respektieren, ist entscheidend, damit er sich nicht in allzu technischen Erklärungen verliert. Außerdem ist es hilfreich, zu überprüfen, ob der Patient das Erklärte verstanden hat, indem man offene Fragen stellt wie: "Haben Sie Fragen zu dem, was passieren wird?

Den Rhythmus des Patienten respektieren

Jeder Patient ist anders, und manche brauchen vielleicht mehr Zeit, um sich an ihre medizinische Umgebung anzupassen. Die Aufnahme ist der Moment, in dem man diesen Rhythmus respektieren sollte, ohne die Dinge zu überstürzen. Ein Patient, der sich gehetzt oder überrumpelt fühlt, kann schnell das Vertrauen verlieren und unwillig werden, mit anderen zusammenzuarbeiten. Wenn ein Patient beispielsweise vor einer Untersuchung besonders ängstlich wirkt, kann der Helfer anbieten, ihm ein paar Minuten mehr Zeit zu geben, um sich zu entspannen, seine Befürchtungen zu besprechen oder ihm sogar die diagnostischen Vorteile der Untersuchung zu erläutern.

Dieses Einhalten des Tempos ist besonders wichtig bei älteren Menschen oder Patienten mit chronischen Erkrankungen, die sich müde oder emotional verletzlich fühlen können. Ihnen Zeit zu geben, sie nicht zu zwingen, im Pflegeprozess zu schnell voranzukommen, und Geduld mit ihren Fragen oder ihrem Zögern zu haben, ist ein Zeichen von Respekt und Achtung, das zum Aufbau eines dauerhaften Vertrauensverhältnisses beiträgt.

Eine Umgebung schaffen, die Vertraulichkeit und Intimität fördert

Bei der Begrüßung des Patienten ist es auch entscheidend, darauf zu achten, dass seine Vertraulichkeit und Intimsphäre gewahrt bleiben. Der Eintritt ins Krankenhaus oder in die Sprechstunde kann ein Moment sein, in dem sich der Patient exponiert fühlt, insbesondere wenn er über seine Symptome oder seine

Krankengeschichte in einem Raum sprechen soll, in dem andere Personen mithören können. Die Pflegekraft sollte dafür sorgen, dass diese Gespräche in einer diskreten Umgebung stattfinden, in der sie vor neugierigen Blicken oder Ohren geschützt sind.

Bei einem Patienten, der ins Krankenhaus eingeliefert wird, muss der Empfang im Zimmer so erfolgen, dass seine Privatsphäre gewährleistet ist. Das Schließen der Tür oder das Zuziehen der Vorhänge bei der Erstversorgung, das Erklären, dass er um Ruhe bitten kann, oder das Informieren darüber, wann er für die Versorgung gebraucht wird, sind alles Gesten, die diese Intimsphäre wahren helfen. Dies trägt auch dazu bei, Stress abzubauen und das Sicherheitsgefühl des Patienten zu stärken.

Die Pflege humanisieren

Schließlich bietet die Begrüßung die Gelegenheit, die Beziehung zwischen Pfleger und Patient menschlicher zu gestalten, indem dem Patienten gezeigt wird, dass er trotz des manchmal einschüchternden medizinischen Kontexts in erster Linie eine Person mit spezifischen Emotionen, Erwartungen und Bedürfnissen ist. Diese Humanisierung erfolgt durch kleine Gesten der Rücksichtnahme, wie die Verwendung des Vornamens des Patienten, einen warmen Blickkontakt oder auch einfache Aufmerksamkeiten wie das Zurechtrücken eines Kissens oder das Anbieten von Wasser.

Indem die Pflegekraft auf diese Details achtet, trägt sie dazu bei, die Erfahrung des Patienten menschlicher zu gestalten, der sich dann in einem manchmal als unpersönlich empfundenen Pflegesystem weniger depersonalisiert fühlt. Diese Aufmerksamkeit für die Person, die über den kranken Körper hinausgeht, ermöglicht es, eine starke und dauerhafte Bindung zwischen dem Patienten und dem Pflegeteam aufzubauen. Wenn man den Patienten beispielsweise fragt, ob er am Vortag gut geschlafen hat oder ob er vor Beginn der Untersuchung etwas braucht, zeigt dies, dass man sich um sein Wohlbefinden und seinen Komfort in seiner Gesamtheit kümmert.

- Unterbringung des Patienten im Zimmer: Komfort und Sicherheit

Die Unterbringung des Patienten in einem Zimmer ist eine Schlüsseletappe des Krankenhausaufenthalts, die über die einfache Zuweisung eines Bettes hinausgeht. Es ist ein wesentlicher Moment, um sowohl seinen körperlichen Komfort und seine Sicherheit zu gewährleisten als auch ihm eine Umgebung zu bieten, die seiner Genesung förderlich ist. In einer gastroenterologischen Abteilung, in der die Patienten mit unangenehmen Symptomen und schweren Behandlungen konfrontiert sein können, muss diese Einrichtungsphase mit Sorgfalt und Menschlichkeit durchgeführt werden. Es geht nicht nur darum, dass sich der Patient wohlfühlt, sondern auch darum, alle Sicherheitsmaßnahmen zu ergreifen, um Risiken im Zusammenhang mit seiner Krankheit oder seinem Schwächezustand vorzubeugen.

Den Patienten im Zimmer begrüßen: erster Schritt zum Wohlbefinden

Die Unterbringung im Zimmer beginnt mit dem Eintritt des Patienten in diesen Raum, der während seines Krankenhausaufenthalts sein Lebensraum sein wird. Für den Patienten, der angesichts seiner Krankheit oder seines Krankenhausaufenthalts ängstlich sein kann, muss dieser Moment eine Gelegenheit sein, ihn zu beruhigen und ihm eine warme und beruhigende Pflegeumgebung zu bieten. Die Pflegekraft spielt hier eine zentrale Rolle, indem sie den Patienten freundlich empfängt und ihm erklärt, wie sein Aufenthalt in diesem Zimmer ablaufen wird.

Der erste Schritt besteht darin, den Patienten zu seinem Bett zu begleiten und ihm gegebenenfalls beim Aufstehen zu helfen, insbesondere wenn er Mobilitätsprobleme hat. Diese Unterstützung ist entscheidend bei Patienten mit Bauchschmerzen, Erschöpfung aufgrund ihrer Krankheit oder einer laufenden Behandlung, bei älteren Patienten oder bei

Patienten, die sich in einer schwachen Verfassung befinden. Die Pflegekraft sollte dafür sorgen, dass der Patient bequem in einer Position liegt, die Unbehagen minimiert, z. B. indem sie die Höhe des Bettes anpasst oder Kissen auflegt, um bestimmte Körperteile zu stützen.

Die Pflegekraft sollte dem Patienten auch erklären, wie die Ausstattung des Zimmers funktioniert, z. B. das Pflegebett, die Rufvorrichtungen, mit denen das Personal bei Bedarf alarmiert wird, oder die Einstellungen für Licht oder Klimaanlage. Diese Informationen sind wichtig, damit der Patient das Gefühl hat, die Kontrolle über seine Umgebung zu haben, wodurch seine Angst verringert und sein Sicherheitsgefühl erhöht wird.

Patientenkomfort: physisches und psychologisches Wohlbefinden

Bei der Unterbringung im Krankenzimmer steht der Komfort des Patienten an erster Stelle, da er unmittelbar zu seinem Wohlbefinden und seiner Genesung beiträgt. In der Gastroenterologie leiden viele Patienten unter Symptomen wie Bauchschmerzen, Übelkeit, Blähungen oder Durchfall, die den Krankenhausaufenthalt besonders schwierig machen können. Damit sie diese Beschwerden besser ertragen können, ist es wichtig, ihnen eine Pflegeumgebung zu bieten, die Ruhe und Entspannung fördert.

Das Aufstellen des Bettes ist ein zentraler Punkt bei diesem Streben nach Komfort. Die Pflegekraft sollte darauf achten, das Bett so einzustellen, dass Muskelverspannungen gelindert und Schmerzen vermieden werden. Dazu kann auch das Anheben des Kopfteils des Bettes gehören, um das Atmen zu erleichtern oder den gastroösophagealen Reflux einzudämmen, der bei Patienten mit Verdauungsstörungen häufig auftritt. Auch Kissen und Decken sollten so angeordnet werden, dass sie empfindliche

117

Bereiche stützen, insbesondere bei Patienten, die über längere Zeit bettlägerig sind.

Zum Komfort gehören auch die Temperatur des Zimmers, die Beleuchtung und der Geräuschpegel. Der Pfleger kann den Patienten fragen, ob er die Temperatur oder die Helligkeit anpassen möchte, um eine beruhigende Umgebung zu schaffen. Außerdem ist es wichtig, darauf zu achten, dass das Zimmer ein ruhiger Ort bleibt, an dem es keine übermäßigen Geräusche gibt, die den Schlaf oder die Ruhe des Patienten stören könnten.

Um das psychologische Wohlbefinden des Patienten zu verbessern, kann der Pfleger schließlich vorschlagen, dass der Patient seinen Raum individuell gestaltet, indem er persönliche Gegenstände wie Bücher, Fotos oder ein elektronisches Gerät mitbringt, um das Zimmer vertrauter und weniger kalt zu machen. Durch diese kleinen Aufmerksamkeiten kann eine Verbindung zwischen dem Patienten und dem Pflegeteam hergestellt werden, wodurch die vertrauensvolle und menschliche Beziehung, die während des gesamten Aufenthalts von entscheidender Bedeutung ist, gestärkt wird.

Patientensicherheit: Vermeidung von Risiken im Zusammenhang mit Krankenhausaufenthalten

Neben dem Komfort ist die Sicherheit des Patienten eine weitere wichtige Priorität bei der Unterbringung im Zimmer. Patienten im Krankenhaus, insbesondere solche mit gastroenterologischen Erkrankungen, können gebrechlich und anfällig für Komplikationen wie Stürze, Druckgeschwüre oder Nebenwirkungen von Behandlungen sein. Es ist daher unerlässlich, alle notwendigen Maßnahmen zu ergreifen, um diesen Risiken vorzubeugen, sobald sie in ihrem Zimmer angekommen sind.

Eine der ersten Handlungen besteht darin, sicherzustellen, dass der Patient die Rufvorrichtungen in Reichweite hat, um das Personal im Bedarfsfall zu alarmieren. Der Pfleger sollte dem

Patienten die Bedienung dieser Geräte erklären und überprüfen, ob sie funktionstüchtig sind. Diese einfache, aber wichtige Maßnahme stellt sicher, dass der Patient jederzeit Hilfe anfordern kann, insbesondere wenn er sich unwohl fühlt, aufstehen muss, um zur Toilette zu gehen, oder plötzliche Schmerzen hat.

Die Vermeidung von Stürzen ist ein weiteres wichtiges Sicherheitsthema, insbesondere bei älteren, geschwächten oder unter Beruhigungsmitteln stehenden Patienten. Die Pflegekraft sollte darauf achten, dass das Bett auf eine sichere Höhe eingestellt ist, dass ggf. Seitengitter aufgestellt werden und dass das Zimmer von Hindernissen befreit ist, die die Bewegung des Patienten behindern könnten, wie z. B. elektrische Leitungen oder Gegenstände auf dem Boden. Außerdem sollten Sie darauf achten, dass der Patient rutschfeste Schuhe trägt, damit er bei der Fortbewegung nicht ausrutscht.

Bei Patienten, die über längere Zeit bettlägerig sind, ist die Vermeidung von Druckgeschwüren ein wesentlicher Aspekt der Sicherheit. Die Pflegekraft sollte sicherstellen, dass die Matratze geeignet ist und gegebenenfalls über spezielle Hilfsmittel wie eine Anti-Dekubitus-Matratze verfügen. In Zusammenarbeit mit dem Pflegeteam sollte auch eine regelmäßige Mobilisierung des Patienten vorgesehen werden, um lang anhaltende Druckstellen zu vermeiden.

Die Umgebung an die spezifischen Bedürfnisse des Patienten anpassen

Jeder Patient hat je nach seiner Erkrankung, seinem Gesundheitszustand und seiner Mobilität spezifische Bedürfnisse. Bei der Unterbringung im Zimmer muss der Pflegehelfer daher die Umgebung an diese Besonderheiten anpassen. Ein Patient mit einer entzündlichen-chronisch Darmerkrankung wie Morbus Crohn benötigt beispielsweise möglicherweise einen schnellen Zugang zur Toilette. In diesem Fall ist es entscheidend, dafür zu sorgen, dass sich das Zimmer in der Nähe eines Badezimmers befindet, oder eine Hilfsvorrichtung wie eine Bettpfanne oder einen Stuhl mit Löchern in der Nähe des Bettes aufzustellen.

Darüber hinaus benötigen manche Patienten besondere medizinische Geräte wie Infusionen, Pumpen für enterale Ernährung oder nasogastrale Sonden. Die Pflegekraft muss dann dafür sorgen, dass diese Geräte optimal angebracht werden, um die Bewegungen des Patienten nicht zu beeinträchtigen, und gleichzeitig ihre ordnungsgemäße Funktion gewährleisten. Auch die regelmäßige Überwachung dieser Geräte gehört zu den einzuhaltenden Sicherheitsmaßnahmen.

Den Patienten über seinen Aufenthalt informieren und beruhigen

Wenn der Patient in sein Zimmer gebracht wird, wird er auch über seinen Aufenthalt und die Pflege, die er erhalten wird, informiert. Indem der Pfleger ihm den Tagesablauf im Krankenhaus, die Essenszeiten, Arztbesuche oder Untersuchungen erklärt, trägt er dazu bei, seine Ängste zu verringern. Der Patient fühlt sich sicherer und kann sich besser auf das vorbereiten, was ihn erwartet, wenn er weiß, wie sein Krankenhausaufenthalt ablaufen wird.

Außerdem wird dem Patienten in dieser Informationsphase verdeutlicht, dass er jederzeit Fragen stellen, um weitere Erklärungen bitten oder über Beschwerden berichten kann. Die Einführung dieser offenen Kommunikation bereits beim Bezug des Zimmers ist entscheidend dafür, dass sich der Patient sicher und gut betreut fühlt.

2 Spezifische Hygiene- und Komfortpflege für gastroenterologische Patienten

• Versorgung von Kolostomien und anderen Stomata
Die Versorgung von Kolostomien und anderen Stomata ist ein wesentlicher Aspekt der Arbeit des Pflegepersonals, insbesondere

in Fachbereichen wie der Gastroenterologie, in denen solche Eingriffe häufig vorkommen. Stomata, ob Kolostomien, Ileostomien oder Urostomien, sind chirurgische Öffnungen, die geschaffen werden, um Stuhl- oder Urinabgänge zu ermöglichen, wenn ein Teil des Verdauungs- oder Harnsystems nicht mehr normal funktionieren kann. Obwohl diese Eingriffe oft lebensrettend sind, stellen sie eine große Umstellung im Leben der Patienten dar, sowohl in physischer als auch in psychologischer Hinsicht. Die Begleitung von Patienten mit einem Stoma erfordert nicht nur technische Fähigkeiten, sondern auch ein hohes Maß an Einfühlungsvermögen und einen humanistischen Ansatz, da die Anpassung an diese neue Realität oft schwierig ist.

Kolostomie und andere Stomata verstehen

Die Kolostomie ist ein im Bereich des Dickdarms angelegtes Verdauungsstoma, bei dem ein Teil des Darms in eine im Bauchraum geschaffene Öffnung abgeleitet wird, damit der Stuhl in einen Sammelbeutel entleert werden kann. Dieser Eingriff ist in mehreren Fällen angezeigt, z. B. bei Darmkrebs, entzündlichen Darmerkrankungen wie Morbus Crohn oder Colitis ulcerosa, nach einem Trauma oder einem Darmverschluss. Je nachdem, wo sich das Stoma im Dickdarm befindet, variiert die Konsistenz des Stuhls von flüssig bis fester.

Ileostomien hingegen beinhalten die Umleitung des Dünndarms in den Bauchraum und führen zu einem flüssigeren Stuhlgang. Sie werden häufig bei Krankheiten wie Colitis ulcerosa durchgeführt, wenn der gesamte Dickdarm entfernt werden muss. Urostomien hingegen betreffen das Harnsystem und werden verwendet, um bei Problemen mit der Blase oder den Harnwegen den Urin direkt von den Nieren nach außen abzuleiten.

In all diesen Fällen bedeutet ein Stoma eine radikale Veränderung für die Patienten. Sie müssen sich nicht nur an das Leben mit einem Stomabeutel gewöhnen, sondern auch lernen, mit der neuen Situation im Alltag umzugehen. Hier wird die Rolle der

Pflegekräfte entscheidend, die technische, pädagogische und psychologische Unterstützung bieten.

Die technischen Aspekte der Versorgung eines Stomas

Auf technischer Ebene erfordert die Pflege von Kolostomien und anderen Stomata mehrere präzise und regelmäßige Handgriffe, um eine gute Funktion des Stomas zu gewährleisten, Komplikationen vorzubeugen und die Hygiene aufrechtzuerhalten. Ab dem Zeitpunkt, an dem das Stoma angelegt wird, müssen Pfleger und Krankenschwestern geschult werden, um die tägliche Pflege zu übernehmen und den Patienten beim Erlernen des Umgangs mit seinem Stoma zu begleiten.

Eine der ersten und wichtigsten Maßnahmen ist die Überwachung des Stomas selbst. Die Öffnung am Bauch, die Stoma oder lateinisch "Mund" genannt wird, muss regelmäßig inspiziert werden, um sicherzustellen, dass sie nach dem Eingriff richtig heilt. Die Pflegekraft muss sicherstellen, dass die Farbe des Stomas normal ist (normalerweise rosa oder leuchtend rot, ein Zeichen für eine gute Durchblutung), dass es keine übermäßigen Blutungen oder Anzeichen einer Infektion gibt und dass die Größe des Stomas stabil bleibt.

Die Pflege der Haut um das Stoma, das sogenannte Peristomium, ist ebenfalls eine Priorität. Die Haut ist Stuhl oder Urin ausgesetzt, was zu Reizungen, Infektionen oder Geschwüren führen kann, wenn sie nicht angemessen geschützt wird. Die Pflegekraft sollte daher darauf achten, dass sie geeignete Produkte zur Reinigung des Bereichs verwendet und vor dem Anlegen des Stomabeutels einen Hautschutz aufträgt. Die Sammelvorrichtungen (Beutel) müssen regelmäßig unter Einhaltung eines strengen Hygieneprotokolls gewechselt werden, um ein Auslaufen oder Infektionen zu vermeiden. Das Sammelsystem sollte bei jedem Wechsel auf Dichtheit geprüft werden, um den Komfort des Patienten zu gewährleisten und unangenehme Gerüche zu begrenzen.

Lernen und Befähigung des Patienten

Einer der wichtigsten Aspekte bei der Betreuung von Stomapatienten ist die Aufklärung. Ziel ist es, den Patienten im täglichen Umgang mit seinem Stoma zu befähigen, damit er wieder ein möglichst normales Leben führen kann. Dazu gehört auch die Fähigkeit, den Stomabeutel zu wechseln, die Peristomialzone richtig zu reinigen und die Anzeichen von Komplikationen zu erkennen.

Dieser Lernprozess kann für den Patienten schwierig sein, insbesondere in den ersten Wochen nach dem Eingriff, in denen er sich nicht nur an einen neuen Körper gewöhnen, sondern auch mit den mit dieser Veränderung verbundenen Emotionen umgehen muss. Die Pflegekraft spielt hier eine grundlegende Rolle, indem sie den Patienten Schritt für Schritt bei diesem Lernprozess begleitet. Es ist wichtig, Geduld, Pädagogik und Ermutigung zu zeigen. Das Vorzeigen von Handgriffen, das ruhige Erklären jedes Schrittes und die Begleitung des Patienten, wenn er beginnt, die Pflege selbst durchzuführen, stärken das Vertrauen des Patienten.

Die Schulung sollte sich nicht auf technische Handgriffe beschränken. Sie umfasst auch Ratschläge zur Ernährung, da bestimmte Nahrungsmittel Blähungen, Durchfall oder Verstopfung verursachen können, was den Umgang mit dem Stoma erschweren kann. Beispielsweise sollten Patienten mit einem Kolostoma über Nahrungsmittel informiert werden, die die Konsistenz des Stuhls modulieren oder Gas erzeugen können, damit sie ihre Ernährung entsprechend anpassen können.

Berücksichtigen Sie den psychologischen Aspekt

Neben den technischen Aspekten muss bei der Behandlung eines Stomas unbedingt auch die psychologische Dimension berücksichtigt werden. Patienten mit einem Stoma können eine tiefe emotionale Erschütterung erleben, die von Angst und Traurigkeit bis hin zu Scham oder Selbstabwertung reicht. Das Körperbild ist häufig beeinträchtigt, und manche Patienten fühlen sich "vermindert" oder sogar "anders", was zu einem verminderten Selbstwertgefühl, depressiven Störungen oder Schwierigkeiten im Sozial- und Intimleben führen kann.

Die Rolle des Pflegepersonals besteht darin, den Patienten in dieser Anpassungsphase zu unterstützen, indem es ihm einen Raum zum Zuhören bietet und auf seine Sorgen eingeht. Einfühlungsvermögen ist von größter Bedeutung, da jeder Patient anders auf das Stoma reagiert. Es ist wichtig, die Situation zu normalisieren, indem man erklärt, dass das Stoma eine medizinische Lösung ist, die ein besseres Leben ermöglicht und manchmal Leben rettet. Wenn man den Patienten ermutigt, seine Gefühle, Ängste und Fragen zu äußern, kann man manche Ängste entschärfen und ihm helfen, die neue Realität allmählich zu akzeptieren.

Außerdem kann das Pflegepersonal den Patienten an Selbsthilfegruppen oder Stomavereine verweisen, wo er sich mit anderen Menschen, die mit einem Stoma leben, austauschen kann. Solche Gruppen sind oft eine wertvolle Quelle moralischer Unterstützung und helfen dem Patienten zu verstehen, dass er in dieser Situation nicht allein ist.

Komplikationen vorbeugen und bewältigen

Schließlich gehört zur Stomaversorgung auch die Vorbeugung und Behandlung von Komplikationen. Zu den möglichen Komplikationen gehören Hautreizungen rund um das Stoma, Peristomialinfektionen, Hernien oder Stomaprolaps (wenn der Darm übermäßig durch das Stoma austritt). Die Pflegekraft und der Krankenpfleger sollten besonders auf diese Komplikationen achten und darin geschult sein, entsprechend zu reagieren.

Bei Hautreizungen ist es z. B. unerlässlich, die Hautpflege anzupassen, spezielle Schutzprodukte zu verwenden und eventuell den verwendeten Beuteltyp zu wechseln. Wenn eine Infektion vermutet wird, sind möglicherweise zusätzliche Proben oder Arztbesuche erforderlich, um die Situation zu beurteilen.

- Verwaltung von nasogastrischen Sonden und perkutane Pflege (PEG)

Der Umgang mit nasogastrischen Sonden und perkutaner Versorgung (PEG, perkutane endoskopische Gastrostomie) ist ein wesentlicher Aspekt der gastroenterologischen Versorgung, insbesondere bei Patienten, die nicht in der Lage sind, sich adäquat oral zu ernähren. Diese Geräte ermöglichen die Ernährung, Flüssigkeitszufuhr und die Verabreichung von Medikamenten direkt in den Magen oder Darm. Ihre Verwaltung erfordert ein rigoroses technisches Fachwissen, aber auch eine besondere Aufmerksamkeit für die Hygiene und den Komfort des Patienten. Darüber hinaus können diese Eingriffe bei den Patienten Unbehagen oder Angst auslösen, was einen empathischen und beruhigenden Ansatz seitens des Pflegepersonals erfordert.

Die nasogastrische Sonde verstehen: eine vorübergehende, aber heikle Lösung

Die nasogastrale Sonde (NGS) ist ein Gerät, das durch die Nase in den Magen eingeführt wird, um bei häufigem Erbrechen oder Darmverschluss die Verabreichung von Nährstoffen und Medikamenten oder die Druckentlastung des Magens zu ermöglichen. Obwohl die nasogastrische Sonde häufig als vorübergehende Lösung verwendet wird, kann sie für die Patienten aufgrund des Reizgefühls in Nase, Rachen und Speiseröhre, das sie verursacht, unangenehm sein.

Das Anlegen einer NGS erfordert viel Feingefühl und technisches Geschick, da sie richtig eingeführt werden muss, um Komplikationen wie eine Aspiration in die Atemwege zu vermeiden. Der Pflegehelfer ist in Zusammenarbeit mit dem Krankenpfleger oft für die Überwachung der Sonde verantwortlich, sobald diese gelegt wurde. Er muss sicherstellen, dass die Sonde fest sitzt und keine übermäßigen Reizungen in den Nasenlöchern oder im Rachen verursacht. Es ist auch wichtig, die Position der Sonde regelmäßig zu überprüfen, um sicherzustellen, dass sie sich nicht bewegt hat und immer noch richtig im Magen liegt.

Eine der wichtigsten Aufgaben ist die Überwachung möglicher Komplikationen im Zusammenhang mit der SNG, wie z. B. Infektionen, Nasenreizungen oder kleinere Blutungen. Die Überprüfung, ob der Patient die Sonde gut verträgt, ist von entscheidender Bedeutung. Dazu gehört die Beurteilung, ob der Patient Anzeichen von Atemnot, Übelkeit oder übermäßigem Unbehagen zeigt. Entscheidend ist auch, dass die Aspiration der Sonde sichergestellt wird, wenn sie zur Ableitung von Mageninhalt verwendet wird, indem eine Verstopfung der Sonde vermieden wird.

Pflege der nasogastrischen Sonde und Vermeidung von Komplikationen

Die tägliche Pflege der nasogastrischen Sonde umfasst mehrere Schritte, die darauf abzielen, ihre Funktionsfähigkeit zu gewährleisten und gleichzeitig das Risiko einer Infektion oder Irritation zu minimieren. Die Hygiene ist bei dieser Pflege ein zentrales Element. Die Pflegekraft sollte darauf achten, dass der Bereich, in den die Sonde eingeführt wird, sauber ist, indem sie die Nasenlöcher regelmäßig reinigt und dafür sorgt, dass die Klebebefestigung ausgetauscht wird, wenn sie sich löst oder unbequem wird.

Es ist auch von entscheidender Bedeutung, dem Risiko einer Lungenaspiration vorzubeugen, die auftreten kann, wenn die Sonde verrutscht oder der Mageninhalt falsch gehandhabt wird. Zu diesem Zweck sollte der Patient während der Mahlzeiten oder der Verabreichung von Medikamenten über die Sonde in eine halb sitzende oder sitzende Position gebracht werden. Dadurch wird der Abstieg von Nahrung und Flüssigkeiten in den Magen gefördert und gleichzeitig das Risiko eines Rückflusses oder einer Passage in die Atemwege minimiert.

In einigen Fällen wird die nasogastrale Sonde zur enteralen Ernährung verwendet, d. h. zur Verabreichung von flüssigen Nährstoffen direkt in den Magen. Die Pflegekraft muss dafür sorgen, dass die Nährlösungen nach einem genauen Protokoll verabreicht werden, indem sie die Flussrate kontrolliert und die Verträglichkeit des Patienten überprüft. Jedes Symptom einer aufgetriebenen Bauchdecke, Übelkeit oder Erbrechen sollte sofort gemeldet werden, da es auf eine schlechte Verdauung der Nährstoffe oder ein Problem mit der Sonde selbst hinweisen kann.

Perkutanes Pflegemanagement (PEG): eine langfristige Alternative

Die perkutane endoskopische Gastrostomie (PEG) ist ein Gerät zur langfristigen Ernährung von Patienten, die aufgrund von neurodegenerativen Erkrankungen, fortgeschrittenen Krebserkrankungen oder Verengungen der Speiseröhre dauerhaft keine orale Ernährung mehr aufnehmen können. Die Gastrostomie-Sonde wird durch die Bauchdecke direkt in den Magen eingeführt und bietet damit im Vergleich zur nasogastrischen Sonde eine bequemere und stabilere Lösung für die Patienten.

Der Umgang mit einer PEG erfordert eine sorgfältige Pflege, um Komplikationen wie Infektionen an der Einstichstelle, Magenaustritt oder die Bildung von Granulomen um die Öffnung herum zu verhindern. Die tägliche Pflege der PEG-Stelle ist von entscheidender Bedeutung. Die Pflegekraft sollte in Zusammenarbeit mit dem Krankenpfleger den Bereich um die Sonde gründlich mit antiseptischen Lösungen reinigen und dafür sorgen, dass die Haut trocken und sauber bleibt. Außerdem muss auf Rötungen, Schwellungen oder eitrige Sekrete geachtet werden, die mögliche Anzeichen einer Infektion sind.

Das Management der Ernährung über eine PEG muss strengen Protokollen folgen, um sicherzustellen, dass die Nährstoffe optimal verabreicht werden. Die Nährlösungen sollten mit einer den Bedürfnissen des Patienten angepassten Geschwindigkeit infundiert werden, wobei darauf zu achten ist, dass der Patient während und nach der Verabreichung in einer halb sitzenden Position gelagert wird, um Reflux zu vermeiden. Das Pflegepersonal sollte die Verträglichkeit des Patienten überwachen, insbesondere das Fehlen von Übelkeit, Bauchschmerzen oder Durchfall, die auf eine schlechte Anpassung an die Nährstoffe oder die Geschwindigkeit der Verabreichung hinweisen können.

Die Aufklärung des Patienten und seiner Angehörigen: ein zentrales Element der Behandlung

Unabhängig davon, ob eine nasogastrische Sonde oder eine PEG verwendet wird, ist einer der Schlüsselaspekte der Pflege die Aufklärung des Patienten und seiner Angehörigen. Während die nasogastrische Sonde in der Regel vorübergehend ist, wird die PEG oft langfristig verwendet, was bedeutet, dass die Patienten oder ihre Betreuer lernen müssen, wie sie selbst mit diesem Gerät zu Hause umgehen können.

Die Pflegekraft spielt in dieser Lernphase eine wesentliche Rolle. Es geht darum, die täglichen Handlungen, die durchgeführt werden müssen, wie das Reinigen der Einstichstelle, das Wechseln der Ernährungsbeutel und das Achten auf Warnzeichen, pädagogisch zu erklären. Es ist wichtig, diese Handgriffe im Beisein des Patienten oder seiner Angehörigen zu demonstrieren und sie dann beim Lernen zu begleiten, bis sie sich sicher genug fühlen, um sie selbstständig durchzuführen.

Zuhören und Verfügbarkeit sind in diesem Prozess von entscheidender Bedeutung. Patienten und ihre Familien können sich angesichts dieser medizinischen Geräte hilflos fühlen, und die Rolle des Pflegepersonals besteht darin, sie zu beruhigen, ihre Fragen zu beantworten und ihnen praktische Ratschläge zu geben, damit der Umgang mit der Sonde oder der PEG zu Hause unter den bestmöglichen Bedingungen verläuft.

Berücksichtigen Sie den psychologischen Aspekt

Das Vorhandensein einer nasogastrischen Sonde oder einer PEG kann emotional schwer zu akzeptieren sein. Für manche Patienten können diese Geräte als Verlust der Autonomie oder sogar als Verletzung ihrer Würde empfunden werden, insbesondere wenn sie über einen längeren Zeitraum mit diesen Geräten leben müssen. Es ist von entscheidender Bedeutung, dass das Pflegepersonal auf diese psychologische Dimension achtet und ein offenes Ohr für die Sorgen oder Frustrationsgefühle hat, die die Patienten möglicherweise äußern.

Einfühlungsvermögen und Wohlwollen sind unerlässliche Haltungen, um die Patienten in dieser Lebensphase zu begleiten. Das Pflegepersonal sollte sie ermutigen, sich frei über ihre Gefühle zu äußern, und ihnen versichern, dass sie trotz der Sonde weiterhin ein möglichst normales Leben führen können. Es kann hilfreich sein, sie mit Vereinigungen oder Selbsthilfegruppen für Sonden- oder PEG-Patienten in Kontakt zu bringen, damit sie sich mit Menschen austauschen können, die die gleichen Erfahrungen machen.

- Pflege eines Patienten mit Durchfall, Erbrechen oder Inkontinenz

Die Pflege eines Patienten mit Durchfall, Erbrechen oder Inkontinenz erfordert besondere Aufmerksamkeit, da diese Symptome erhebliche Auswirkungen auf seine Lebensqualität und seinen Allgemeinzustand haben können. Diese Beschwerden, die in der Gastroenterologie häufig auftreten, können auf verschiedene Erkrankungen hindeuten, die von Magen-Darm-Infektionen bis hin zu chronisch entzündlichen Darmerkrankungen oder Nebenwirkungen bestimmter Behandlungen reichen. Diese Symptome, die oft zu Unbehagen, Unwohlsein und Erschöpfung führen, erfordern eine Behandlung, die technische Strenge, Einfühlungsvermögen und psychologische Unterstützung miteinander verbindet.

Behandlung von Durchfall: Rehydrierung und Vermeidung von Komplikationen

Bei akutem oder chronischem Durchfall kommt es zu einem erheblichen Verlust an Flüssigkeit und Elektrolyten, was schnell zu einer Dehydrierung führen kann, insbesondere bei empfindlichen Patienten wie Kindern, älteren Menschen oder Patienten mit chronischen Erkrankungen. Das erste Ziel der Pflege ist es daher, diese Verluste auszugleichen, indem man für eine angemessene Hydratation des Patienten sorgt.

Der Pfleger spielt eine entscheidende Rolle bei der Beurteilung und Behandlung von Durchfall. Sie müssen die Häufigkeit, das Volumen und die Konsistenz des Stuhls überwachen, damit der Arzt die Behandlung je nach Schwere der Symptome anpassen kann. Diese Beobachtungen sind wichtig, um die Wirksamkeit der Behandlung zu beurteilen oder vor Komplikationen wie schwerer Dehydrierung zu warnen, die sich durch trockene Schleimhäute, niedrigen Blutdruck, Tachykardie oder eine verminderte Diurese äußert.

Die Rehydratation ist von entscheidender Bedeutung und kann oral oder in besonders schweren Fällen intravenös erfolgen. Der Pfleger sorgt dafür, dass der Patient regelmäßig kleine Mengen an mit Elektrolyten angereicherten Flüssigkeiten (orale Rehydratationslösungen) zu sich nimmt, um die Verluste auszugleichen. Wenn eine Infusion erforderlich ist, überwacht er auch den ordnungsgemäßen Ablauf der Verabreichung der gelösten Stoffe.

Durchfall kann auch mit Hautreizungen verbunden sein, insbesondere im perianalen Bereich, da der Stuhl säurehaltig ist und häufig mit der Haut in Kontakt kommt. Die Pflegekraft sollte auf die Hygiene des Patienten achten, indem sie den Bereich gründlich mit milden Produkten reinigt und Schutzcremes aufträgt, um Hautausschläge oder Ulzerationen zu verhindern. Wenn der Patient bettlägerig ist, ist es außerdem wichtig, auf die Vermeidung von Druckgeschwüren zu achten, die durch wiederholte Pflege und Reibung der Bettwäsche an der geschwächten Haut entstehen können.

Schließlich muss die Pflegekraft auch das psychologische Wohlbefinden des Patienten berücksichtigen. Durchfall, insbesondere wenn er unkontrollierbar ist, kann eine Quelle großer Verlegenheit sein, vor allem im Krankenhaus. Es ist entscheidend, den Patienten zu beruhigen und ihm zu zeigen, dass solche Situationen mit Diskretion und ohne Verurteilung gehandhabt werden. Ihm schnell und wohlwollend Hilfe beim Waschen oder Wechseln der Bettwäsche anzubieten, hilft, seine Angst zu verringern und seine Würde zu wahren.

Umgang mit Erbrechen: Vermeidung von Dehydrierung und Komfort

Erbrechen, das bei vielen Erkrankungen des Verdauungstrakts oder als Reaktion auf bestimmte Behandlungen wie Chemotherapie häufig auftritt, kann behindernd sein und dem Patienten großes Leid zufügen. Wie Durchfall kann es zu einer raschen Dehydrierung führen, aber es verursacht auch erhebliche Beschwerden und kann zu Komplikationen wie Verletzungen der Speiseröhre oder Elektrolytstörungen führen.

Die Behandlung von Erbrechen beruht zunächst auf einer genauen Beobachtung der Symptome. Die Pflegekraft muss die Häufigkeit des Erbrechens, sein Aussehen (Blut oder Galle) und seinen Auslöser (Mahlzeiten, Behandlungen oder spontan) beobachten. Diese Informationen sind wesentlich, um die therapeutische Behandlung anzupassen, insbesondere die Verabreichung der verschriebenen antiemetischen Medikamente, um dem Patienten Erleichterung zu verschaffen.

Ein zentraler Aspekt der Pflege ist die Vermeidung von Dehydrierung. Wenn das Erbrechen anhält, muss die Pflegekraft dafür sorgen, dass der Patient regelmäßig Flüssigkeit erhält, oft in kleinen Schlucken oder intravenös, wenn der Zustand dies erfordert. Die Überwachung der Flüssigkeitszufuhr und der klinischen Anzeichen einer Dehydrierung, wie z. B. eine trockene Zunge oder eine verminderte Urinproduktion, ist von entscheidender Bedeutung, um schwerwiegende Komplikationen zu vermeiden.

In Bezug auf den Komfort ist es entscheidend, dem Patienten zu helfen, eine Position beizubehalten, die das Passieren des Erbrochenen erleichtert und gleichzeitig das Risiko des Einatmens oder Erstickens verringert. Im Allgemeinen wird eine halbsitzende Position empfohlen, insbesondere bei bettlägerigen oder schwachen Patienten. Die Pflegekraft sollte darauf achten, dass der Patient eine Bettpfanne oder einen Erbrochenenbeutel in Reichweite hat und ihm bei Bedarf schnell geholfen wird. Nach jeder Episode ist es wichtig, den Mund des Patienten mit Wasser oder einer milden Lösung zu reinigen, um Reizungen der Mundschleimhaut zu vermeiden und den unangenehmen Geschmack zu beseitigen.

Auf psychologischer Ebene kann wiederholtes Erbrechen den Patienten erschöpfen und ihn demoralisieren. Das Pflegepersonal sollte auf dieses Leiden achten und Einfühlungsvermögen zeigen. Wenn sie erklären, dass es Möglichkeiten gibt, diese Symptome zu lindern, wenn sie nach jeder Episode für eine saubere und beruhigende Umgebung sorgen und den Patienten ermutigen, seine Ängste zu äußern, tragen sie dazu bei, die Angst des Patienten zu mindern.

Inkontinenzversorgung: Komfort, Würde und Hygiene

Inkontinenz, sei es Harn- oder Stuhlinkontinenz, ist eine Hauptquelle für Unbehagen und den Verlust der Würde der Betroffenen. Dieser Zustand kann als Folge einer allgemeinen Schwächung, einer neurologischen Erkrankung oder eines chirurgischen Eingriffs auftreten. Die Behandlung von Inkontinenz erfordert einen besonders sensiblen Ansatz, bei dem das Ziel darin besteht, die Würde des Patienten zu wahren und gleichzeitig für Komfort und Hygiene zu sorgen.

Die erste Maßnahme besteht darin, die Sauberkeit des Patienten zu gewährleisten, indem regelmäßig auf Anzeichen von Inkontinenz geachtet wird und saugfähige Vorlagen oder verschmutzte Unterwäsche schnell gewechselt werden. Es ist wichtig, dass diese Handlungen mit Respekt und Diskretion ausgeführt werden, wobei jeder Kommentar vermieden werden sollte, der das Gefühl des Patienten, sich unwohl zu fühlen, verstärken könnte. Bei der Hygienepflege sollten milde Produkte verwendet werden, insbesondere für die empfindliche Haut von bettlägerigen Patienten oder Patienten mit Hauterkrankungen. Besondere Aufmerksamkeit sollte der Dekubitusprophylaxe in Bereichen gewidmet werden, in denen ein längerer Kontakt mit den Protektoren besteht, insbesondere im Bereich des Beckens und des Gesäßes.

Die Verwendung von Schutzkleidung, die an den Zustand des Patienten angepasst ist, ist von entscheidender Bedeutung, um sowohl den Komfort als auch die Unabhängigkeit des Patienten zu gewährleisten, soweit dies möglich ist. Bei mobilen Patienten kann die Pflegekraft diskrete, leicht zu wechselnde Einlagen vorschlagen, um dem Patienten eine gewisse Unabhängigkeit zu ermöglichen. Bei bettlägerigen Patienten sind eine regelmäßigere Pflege und die Überwachung von Bereichen, die für Irritationen anfällig sind, erforderlich.

Zur Behandlung von Inkontinenz gehört auch die psychologische Unterstützung. Dieser Zustand kann als echte Verletzung der Würde empfunden werden, insbesondere bei Erwachsenen, die die Kontrolle über ihre Körperfunktionen verlieren. Es ist von entscheidender Bedeutung, dass das Pflegepersonal eine einfühlsame und beruhigende Haltung einnimmt, indem es erklärt, dass Inkontinenz ein häufiger medizinischer Zustand ist, und die Situation normalisiert. Wenn man diskrete und proaktive Hilfe anbietet und nicht darauf wartet, dass der Patient um eine Intervention bittet, kann man die Angst des Patienten verringern und verhindern, dass er sich beschämt oder abgewertet fühlt.

3 Klinische Überwachung und Symptommanagement

- Beobachtung von Abbauzeichen (Blutungen im Verdauungstrakt, akute Bauchschmerzen)

Die Beobachtung von Verschlechterungszeichen bei Patienten in der Gastroenterologie, wie z. B. Blutungen im Verdauungstrakt und akute Bauchschmerzen, ist eine entscheidende Aufgabe, die Wachsamkeit und Reaktionsfähigkeit erfordert. Diese Symptome können auf eine schwere Komplikation hinweisen und erfordern eine schnelle Behandlung, um potenziell tödliche Folgen zu vermeiden. Der Krankenpflegehelfer spielt durch seinen täglichen Kontakt mit dem Patienten eine zentrale Rolle bei dieser Überwachung. Er ist oft der Erste, der die Warnzeichen einer Verschlechterung erkennt, und seine Fähigkeit, alarmierende Symptome schnell zu erkennen, ist entscheidend für die Vermeidung von Notfallsituationen.

Blutungen im Verdauungstrakt: ein Zeichen, auf das man genau achten sollte

Blutungen im Verdauungstrakt sind eine häufige Komplikation in der Gastroenterologie. Sie können in verschiedenen Zusammenhängen auftreten, z. B. bei Magengeschwüren, Ösophagusvarizen, Verdauungskrebs oder chronisch entzündlichen Darmerkrankungen. Sie äußert sich durch Blut im Erbrochenen (Hämatemesis), im Stuhl (Melena oder Rektorragie) oder auch durch unauffällige Blutungen, die unbemerkt bleiben können. Wie schnell eine Blutung im Verdauungstrakt erkannt wird, hat direkten Einfluss auf die Prognose des Patienten, weshalb eine sorgfältige und kontinuierliche Überwachung wichtig ist.

Eines der ersten Anzeichen für eine Blutung im oberen Verdauungstrakt ist Hämatemesis, also das Erbrechen von Blut. Das Blut kann hellrot sein, was auf eine aktive Blutung in der Speiseröhre oder im Magen hindeutet, oder dunkler und wie "Kaffeesatz" aussehen, was ein Zeichen dafür ist, dass das Blut teilweise verdaut wurde. Die Pflegekraft sollte auf Veränderungen im Erbrechen des Patienten achten und sofort melden, wenn Blut vorhanden ist, auch wenn es nur in geringen Mengen vorhanden ist.

Meläna, also schwarzer, teerartiger Stuhl, ist ein weiterer Indikator für eine Blutung im Verdauungstrakt, die in der Regel mit einer Blutung im oberen Teil des Verdauungstrakts (Speiseröhre, Magen oder Zwölffingerdarm) zusammenhängt. Dieses Symptom kann unbemerkt bleiben, wenn der Stuhlgang nicht sorgfältig überwacht wird. Die Pflegekraft sollte auf Veränderungen im Aussehen des Stuhls achten, insbesondere bei Risikopatienten, z. B. bei Patienten mit Magengeschwüren, Ösophagusvarizen oder bei Patienten, die Blutverdünner einnehmen. Im Zweifelsfall müssen Sie unbedingt schnell das medizinische Team benachrichtigen, damit weitere Untersuchungen durchgeführt und das Vorliegen einer Blutung bestätigt werden kann.

In manchen Fällen kann eine Blutung im Verdauungstrakt unauffälliger sein, aber zu einer allmählichen Verschlechterung des Allgemeinzustands führen. Der Patient kann Anzeichen einer Anämie aufweisen, wie z. B. ungewöhnliche Blässe, starke Müdigkeit, Schwindel oder Tachykardie (erhöhte Herzfrequenz), die auf eine Kompensation des Blutverlusts durch den Körper hindeutet. Die Pflegekraft, die regelmäßig mit dem Patienten in Kontakt steht, ist oft am besten in der Lage, diese subtilen Anzeichen zu bemerken und sie schnell zu melden.

Akute Bauchschmerzen: ein Alarmsignal

Akute Bauchschmerzen sind ein weiteres wichtiges Symptom in der Gastroenterologie, das häufig mit ernsthaften Erkrankungen einhergeht, die eine dringende Intervention erfordern. Ob bei einer Darmperforation, einer Pankreatitis, einem Darmverschluss oder einer mesenterialen Ischämie - diese Schmerzen sind oft schwer und plötzlich und stellen ein wichtiges Alarmsignal dar.

Der erste Schritt bei der Behandlung eines akuten Bauchschmerzes ist eine schnelle Einschätzung seiner Intensität, Lokalisation und Merkmale. Die Pflegekraft kann dem Patienten Fragen stellen, um die Art des Schmerzes besser zu verstehen: "Ist der Schmerz kontinuierlich oder in Wellen?", "Ist er an einer bestimmten Stelle lokalisiert oder diffus?", "Gibt es Faktoren, die diesen Schmerz verschlimmern oder lindern?". Diese Informationen sind entscheidend, um dem Ärzteteam zu helfen, eine schnelle Diagnose zu stellen und die weiteren Untersuchungen zu lenken.

Sehr starke Bauchschmerzen, insbesondere in Verbindung mit Anzeichen einer Peritonitis (starrer Bauch, Übelkeit, Fieber), können auf eine Perforation eines Verdauungsorgans wie Magen oder Darm oder auf eine schwere Entzündung wie eine akute Pankreatitis hinweisen. In diesem Fall muss der Patient notfallmäßig versorgt werden. Die Pflegekraft sollte darauf achten, wie schnell die Symptome auftreten und wie sich der Allgemeinzustand des Patienten verändert, insbesondere wenn er unruhig wird, stark schwitzt oder Atembeschwerden hat.

Bei einem Darmverschluss werden die Schmerzen häufig von Erbrechen und fehlendem Stuhlgang oder Gasbildung begleitet. Diese Art von Schmerzen, die in der Regel paroxysmal auftreten, können sich mit der Zeit verschlimmern und zu einer sichtbaren Bauchaufblähung führen. Die Pflegekraft sollte auf Beschwerden des Patienten über Bauchkrämpfe oder zunehmendes Unbehagen achten, insbesondere bei Patienten mit einer Vorgeschichte von Bauchoperationen oder entzündlichen Darmerkrankungen, da bei ihnen das Risiko eines Verschlusses höher ist.

Bei einer mesenterialen Ischämie, die durch einen verminderten Blutfluss in den Arterien des Darms verursacht wird, werden die Schmerzen oft als sehr intensiv und unverhältnismäßig zu den sichtbaren klinischen Anzeichen beschrieben. Der Helfer stellt möglicherweise fest, dass der Bauch trotz der Intensität der Schmerzen bei der Palpation relativ normal aussieht. Dieser

Zustand ist ein absoluter Notfall, da er schnell zu einer Nekrose des Darms führen kann.

Die Bedeutung von Kommunikation und Reaktionsfähigkeit

Angesichts dieser Anzeichen einer Verschlechterung ist Reaktionsfähigkeit von entscheidender Bedeutung. Die Pflegekraft ist zwar nicht für die medizinische Diagnose zuständig, spielt aber eine wesentliche Rolle bei der schnellen und präzisen Alarmierung des medizinischen Teams. Sobald ein alarmierendes Zeichen erkannt wird - sei es eine Blutung im Verdauungstrakt oder ein akuter Bauchschmerz - ist es zwingend erforderlich, diese Informationen klar und unmittelbar weiterzugeben. Die Beobachtungen sollten sachlich und genau sein und die beobachteten Symptome beschreiben (Art der Blutung, Ort und Intensität der Schmerzen, Veränderungen des Allgemeinzustands), damit der Arzt schnell die notwendigen Entscheidungen treffen kann.

Neben der Kommunikation mit dem medizinischen Team muss der Pfleger auch eine beruhigende Präsenz für den Patienten darstellen. Diese Symptome können äußerst beängstigend sein, und die Rolle der Pflegekraft besteht darin, Ruhe zu bewahren, den Patienten zu beruhigen, indem sie ihm erklärt, dass Maßnahmen ergriffen werden, und ihm bis zur medizinischen Behandlung eine Komfortpflege zukommen zu lassen.

Vorbeugung und Antizipation von Komplikationen

Die aufmerksame Beobachtung von Anzeichen einer Verschlechterung sollte sich nicht auf die Bewältigung von Notfallsituationen beschränken. Als Fachkräfte an vorderster Front sind Pflegehilfskräfte auch an der Prävention von Komplikationen beteiligt, indem sie Risikopatienten genau beobachten. Bei einem Patienten, der Blutverdünner einnimmt, muss beispielsweise verstärkt auf Anzeichen von Blutungen geachtet werden, indem die Farbe des Stuhls, des Erbrechens oder des Urins beobachtet wird und auf Anzeichen von Anämie geachtet wird.

Bei Patienten mit chronischen Krankheiten wie Morbus Crohn oder Colitis ulcerosa ist die Überwachung von Bauchschmerzen und Transitstörungen (Durchfall, Verstopfung) entscheidend, um einen schweren Entzündungsschub oder eine Komplikation wie einen Darmverschluss zu verhindern. Indem die Pflegekraft die Entwicklung der Symptome aufmerksam verfolgt, ermöglicht sie eine frühzeitige Behandlung und verringert so das Risiko einer plötzlichen Verschlechterung.

- Verfolgung von Stuhlgang, Erbrechen und Flüssigkeitszufuhr

Die Überwachung von Stuhlgang, Erbrechen und Flüssigkeitszufuhr ist eine wichtige Aufgabe in der Gastroenterologie, da diese Parameter häufig den Gesundheitszustand der Patienten widerspiegeln. Sie sind wertvolle Indikatoren, um den Schweregrad einer Erkrankung zu beurteilen, Komplikationen vorzubeugen oder die Wirksamkeit einer laufenden Behandlung zu messen. Die Pflegekraft spielt bei dieser täglichen Überwachung eine grundlegende Rolle, da sie oft an vorderster Front steht, um Veränderungen zu beobachten und zu berichten. Die Genauigkeit dieser Beobachtung in Verbindung mit einer präzisen Weitergabe der Informationen an das medizinische Team ist entscheidend für eine optimale Patientenversorgung.

Stuhlverfolgung: Schlüsselindikator für den Zustand des Verdauungssystems

Die Eigenschaften des Stuhls (Häufigkeit, Konsistenz, Farbe) sind bei der Betreuung von Patienten in der Gastroenterologie von entscheidender Bedeutung. Sie liefern wertvolle Informationen über die Verdauungsfunktion, den Entzündungszustand des Darms und können sogar auf Blutungen oder Infektionen hinweisen. Eine Veränderung der Stuhlfrequenz oder der Stuhlkonsistenz kann auf eine Verschlechterung des Zustands des Patienten, das Auftreten einer Komplikation oder auch auf die Wirksamkeit einer Behandlung hinweisen.

Die Pflegekraft muss auf diese Veränderungen achten und genaue Informationen über den Stuhlgang des Patienten sammeln. Bei einem Patienten mit chronischem Durchfall kann sich beispielsweise die Häufigkeit des Stuhlgangs erhöhen, wenn ein Entzündungsschub auftritt, wie bei Morbus Crohn oder Colitis ulcerosa. Die Pflegekraft sollte die Anzahl der Stuhlgänge pro Tag, ihre Konsistenz (flüssig, breiig, geformt) und, wenn möglich, ihr Volumen notieren. Anhand dieser Angaben lässt sich beurteilen, ob sich der Durchfall verschlimmert und eine Neubewertung der Behandlung erforderlich macht, oder ob er sich stabilisiert.

Das Aussehen des Stuhls ist ebenfalls sehr wichtig. Schwarzer, teerartiger Stuhl (Melena) kann auf verdautes Blut hinweisen, was ein Zeichen für eine Blutung im oberen Verdauungstrakt ist. Ebenso kann Stuhl mit hellrotem Blut (Rektorragie) auf eine Blutung im unteren Teil des Verdauungstrakts, wie dem Rektum oder dem Dickdarm, hinweisen. Schleim im Stuhl oder sehr fettiger und glänzender Stuhl (Steatorrhoe) kann auf eine Malabsorptionsstörung hindeuten, die eine spezielle Behandlung erfordert.

Bei Patienten, die wegen Verstopfung oder Darmverschluss ins Krankenhaus eingeliefert werden, muss das Ausbleiben des Stuhlgangs streng überwacht werden. Bei längerer Verstopfung oder Darmverschluss sollte die Pflegekraft auf das Auftreten von Bauchschmerzen, Blähungen oder Übelkeit achten, die auf eine Verschlechterung des Zustands hinweisen können.

Überwachung von Erbrechen: Komplikationen erkennen und Dehydrierung vorbeugen

Erbrechen, das bei gastroenterologischen Patienten häufig auftritt, kann ein Symptom vieler Krankheiten sein, z. B. eines Darmverschlusses, einer Gastritis, einer Pankreatitis oder einer Komplikation im Zusammenhang mit einer Behandlung (Chemotherapie, Antibiotika). Erbrechen ist auch eine Quelle schneller Dehydrierung, vor allem wenn es in großen Mengen und wiederholt auftritt. Die Überwachung des Erbrechens ist daher ein Schlüsselparameter, um eine Verschlechterung des Allgemeinzustands des Patienten zu verhindern.

Die Pflegekraft sollte mehrere Dinge in Bezug auf das Erbrechen beobachten und melden. Die Häufigkeit ist natürlich wichtig: Wiederholtes Erbrechen oder Erbrechen, das über mehrere Stunden anhält, erfordert besondere Aufmerksamkeit. Ebenso sollten die Art und das Aussehen des Erbrechens festgehalten werden. Erbrechen, das hellrotes Blut enthält (Hämatemesis), ist oft ein Zeichen für eine Blutung im oberen Verdauungstrakt, während Erbrechen, das wie "Kaffeesatz" aussieht, darauf hindeutet, dass das Blut teilweise verdaut wurde und eine ältere Blutung im Magen offenbart.

Die Beobachtung von galligem (grün gefärbtem, gallenhaltigem) Erbrechen kann auf eine Blockade im Darm oder einen Verdauungsstau hinweisen, die ein dringendes medizinisches Eingreifen erfordern. Außerdem kann die gelbe oder braune Farbe des Erbrechens auf eine Regurgitation von Darminhalt hinweisen, insbesondere bei einem Darmverschluss.

Es ist auch entscheidend, die Reaktion des Patienten auf das Erbrechen zu beobachten, insbesondere wenn es mit akuten Bauchschmerzen, Anzeichen von Dehydrierung (Mundtrockenheit, Müdigkeit, Verwirrung) oder Atemnot einhergeht. Bei Risikopatienten wie älteren oder geschwächten Menschen, bei denen Erbrechen schnell zu ernsthaften

Komplikationen führen kann, sollte die Pflegekraft besonders wachsam sein.

Überwachung des Flüssigkeitshaushalts: ein lebenswichtiges Gleichgewicht

Hydratation ist ein lebenswichtiger Parameter, vor allem bei Patienten mit Durchfall, Erbrechen oder Fieber, die große Mengen an Flüssigkeit und Elektrolyten verlieren können. Wenn eine Dehydrierung nicht schnell erkannt und behoben wird, kann sie zu schwerwiegenden Komplikationen führen, wie akutem Nierenversagen, Verwirrtheit oder hypovolämischem Schock.

Die Pflegekraft sollte daher auf klinische Anzeichen einer Dehydratation achten, insbesondere bei Patienten mit hohem Flüssigkeitsverlust. Zu diesen Anzeichen gehören ein trockener Mund und eine trockene Haut, starker Durst, eine verringerte Urinmenge, übermäßige Müdigkeit, Schwindel oder orthostatische Hypotonie (Blutdruckabfall beim Übergang in eine aufrechte Position). Bei älteren Patienten kann sich eine Dehydrierung auch in Form von Bewusstseinsstörungen oder Unruhe äußern.

Zur Überwachung der Hydratation gehört auch die Überwachung der Flüssigkeitszufuhr, insbesondere bei Patienten, die sich im Krankenhaus befinden. Die Pflegekraft sollte darauf achten, dass der Patient ausreichend Flüssigkeit erhält, entweder oral oder über eine intravenöse Infusion, je nachdem, wie gut er essen und trinken kann. Bei starkem Erbrechen oder Durchfall kann eine orale Rehydratation schwierig sein, und es kann notwendig sein, Rehydratationslösungen per Infusion zu verabreichen, um Elektrolytverluste zu korrigieren.

Die Überwachung des Urins ist ebenfalls ein Schlüsselindikator für den Hydratationsstatus. Ein verringertes Urinvolumen oder dunkler, konzentrierter Urin sind oft ein Zeichen für Dehydrierung. Die Pflegekraft sollte dann das medizinische Team informieren, um die Behandlung anzupassen und gegebenenfalls eine aggressivere Rehydratation einzuleiten. Bei katheterisierten Patienten ermöglicht die Überwachung der Diurese (die pro Stunde gesammelte Urinmenge) eine genaue Überwachung des Hydratationszustands und der Nierenfunktion.

Weiterleitung der Beobachtungen an das medizinische Team

Die Überwachung von Stuhlgang, Erbrechen und Flüssigkeitszufuhr beschränkt sich nicht auf die tägliche Beobachtung. Es ist von entscheidender Bedeutung, dass die Pflegekraft diese Informationen genau und vollständig an das medizinische Team weiterleitet, um eine angemessene Behandlung zu ermöglichen. Die gesammelten Informationen sollten in der Pflegedokumentation festgehalten und bei Teamübertragungen vorgelegt werden, zusammen mit Einzelheiten zu Häufigkeit, Aussehen und Menge von Stuhlgang und Erbrechen sowie zu klinischen Anzeichen von Dehydrierung oder Hydrierungstoleranz.

Eine klare und genaue Übertragung ist unerlässlich, um die Behandlung anzupassen, z. B. die Verabreichung von Antidiarrhoika und Antiemetika oder die Neubewertung der Flüssigkeitszufuhr entsprechend der Entwicklung des Zustands des Patienten. Sie hilft auch dabei, schwerwiegende Komplikationen wie schwere Dehydrierung, Nierenversagen oder einen hypovolämischen Schock zu vermeiden.

Psychologische Begleitung des Patienten

Symptome wie Durchfall, Erbrechen oder Dehydrierung sind für den Patienten oft mit Angst und Unbehagen verbunden. Die Pflegekraft muss neben ihrer klinischen Wachsamkeit auch psychologische Unterstützung für den Patienten leisten. Das wiederholte Auftreten dieser Symptome, insbesondere im Krankenhaus, kann die Würde und Lebensqualität des Patienten beeinträchtigen, der sich hilflos oder beschämt fühlen kann.

Es ist wichtig, den Patienten zu beruhigen und ihm zu erklären, dass diese Symptome genau beobachtet werden und dass es Lösungen gibt, um sie zu lindern. Eine wohlwollende, diskrete und respektvolle Haltung hilft, einen Teil der Angst zu lindern, die diese Symptome hervorrufen können. Dazu gehört auch, dass man sich schnell um unangenehme Situationen kümmert, z. B. ein schneller Wechsel der Bettwäsche bei Inkontinenz oder das Angebot einer Mundreinigung nach einer Erbrechensepisode.

- Umgang mit Schmerzen und Müdigkeit

Die Behandlung von Schmerzen und Müdigkeit bei Patienten im Krankenhaus, insbesondere in der Gastroenterologie, ist ein grundlegender Aspekt der Betreuung, da diese beiden Symptome ihre Lebensqualität und Genesung stark beeinflussen. Schmerzen, ob akut oder chronisch, können ein direktes Zeichen der zugrunde liegenden Verdauungserkrankung sein oder aus medizinischen Eingriffen resultieren, während Müdigkeit häufig mit der Krankheit selbst, den Behandlungen oder den daraus resultierenden Nebenwirkungen zusammenhängt. Die wirksame Behandlung von Schmerzen und Müdigkeit beruht nicht nur auf der Verabreichung geeigneter Therapien, sondern auch auf einer ganzheitlichen Betreuung, die psychologische Unterstützung, aktives Zuhören und die Begleitung im Alltag umfasst.

Schmerzen verstehen und bewerten: ein wesentlicher Schritt

Schmerzen sind ein häufiges Symptom bei Patienten in der Gastroenterologie, unabhängig davon, ob sie mit entzündlichen Darmerkrankungen (wie Morbus Crohn oder Colitis ulcerosa), Magengeschwüren oder postoperativen Komplikationen in Zusammenhang stehen. Es ist von entscheidender Bedeutung, die Art und Intensität der Schmerzen zu verstehen, um die Behandlung wirksam anzupassen.

Die Schmerzbewertung sollte systematisch durchgeführt werden, wobei folgende Merkmale zu berücksichtigen sind:

- **Die** Schmerzintensität, die häufig auf einer numerischen Skala von 0 bis 10 gemessen wird (wobei 0 für keine Schmerzen und 10 für unerträgliche Schmerzen steht), objektiviert die Intensität des Schmerzes.
- **Die Lokalisation** des Schmerzes, die Auskunft über das betroffene Organ gibt und hilft, die zugrunde liegende Ursache zu identifizieren.
- **Die Art des Schmerzes** (Verbrennung, Stich, Druck usw.), die hilft, die Behandlung auszurichten.
- **Die Dauer** und **Häufigkeit** der Schmerzepisoden, anhand derer die Entwicklung des Schmerzes verfolgt werden kann.

Die Pflegekraft spielt bei dieser Beurteilung eine Schlüsselrolle, indem sie dem Patienten regelmäßig Fragen stellt und sein Verhalten beobachtet. Denn manchen Patienten, insbesondere älteren Menschen oder Kindern, fällt es vielleicht schwer, ihre Schmerzen zu verbalisieren. In diesen Fällen können indirekte Anzeichen wie Unruhe, Grimassen, Muskelanspannung oder Weinen auf körperliche Schmerzen hinweisen.

Medikamentöse Schmerzbehandlung

Sobald die Schmerzen beurteilt wurden, wird vom Ärzteteam eine geeignete Strategie zur Schmerzbewältigung entwickelt. Sie kann medikamentöse Behandlungen umfassen, die von Schmerzmitteln der Stufe 1 (wie Paracetamol) über Opioide bei stärkeren Schmerzen bis hin zu nichtsteroidalen Antirheumatika (NSAR) oder krampflösenden Mitteln reichen, je nachdem, was die Ursache des Schmerzes ist.

Der Krankenpflegehelfer ist zwar nicht für die Verschreibung von Medikamenten zuständig, spielt aber eine wichtige Rolle bei der Verabreichung und Überwachung dieser Behandlungen. Er muss sicherstellen, dass der Patient die Medikamente in regelmäßigen Abständen entsprechend der ärztlichen Verordnung erhält und dass er die Behandlung gut verträgt. Wenn die Schmerzen anhalten oder Nebenwirkungen auftreten (wie Übelkeit, übermäßige Schläfrigkeit oder Atembeschwerden bei Opioiden), müssen diese Informationen unbedingt an das medizinische Team weitergeleitet werden, um die Behandlung anzupassen.

Parallel dazu sollte die Pflegekraft den Patienten ermutigen, frei über seine Gefühle und sein Wohlbefinden nach der Verabreichung der Behandlung zu sprechen. Es ist wichtig, den Patienten daran zu erinnern, dass er nicht zögern sollte, um Hilfe zu bitten, wenn er auch nur leichte Schmerzen verspürt, da sich ein schlecht behandelter Schmerz schnell verstärken kann.

Nichtmedikamentöse Strategien zur Schmerzlinderung

Neben Medikamenten können auch nicht-pharmakologische Methoden zur Schmerzlinderung eingesetzt werden. Diese Techniken sind besonders nützlich als Ergänzung zur medikamentösen Behandlung oder in Fällen, in denen die Schmerzen mäßig sind und ohne systematischen Einsatz von starken Schmerzmitteln bewältigt werden können.

Wärme ist oft wirksam, um die Muskeln zu entspannen und Bauchschmerzen in Verbindung mit Krämpfen oder Spasmen zu lindern. Die Pflegekraft kann dem Patienten warme Kompressen anbieten, die er auf die schmerzende Stelle legen kann, oder ihm helfen, ein lauwarmes Bad zu nehmen, wenn sein Zustand es zulässt.

Die Körperpositionierung ist ebenfalls entscheidend für die Bewältigung von Schmerzen. Beispielsweise kann einem Patienten mit Bauchschmerzen geholfen werden, wenn er in eine fetale oder halbsitzende Position gebracht wird, die den Druck auf den Bauch verringert und die Verdauung erleichtert. Die Pflegekraft kann die Position des Bettes anpassen und Kissen oder Stützen bereitstellen, damit sich der Patient wohler fühlt.

Entspannungstechniken wie tiefes Atmen, geführte Meditation oder das Hören von beruhigender Musik können sich ebenfalls positiv auf den Schmerz auswirken. Sie ermöglichen es dem

Patienten, seine Aufmerksamkeit vom Schmerz abzulenken, die damit verbundene Angst zu verringern und sein allgemeines Wohlbefinden zu verbessern.

Umgang mit Müdigkeit: ein allgegenwärtiges Symptom

Müdigkeit ist ein häufiges Symptom bei Patienten mit Magen-Darm-Erkrankungen, insbesondere bei Patienten mit chronischen Erkrankungen wie Morbus Crohn oder bei Patienten, die sich einer schweren Behandlung unterziehen, z. B. einer Chemotherapie bei Krebs im Verdauungstrakt. Sie kann auf mehrere Faktoren zurückzuführen sein: die Krankheit selbst, Mangelernährung aufgrund einer schlechten Nährstoffaufnahme, chronische Entzündungen oder Nebenwirkungen von Medikamenten.

Der Umgang mit Müdigkeit beruht zunächst darauf, dass man ihre Bedeutung erkennt. Müdigkeit ist nicht einfach eine normale Folge der Krankheit, sondern ein Symptom, das eine besondere Behandlung verdient. Die Pflegekraft sollte auf den Müdigkeitszustand des Patienten achten, indem sie sein Energieniveau, seine Fähigkeit, an täglichen Aktivitäten teilzunehmen (wie Aufstehen, Gehen oder Essen), sowie seinen mentalen Zustand (geistige Müdigkeit, Konzentrationsschwierigkeiten) beobachtet.

Ruhe ist natürlich zentral für die Bewältigung von Müdigkeit. Die Pflegekraft sollte dafür sorgen, dass der Patient den ganzen Tag über ausreichende Ruhephasen hat, ohne ihn jedoch dazu zu verleiten, ständig im Bett zu bleiben. Ein ausgewogenes Verhältnis zwischen Ruhe und leichter Mobilisierung (je nach den Fähigkeiten des Patienten) ist wichtig, um Komplikationen zu vermeiden, die mit längerer Immobilität verbunden sind, wie z. B. Druckgeschwüre oder Muskelabbau.

Die Umgebung anpassen, um die Erholung zu fördern

Um dem Patienten zu helfen, besser mit seiner Müdigkeit umzugehen, ist es wichtig, eine Umgebung zu schaffen, in der er sich gut erholen kann. Dazu kann es gehören, die Helligkeit im Zimmer anzupassen, Geräusche zu reduzieren und eine Routine einzuführen, die Momente der Ruhe und Entspannung beinhaltet. Die Pflegekraft kann vorschlagen, die Besuche zu begrenzen oder die Pflege auf Zeiten zu legen, in denen sich der Patient weniger müde fühlt, um den Schlaf nicht unnötig zu unterbrechen.

Die **Ernährung** spielt auch eine Schlüsselrolle bei der Bewältigung von Müdigkeit. Eine auf die Bedürfnisse des Patienten abgestimmte, nährstoff- und energiereiche Ernährung ist unerlässlich, um Verluste aufgrund von Malabsorption oder häufigen Durchfällen auszugleichen. Der Pfleger kann dabei helfen, die Mahlzeiten in kleinen, häufigen Portionen einzunehmen, um den Patienten nicht zu ermüden. Sie kann auch mit dem Diätassistenten zusammenarbeiten, um sicherzustellen, dass die Ernährung dem Allgemeinzustand des Patienten und seinen speziellen Bedürfnissen angepasst ist.

Psychologische Unterstützung und aktives Zuhören

Schmerzen und Müdigkeit sind nicht nur körperliche Symptome, sondern haben auch erhebliche psychologische Auswirkungen. Chronische Schmerzen können zu Angstzuständen, Depressionen oder einem Gefühl der Hilflosigkeit führen, während Müdigkeit, wenn sie über einen längeren Zeitraum anhält, die Motivation und die Stimmung des Patienten beeinträchtigen kann.

Da die Pflegekraft regelmäßig mit dem Patienten in Kontakt steht, spielt sie eine wichtige Rolle bei der psychologischen Unterstützung. Es ist von entscheidender Bedeutung, den Beschwerden des Patienten zuzuhören, seine Gefühle zu berücksichtigen und ihm einen Raum zu bieten, in dem er seine

Frustrationen ausdrücken kann, ohne sich verurteilt zu fühlen. Aktives Zuhören, verbunden mit beruhigenden Worten, hilft dem Patienten, seine Situation besser zu akzeptieren und zu verstehen, dass sein Zustand berücksichtigt wird.

Wenn man den Patienten dazu ermutigt, sich an seinem eigenen Umgang mit Schmerzen und Müdigkeit zu beteiligen, indem man ihm Werkzeuge zur Bewältigung dieser Probleme an die Hand gibt (z. B. Entspannungs- oder Atemtechniken), trägt dies ebenfalls dazu bei, das Gefühl der Kontrolle und des Wohlbefindens zu verbessern.

4 Die Ernährung in der Gastroenterologie: Herausforderungen und Besonderheiten

- Ernährungsanpassungen: Fasten, spezielle Diäten (rückstandslos, ballaststoffreich)

Ernährungsanpassungen spielen bei der Behandlung von Patienten in der Gastroenterologie eine Schlüsselrolle, da die Ernährung einen direkten Einfluss auf die Behandlung von Symptomen und den Verlauf bestimmter Erkrankungen des Verdauungstrakts haben kann. Spezielle Diäten wie Fasten, rückstandsfreie oder ballaststoffreiche Ernährung werden häufig verschrieben, um besonderen Bedürfnissen gerecht zu werden, sei es, um den Patienten auf einen Eingriff vorzubereiten, die Heilung zu fördern oder die Symptome einer chronischen Krankheit zu verringern. Jede Ernährungsanpassung sollte individuell auf den Zustand des Patienten zugeschnitten sein und gleichzeitig die wichtigsten Ernährungsbedürfnisse zur Aufrechterhaltung des allgemeinen Gesundheitszustands berücksichtigen.

Heilfasten: Erholung der Verdauung und Vorbereitung auf Interventionen

Das Fasten ist eine Ernährungsumstellung, die in der Gastroenterologie häufig angewandt wird, insbesondere vor bestimmten chirurgischen Eingriffen oder endoskopischen Untersuchungen wie der Koloskopie. Dadurch wird der Verdauungstrakt "ausgeruht", die Magensaftproduktion reduziert oder die Beobachtung der Innenwände des Darms während der Untersuchung erleichtert.

Ziel des Fastens ist es, den Magen- und Darminhalt zu begrenzen, um das Risiko von Komplikationen bei Eingriffen wie Bronchialaspiration oder Kontamination zu verhindern. Vor einer Koloskopie wird der Patient beispielsweise gebeten, mehrere Stunden oder sogar einen ganzen Tag zu fasten und zusätzlich eine rückstandsfreie Diät einzuhalten, um den Dickdarm zu reinigen. Dies ermöglicht eine klare und genaue Sicht während der Untersuchung.

Längeres Fasten kann für manche Patienten jedoch schwer zu ertragen sein, vor allem für solche, die bereits durch ihre Krankheit geschwächt sind. Der Pfleger spielt hier eine wichtige Rolle, indem er für eine angemessene Hydratation des Patienten sorgt und während der Fastenzeit Wasser oder orale Rehydratationslösungen anbietet. Außerdem sollte er auf Anzeichen von Schwäche oder Hypoglykämie wie Schwindel, Zittern oder übermäßige Müdigkeit achten und gegebenenfalls das medizinische Team alarmieren.

Die rückstandsfreie Diät: eine Erleichterung für den Darm

Die rückstandsfreie Diät wird in vielen Situationen verschrieben, z. B. vor einer Darmspiegelung oder für Patienten mit chronisch-entzündlichen Darmerkrankungen in der akuten Phase (wie Morbus Crohn oder Colitis ulcerosa) oder bei Darmverschlüssen. Diese Diät zielt darauf ab, die Menge an Ballaststoffen und Nahrungsabfällen im Verdauungstrakt so weit wie möglich zu reduzieren, um die Reizung der Darmschleimhaut zu minimieren und die Passage zu erleichtern.

Ballaststoffreiche Lebensmittel wie Obst, Gemüse, Vollkorngetreide, Hülsenfrüchte und Samen werden vorübergehend von der Diät ausgeschlossen, da sie das Stuhlvolumen erhöhen und den Stuhlgang anregen. Umgekehrt werden ballaststoffarme Lebensmittel wie weißer Reis, Nudeln, mageres Fleisch, Eier und laktosearme Milchprodukte bevorzugt, da sie leichter verdaulich sind und nur wenige Rückstände im Darm hinterlassen.

Die rückstandsfreie Diät wird von den Patienten oft als restriktiv empfunden, da viele frische und nährstoffreiche Lebensmittel wegfallen. Die Pflegekraft sollte in Zusammenarbeit mit dem Ernährungsberater dafür sorgen, dass der Patient die Ziele der Diät und die erlaubten Lebensmittel versteht, um Verwirrung oder Frustration zu vermeiden. Es kann hilfreich sein, unter Beachtung der Einschränkungen schmackhafte Alternativen anzubieten, um den Appetit und die Zustimmung des Patienten zu dieser Diät aufrechtzuerhalten. Beispielsweise können klare Suppen, Gemüsepürees ohne Ballaststoffe oder raffinierte Getreideprodukte angeboten werden, um Abwechslung in die Ernährung zu bringen und eintönige Mahlzeiten zu vermeiden.

Diese Art von Diät sollte nur über einen begrenzten Zeitraum durchgeführt werden, da sie bei längerer Dauer zu Nährstoffmängeln führen kann, insbesondere bei Ballaststoffen, Vitaminen und Mineralstoffen. Daher ist es wichtig, den Ernährungszustand des Patienten zu überwachen, insbesondere wenn die rückstandsfreie Diät im Rahmen einer schweren Erkrankung mit längeren Einschränkungen verbunden ist.

Ballaststoffreiche Ernährung: Unterstützung für den Transit und die Darmgesundheit

Im Gegensatz zur rückstandsfreien Diät wird die ballaststoffreiche Diät häufig für Patienten empfohlen, die an chronischer Verstopfung oder funktionellen Darmerkrankungen wie dem Reizdarmsyndrom leiden. Ballaststoffe, die in Obst, Gemüse, Vollkorngetreide und Hülsenfrüchten enthalten sind, spielen eine Schlüsselrolle bei der Regulierung des Stuhlgangs, da sie das Stuhlvolumen erhöhen und die Darmentleerung erleichtern.

Es gibt zwei Arten von Ballaststoffen: lösliche und unlösliche Ballaststoffe. Lösliche Ballaststoffe, die in Obst wie Äpfeln, Birnen oder Zitrusfrüchten sowie in Hafer enthalten sind, haben die Fähigkeit, im Darm ein Gel zu bilden, das die Passage verlangsamt und bei Durchfall von Vorteil sein kann. Unlösliche Ballaststoffe, die in Vollkorngetreide, Nüssen und Blattgemüse vorkommen, erhöhen das Stuhlvolumen und beschleunigen den Stuhlgang, was bei Verstopfung hilft.

Bei Patienten mit chronischer Verstopfung kann die allmähliche Einführung von ballaststoffreichen Lebensmitteln die Passage anregen, ohne dass es zu Bauchschmerzen oder übermäßigen Blähungen kommt, die auftreten können, wenn die Ballaststoffzufuhr zu schnell erhöht wird. Die Pflegekraft kann eine Schlüsselrolle spielen, indem sie den Patienten dazu ermutigt, diese Nahrungsmittel allmählich in seine Ernährung aufzunehmen, und ihm hilft, die vom Ernährungsberater erteilten Diätanweisungen zu befolgen. Es ist auch wichtig, den Patienten daran zu erinnern, dass die Flüssigkeitszufuhr parallel zur Ballaststoffzufuhr erhöht werden muss, da Ballaststoffe Wasser binden und ein Flüssigkeitsmangel die Verstopfung verschlimmern kann.

Eine ballaststoffreiche Ernährung ist jedoch nicht immer geeignet, insbesondere nicht für Patienten mit entzündlichen Darmerkrankungen im akuten Stadium, bei denen ein Überschuss an Ballaststoffen die Entzündung und die Schmerzen verschlimmern kann. Daher ist es von entscheidender Bedeutung, diese Diät an die jeweilige Erkrankung und die Entwicklung des Zustands des Patienten anzupassen.

Personalisierung und Anpassung von Diäten

Jeder Patient reagiert je nach seiner Erkrankung, seinem Allgemeinzustand und seiner Toleranz gegenüber Nahrungsmitteln anders auf Ernährungsanpassungen. Daher ist es von entscheidender Bedeutung, dass der diätetische Ansatz auf den Patienten zugeschnitten ist. Bei manchen Patienten kann es erforderlich sein, im Laufe der Behandlung verschiedene Diätarten zu kombinieren. Beispielsweise könnte ein Patient mit Morbus Crohn während eines Entzündungsschubes von einer rückstandsfreien Diät profitieren und in den Remissionsphasen von einer ballaststoffreichen Diät, um eine gesunde Darmpassage zu fördern.

Die Pflegekraft spielt eine zentrale Rolle bei der Begleitung dieser Diäten, indem sie sicherstellt, dass der Patient die Diätanweisungen versteht, und indem sie die Toleranz des Patienten gegenüber diesen Ernährungsanpassungen überwacht. Dazu gehört auch die Beobachtung der Auswirkungen der Diät auf Verdauungssymptome (wie Durchfall, Verstopfung, Bauchschmerzen oder Blähungen) und die Weitergabe dieser Informationen an das Pflegeteam, um den Ernährungsbedarf je nach Entwicklung der Erkrankung neu zu bewerten.

Die Rolle des Begleitens und Zuhörens

Ernährungsumstellungen können für Patienten schwierig zu akzeptieren sein, insbesondere wenn sie mit Einschränkungen konfrontiert werden, die ihre Lebensgewohnheiten verändern. Manche Patienten können sich durch diese Anpassungen frustriert oder eingeschränkt fühlen, insbesondere wenn sie auf Lebensmittel verzichten müssen, die ihnen schmecken, oder wenn sie über einen längeren Zeitraum eine strenge Diät einhalten müssen. Die Pflegekraft sollte ihnen zuhören und sie unterstützen, damit sie mit diesen Einschränkungen besser umgehen können.

Es ist auch wichtig, den Patienten in die Steuerung seiner Ernährung einzubeziehen, indem er ermutigt wird, Fragen zu stellen, seine Essensvorlieben nach Möglichkeit zu äußern und seine Ernährung so anzupassen, dass sie ihm besser schmeckt, während er sich an die ärztlichen Anweisungen hält. Durch die Begleitung der Pflegekraft wird die Einhaltung der verordneten Diät durch den Patienten gestärkt, was für die Wirksamkeit der Ernährungsumstellung und die Verbesserung des allgemeinen Wohlbefindens des Patienten von entscheidender Bedeutung ist.

- Enterale und parenterale Ernährung: Die Rolle der Pflegekraft bei der Ernährungsüberwachung

Enterale und parenterale Ernährung ist bei der Behandlung von Patienten in der Gastroenterologie, die aufgrund ihres Gesundheitszustands keine normale orale Ernährung zu sich nehmen können, oft unerlässlich. Diese Ernährungsformen ermöglichen die Deckung des grundlegenden Nährstoffbedarfs und die Aufrechterhaltung eines optimalen Allgemeinzustands trotz der Unfähigkeit zu essen. Die Pflegekraft spielt bei der Ernährungsbetreuung dieser Patienten eine grundlegende Rolle, da sie nicht nur die Überwachung der Medizinprodukte, sondern auch den Komfort und das Wohlbefinden des Patienten während der gesamten Behandlung sicherstellt.

Enterale Ernährung: Wenn die Ernährung über eine Sonde erfolgt

Bei der enteralen Ernährung werden Nährstoffe über eine Sonde direkt in den Verdauungstrakt verabreicht, wenn der Patient nicht normal essen kann, sein Verdauungssystem aber noch funktionsfähig ist. Diese Art der Ernährung ist in verschiedenen Situationen angezeigt, z. B. nach einer Operation am Verdauungstrakt, bei Schluckstörungen (z. B. nach einem

Schlaganfall) oder bei Patienten mit chronischen Krankheiten wie Morbus Crohn oder Colitis ulcerosa.

Die enterale Ernährung kann über verschiedene Arten von Sonden erfolgen, wie z. B. die nasogastrische Sonde (die durch die Nase in den Magen eingeführt wird) oder die perkutane endoskopische Gastrostomie (PEG), bei der eine Sonde durch die Bauchdecke direkt in den Magen eingeführt wird.

Die Rolle der Pflegekraft bei der Steuerung der enteralen Ernährung ist auf mehreren Ebenen von entscheidender Bedeutung :

- **Überwachung der ordnungsgemäßen Funktion der Sonde**: Der Pflegende sollte regelmäßig überprüfen, ob die Sonde richtig platziert ist und das Ernährungssystem ohne Hindernisse funktioniert. Es ist wichtig zu überwachen, dass der Patient die Nährstoffgabe gut verträgt, indem er während und nach der Gabe auf Anzeichen von Komfort oder Unbehagen (Übelkeit, Erbrechen, Bauchschmerzen) achtet. Wenn Beschwerden gemeldet werden oder Komplikationen wie eine Verlegung der Sonde vermutet werden, sollte die Pflegekraft sofort das medizinische Team alarmieren.

- **Aufrechterhaltung der Hygiene**: Die Hygiene rund um die Sonde ist insbesondere bei der PEG ein kritischer Aspekt, um lokale Infektionen zu vermeiden. Die Pflegekraft sollte den Bereich um die Sondenöffnung regelmäßig mit antiseptischen Lösungen reinigen und dafür sorgen, dass die Haut sauber und trocken bleibt. Es ist auch wichtig, auf Anzeichen einer Infektion zu achten, wie z. B. Rötung, Schwellung oder Eiter um die Einführstelle.

- **Überwachung der Nährstoffzufuhr** : Die Pflegekraft sollte auf die Menge der verabreichten Nährstoffe achten und sicherstellen, dass der Patient die richtige Dosis der

Ernährungslösung gemäß den Vorgaben erhält. Die Überwachung der Verabreichungsgeschwindigkeit ist wichtig, insbesondere wenn die Nahrung über einen längeren Zeitraum abgegeben wird, da eine zu schnelle Infusion zu Übelkeit oder Bauchschmerzen führen kann, während eine zu langsame Infusionsgeschwindigkeit den Nährstoffbedarf des Patienten möglicherweise nicht deckt.

- **Psychologische Begleitung**: Die enterale Ernährung kann für manche Patienten schwer zu akzeptieren sein, da sie einen Verlust ihrer Autonomie oder ein Unbehagen aufgrund der Anwesenheit einer Sonde empfinden können. Die Pflegekraft sollte psychologische Unterstützung bieten, indem sie dem Patienten die Bedeutung dieser Ernährungsmethode für seine Genesung erklärt und ihn in seinem Alltag wohlwollend begleitet. Momente des Dialogs und der Rückversicherung sind von entscheidender Bedeutung, damit der Patient diese vorübergehende oder länger andauernde Situation besser akzeptieren kann.

Parenterale Ernährung: intravenös ernähren

Die parenterale Ernährung wird eingesetzt, wenn der Verdauungstrakt des Patienten nicht funktionsfähig ist oder nicht genutzt werden kann, wie bei Darmverschluss, schwerer Malabsorption, Verdauungsfisteln oder nach bestimmten schweren Operationen. Bei dieser Form der Ernährung werden die Nährstoffe intravenös direkt in den Blutkreislauf verabreicht, meist über einen Katheter, der in eine große Vene gelegt wird.

Die Rolle der Pflegekraft bei der Steuerung der parenteralen Ernährung ist ebenfalls zentral, obwohl sie sich eher auf die Überwachung der Geräte und die Beobachtung des Allgemeinzustands des Patienten konzentriert :

- **Überwachung des Katheters** : Die parenterale Ernährung erfordert die Verwendung eines zentralen Katheters (häufig ein zentraler Venenkatheter oder eine implantierbare Kammer). Die Pflegekraft muss sicherstellen, dass die Einstichstelle des Katheters sauber und trocken ist und keine Anzeichen einer Infektion aufweist. Der Hygiene in diesem Bereich muss besondere Aufmerksamkeit gewidmet werden, da eine Infektion des Katheters schwerwiegende Folgen haben kann, insbesondere eine Sepsis. Die tägliche Überwachung hilft, diese Komplikationen zu verhindern und Warnzeichen (Rötung, Schmerzen, Fieber) zu erkennen.

- **Überwachung der Infusionszufuhr**: Die Pflegekraft muss überprüfen, ob die Nährstoffe über die Infusionspumpe richtig verabreicht werden. Die Durchflussrate muss regelmäßig kontrolliert werden, um sicherzustellen, dass der Nährstoffbedarf des Patienten erfüllt wird. Wenn der Patient Anzeichen von Unwohlsein zeigt, wie Schwindel, beschleunigter Herzschlag oder übermäßige Müdigkeit, kann dies auf eine unausgewogene Zufuhr (zu schnell oder zu langsam) oder auf Stoffwechselkomplikationen im Zusammenhang mit der parenteralen Ernährung hinweisen, die ein schnelles Eingreifen erfordern.

- **Überwachung von Stoffwechselkomplikationen**: Die parenterale Ernährung birgt gewisse Risiken, insbesondere Elektrolytungleichgewichte oder Schwankungen des Blutzuckerspiegels. Die Pflegekraft muss in Zusammenarbeit mit dem medizinischen Team diese Parameter überwachen und auf das Auftreten von Symptomen wie Anzeichen einer Hyperglykämie (übermäßiger Durst, Müdigkeit) oder einer Hypoglykämie (Zittern, kalter Schweiß) achten. Eine frühzeitige Behandlung dieser Ungleichgewichte ist entscheidend, um ernsthafte Komplikationen zu vermeiden.

- **Hydratation und Patientenkomfort** : Obwohl die parenterale Ernährung alle wichtigen Nährstoffe liefert, kann sie bei manchen Patienten zu einem Durstgefühl führen. Die Pflegekraft sollte darauf achten, dass der Patient hydratisiert bleibt, und, wenn es erlaubt ist, kleine Mengen Wasser oder orale Hydratationslösungen anbieten. Außerdem sollte die Pflegekraft aufgrund der durch die Infusion erzwungenen Immobilität für den Komfort des Patienten sorgen, indem sie die Position des Patienten im Bett anpasst, den Arm, in dem der Katheter liegt, auf Schmerzen oder Verspannungen überprüft und Momente sanfter Mobilisierung fördert, um Komplikationen aufgrund längerer Bettlägerigkeit zu vermeiden.

Umfassende Ernährungsbetreuung: Anpassung und Personalisierung

Sowohl bei der enteralen als auch bei der parenteralen Ernährung muss die Ernährungsüberwachung streng und auf die spezifischen Bedürfnisse des Patienten abgestimmt sein. Jeder Patient reagiert anders auf diese Ernährungsmethoden, je nach seiner Erkrankung, seinem Allgemeinzustand und seinem Energiebedarf. Da die Pflegekraft in ständigem Kontakt mit dem Patienten steht, ist sie oft die erste, die Veränderungen des Zustands des Patienten beobachtet, sei es die Toleranz gegenüber der Nahrungszufuhr oder Anzeichen von Komplikationen.

Es ist wichtig, dass die Pflegekraft regelmäßig mit dem Pflegeteam kommuniziert, um das Ernährungsmanagement an die Entwicklung des Patienten anzupassen. Dazu gehört die Überwachung des Gewichts, die Beobachtung von Anzeichen einer Mangelernährung (wie Müdigkeit, Verlust von Muskelmasse oder das Auftreten von Ödemen) sowie die Wachsamkeit in Bezug auf die biologischen Parameter, die den Ernährungszustand widerspiegeln (Albumin, Elektrolyte usw.).

Darüber hinaus sollte die Pflegekraft den Patienten dazu ermutigen, seine Gefühle und Bedürfnisse zu äußern. Beispielsweise kann es sein, dass einige Patienten trotz künstlicher Ernährung ein Hungergefühl haben oder sich unwohl fühlen, während andere Schwierigkeiten haben, diese Form der Ernährung zu akzeptieren. Indem die Pflegekraft dem Patienten aktiv zuhört und diese Informationen an das Pflegeteam weitergibt, trägt sie zu einer individuellen und patientenzentrierten Pflege bei.

Psychologische Unterstützung und Begleitung des Patienten

Enterale und parenterale Ernährung kann einen großen psychologischen Einfluss auf Patienten haben, insbesondere wenn sie über einen längeren Zeitraum erfolgt. Diese Formen der Ernährung können als Verlust der Autonomie oder als Zeichen für die Schwere ihres Gesundheitszustands wahrgenommen werden. Die Pflegekraft spielt eine wesentliche Rolle bei der emotionalen Begleitung des Patienten, indem sie ein offenes Ohr für seine Sorgen hat und ihm erklärt, dass diese Methoden vorübergehend oder für seine Genesung notwendig sind.

Es ist auch wichtig, dem Patienten zu versichern, dass er alle Nährstoffe erhält, die er braucht, um gesund zu bleiben, auch wenn er nicht in der Lage ist, sich auf herkömmliche Weise zu ernähren. Die Pflegekraft sollte eine unterstützende und angenehme Umgebung schaffen und dafür sorgen, dass der Patient sich umsorgt und in seinen Bedürfnissen, sowohl körperlich als auch emotional, respektiert fühlt.

Kapitel 4

Die Teilnahme an gastroenterologischen Untersuchungen und Eingriffen

1 Der Pflegehelfer angesichts von Endoskopien des Verdauungstrakts

- Vorbereitung des Patienten vor einer Koloskopie, hohen Endoskopie

Die Vorbereitung des Patienten vor einer Koloskopie oder hohen Endoskopie ist ein entscheidender Schritt, der nicht nur den Erfolg der Untersuchung bestimmt, sondern auch den Komfort und die Sicherheit des Patienten während des gesamten Verfahrens. Diese endoskopischen Untersuchungen, die häufig in der Gastroenterologie durchgeführt werden, ermöglichen es, das Innere des Verdauungstrakts zu visualisieren, um Krankheiten wie Polypen, Geschwüre, Entzündungen oder Krebs zu diagnostizieren. Damit diese Untersuchungen jedoch optimal und ohne Risiken verlaufen, ist es unerlässlich, den Patienten sowohl physisch als auch psychologisch richtig vorzubereiten. Die Pflegekraft spielt in dieser Vorbereitungsphase eine grundlegende Rolle, indem sie die Anweisungen weitergibt, den Patienten überwacht und begleitet.

Körperliche Vorbereitung vor einer Koloskopie

Die Koloskopie ist eine endoskopische Untersuchung des Dickdarms, bei der die Dickdarmschleimhaut mithilfe eines Koloskops, das durch den Anus eingeführt wird, direkt sichtbar gemacht wird. Um eine klare Sicht zu gewährleisten und zu verhindern, dass Nahrungs- oder Fäkalienreste die Sicht behindern, muss der Dickdarm vollständig entleert sein. Aus diesem Grund ist die körperliche Vorbereitung des Patienten von entscheidender Bedeutung.

Der erste Schritt besteht darin, in den Tagen vor der Untersuchung eine **geeignete Diät** einzuhalten. In der Regel wird 48 Stunden vor dem Eingriff eine rückstandsfreie Diät empfohlen, um möglichst wenig Ballaststoffe zu sich zu nehmen, die im Dickdarm verbleiben könnten. Der Patient sollte Obst, Gemüse, Vollkorngetreide und Samen meiden und stattdessen Lebensmittel wie weißen Reis, Nudeln, mageres Fleisch und Milchprodukte zu sich nehmen. Die Pflegekraft spielt eine Schlüsselrolle, indem sie sicherstellt, dass der Patient diese Ernährungsrichtlinien versteht und sie korrekt befolgt, um eine optimale Zubereitung zu gewährleisten.

Am Tag vor der Untersuchung ist es üblich, den Patienten zum **Fasten** aufzufordern, d. h. er darf ab einer bestimmten Uhrzeit, meist nach dem Abendessen, keine feste Nahrung mehr zu sich nehmen. Er kann jedoch klare Flüssigkeiten wie Wasser, Brühe, Tee oder gefilterte Säfte trinken, um hydratisiert zu bleiben. Die Pflegekraft sollte überprüfen, ob sich der Patient an diese Anweisung hält, und ihn an die Bedeutung der Flüssigkeitszufuhr erinnern, insbesondere wenn Abführmittel zur Darmvorbereitung verschrieben werden.

Einer der wichtigsten Schritte ist nämlich die Verabreichung von **Abführmitteln** am Vorabend oder am Morgen der Koloskopie. Diese Abführmittel in Form einer Trinklösung sollen eine vollständige Entleerung des Dickdarms bewirken. Der Patient muss eine große Menge dieser Lösung in mehreren Gaben trinken. Die Pflegekraft ist häufig anwesend, um diese Phase zu überwachen. Sie stellt sicher, dass der Patient die erforderliche Menge trinkt, und überwacht die Wirkung des Abführmittels. Es ist wichtig, den Patienten, dem die durch die Behandlung verursachten häufigen und starken Durchfälle unangenehm sein können, zu beruhigen und ihn daran zu erinnern, dass diese Symptome normal und für eine erfolgreiche Untersuchung notwendig sind.

Es ist auch entscheidend, auf Anzeichen von **Dehydrierung** zu achten, da durch Abführmittel induzierte Durchfälle zu einem erheblichen Verlust an Flüssigkeit und Elektrolyten führen können. Die Pflegekraft sollte den Patienten dazu ermutigen, regelmäßig Wasser zu trinken, während sie gleichzeitig die diätetischen Einschränkungen beachtet. Bei Anzeichen von Schwäche, Schwindel oder Müdigkeit sollte das medizinische Team alarmiert werden.

Körperliche Vorbereitung vor einer hohen Endoskopie

Die obere Endoskopie, auch Gastroskopie genannt, ist eine Untersuchung des oberen Verdauungstrakts, zu dem die Speiseröhre, der Magen und der Zwölffingerdarm gehören. Bei dieser Untersuchung beruht die körperliche Vorbereitung hauptsächlich auf dem Fasten, um zu verhindern, dass Nahrung oder Flüssigkeiten im Magen die Sicht behindern oder während des Verfahrens aspiriert werden können.

Im Allgemeinen wird dem Patienten empfohlen, mindestens 6 bis 8 Stunden vor der Untersuchung **nichts zu essen oder zu trinken**. Die Pflegekraft sollte darauf achten, dass diese Anweisung eingehalten wird, und den Patienten über die Gründe für diese Einschränkung informieren, insbesondere um das Risiko zu vermeiden, dass Mageninhalt in die Lunge gelangt - eine schwere Komplikation, die jedoch vermeidbar ist, wenn die Vorsichtsmaßnahmen eingehalten werden.

Wenn der Patient Medikamente einnimmt, sollte die Pflegekraft in Zusammenarbeit mit dem medizinischen Team prüfen, welche Medikamente vor der Untersuchung eingenommen werden können und welche vorübergehend abgesetzt werden müssen. Einige Medikamente, wie Blutverdünner oder Behandlungen gegen Bluthochdruck, erfordern möglicherweise eine spezielle Anpassung an das Blutungs- oder Anästhesierisiko.

Psychologische Begleitung und Information des Patienten

Die psychologische Betreuung des Patienten vor einer Koloskopie oder hohen Endoskopie ist ebenso wichtig wie die körperliche Vorbereitung. Diese Untersuchungen können Angst erzeugen, insbesondere wenn sie als invasiv oder unbequem empfunden werden. Viele Patienten fürchten sich vor körperlichen Beschwerden, möglichen Schmerzen oder dem Kontrollverlust durch die Sedierung. Daher ist es wichtig, dass sich die Pflegekraft die Zeit nimmt, den Patienten zu informieren, seine Fragen zu beantworten und ihn über den Ablauf der Untersuchung zu beruhigen.

Ein entscheidender Aspekt der Begleitung besteht darin, **die Untersuchung zu entmystifizieren**, indem jeder Schritt des Verfahrens erklärt wird. Beispielsweise kann die Pflegekraft den Ablauf einer Koloskopie oder Gastroskopie auf einfache und beruhigende Weise beschreiben: "Sie werden bequem liegen und leicht sediert sein. Sie werden während der Untersuchung nichts spüren und nach der Prozedur ruhig aufwachen". Diese Erklärungen helfen dem Patienten, sich mental vorzubereiten und seine Ängste zu reduzieren.

Es ist auch wichtig, **eine Atmosphäre** des **Vertrauens zu schaffen**, indem man ein offenes Ohr für die Ängste des Patienten hat. Der Pflegende sollte den Patienten ermutigen, seine Bedenken zu äußern und alle notwendigen Fragen zu stellen. Wenn der Patient Angst vor der Sedierung oder Anästhesie hat, kann die Pflegekraft ihm erklären, dass das Ärzteteam seine Vitalparameter ständig überwacht, um seine Sicherheit während des gesamten Eingriffs zu gewährleisten.

In manchen Fällen kann bei besonders ängstlichen Patienten eine **anxiolytische Prämedikation** angeboten werden. Die Pflegekraft kann in Verbindung mit dem medizinischen Team diese Medikamente verabreichen und ihre Wirkung auf den Patienten überwachen.

Materielle und organisatorische Vorbereitung

Neben der Vorbereitung des Patienten ist der Krankenpflegehelfer auch für die **materielle Vorbereitung** auf die Untersuchung verantwortlich. Er muss sicherstellen, dass die für das Verfahren erforderlichen Materialien bereitstehen, dass der Untersuchungsraum gut ausgestattet ist und dass der Patient bequem und sicher sitzt.

Die Pflegekraft muss den Patienten vorbereiten, indem sie ihn auffordert, **geeignete Kleidung**, in der Regel einen Krankenhauskittel, zu tragen und alle Gegenstände, die die Untersuchung behindern könnten, wie Zahnprothesen, Schmuck oder Kontaktlinsen, abzulegen. Diese Gesten sind zwar einfach, tragen aber zum reibungslosen Ablauf der Untersuchung und zur Sicherheit des Patienten bei.

- Unterstützung während der Untersuchung: Einrichten des Patienten und Umgang mit Ängsten

Die Assistenz während einer gastroenterologischen Untersuchung, wie einer Koloskopie oder einer hohen Endoskopie, ist ein heikler Moment, in dem die Pflegekraft eine Schlüsselrolle spielt. Sein Einsatz beschränkt sich nicht auf die physische Unterbringung des Patienten, sondern umfasst auch den Umgang mit seiner Angst, die vor und während der Untersuchung erheblich sein kann. Eine umfassende und aufmerksame Betreuung gewährleistet nicht nur einen reibungslosen Ablauf des Verfahrens, sondern beruhigt den Patienten und sorgt dafür, dass er sich sowohl physisch als auch psychisch in der bestmöglichen Verfassung befindet.

Patientenaufstellung: Komfort und Sicherheit an erster Stelle

Die Positionierung des Patienten vor der Untersuchung ist ein entscheidender Schritt für seine Bequemlichkeit und den Erfolg des Verfahrens. Die Pflegekraft muss sicherstellen, dass der Patient für die Untersuchung richtig platziert ist, und dabei auf seine Sicherheit und sein Wohlbefinden achten. Jeder Handgriff muss sorgfältig und behutsam ausgeführt werden, um das körperliche Unbehagen zu verringern und die Angst des Patienten zu minimieren.

Für eine **Koloskopie** wird der Patient in der Regel in die linke Seitenlage gebracht, wobei die Knie leicht zur Brust gebeugt sind. Diese Position ermöglicht ein besseres Einführen des Koloskops und erleichtert es dem Gerät, in den Dickdarm vorzudringen. Die

Pflegekraft stellt sicher, dass der Patient richtig positioniert und mit Kissen oder Stützen gut abgestützt ist, um Muskelverspannungen oder Beschwerden während der Untersuchung zu vermeiden. Außerdem ist es wichtig, eine gewisse Diskretion zu wahren, um die Intimsphäre des Patienten zu schützen, insbesondere beim Umgang mit der Kleidung und der Freilegung intimer Bereiche.

Bei einer **hohen Endoskopie** (Gastroskopie) liegt der Patient auf dem Rücken oder auf der Seite und der Kopf ist gedreht, um das Einführen des Endoskops in den Mund zu erleichtern. Die Pflegekraft überprüft, ob der Patient richtig liegt, gut auf dem Untersuchungstisch positioniert ist und ein Kissen unter dem Kopf hat, um einen optimalen Komfort zu gewährleisten. Er kann auch ein Mundstück aus Kunststoff (einen sogenannten "Mundschutz") anbringen, um die Zähne zu schützen und zu verhindern, dass der Patient während der Untersuchung auf das Endoskop beißt.

Die Sicherheit des Patienten ist bei diesen Untersuchungen von größter Bedeutung. Bevor die Untersuchung beginnt, muss die Pflegekraft überprüfen, ob alle Überwachungsgeräte korrekt installiert sind, insbesondere die Überwachung der Vitalfunktionen (Blutdruck, Herzfrequenz, Sauerstoffsättigung). Dies ist besonders wichtig, wenn der Patient **sediert** oder leicht anästhesiert ist, da er möglicherweise nicht in der Lage ist, seine Empfindungen effektiv mitzuteilen. Die Pflegekraft sollte auch darauf achten, dass der Patient alle potenziell störenden Gegenstände wie Brillen, Schmuck oder Zahnprothesen entfernt hat, um Risiken während des Eingriffs zu vermeiden.

Umgang mit Angst: Psychologische Unterstützung ist wichtig

Angst ist ein häufiger und natürlicher Aspekt vor einer gastroenterologischen Untersuchung, insbesondere bei Patienten, die sich noch nie einer Koloskopie oder hohen Endoskopie unterzogen haben, oder bei Patienten, die ungünstige Ergebnisse befürchten. Die Pflegekraft spielt eine Schlüsselrolle bei der Bewältigung dieser Angst, indem sie individuelle psychologische Unterstützung bietet und dafür sorgt, dass sich der Patient sicher und verstanden fühlt.

Die Schaffung einer Atmosphäre des Vertrauens, sobald der Patient im Untersuchungsraum ankommt, ist von entscheidender Bedeutung. Ein Lächeln, ein beruhigender Blickkontakt und eine ruhige, beruhigende Stimme können dazu beitragen, den Stresspegel des Patienten zu senken. Die Pflegekraft sollte eine wohlwollende und einfühlsame Haltung einnehmen und sich vor der Untersuchung Zeit nehmen, um auf Fragen oder Bedenken des Patienten einzugehen. Eine gute Kommunikation ist von entscheidender Bedeutung: Wenn Sie auf einfache und beruhigende Weise erklären, wie die Untersuchung ablaufen wird, welche Empfindungen der Patient haben könnte und wie lange das Verfahren ungefähr dauern wird, können einige Unsicherheiten, die oft zu Ängsten führen, beseitigt werden.

Auch in dieser Phase ist **aktives Zuhören** von entscheidender Bedeutung. Manche Patienten äußern ihre Angst vor körperlichem Unbehagen, Schmerzen oder Kontrollverlust aufgrund der Sedierung. Die Pflegekraft sollte den Patienten ermutigen, diese Bedenken zu verbalisieren, und ihn daran erinnern, dass das medizinische Team während der gesamten Untersuchung für sein Wohlbefinden sorgt. Die Erklärung, dass Maßnahmen zur Schmerzlinderung ergriffen werden, wie die Verabreichung von Schmerzmitteln oder Sedativa, kann dazu beitragen, die Angst zu lindern. Es ist auch wichtig, daran zu erinnern, dass das Team auch unter Sedierung den Zustand des Patienten ständig überwacht, um sicherzustellen, dass er sich sicher und wohl fühlt.

In manchen Fällen, wenn der Patient **stark ängstlich** ist, können vor der Untersuchung vom Arzt **angstlösende Medikamente** verschrieben werden, um die Entspannung zu fördern. Die Pflegekraft ist für die Verabreichung dieser Medikamente und die Überwachung ihrer Wirkung auf den Patienten verantwortlich. Es ist entscheidend, die Entwicklung der Angstzustände im Auge zu behalten und vor der Untersuchung zu überprüfen, ob der Patient beginnt, sich zu entspannen.

Schließlich kann **Ablenkung** ein nützliches Mittel sein, um mit der Angst vor einer Untersuchung umzugehen. In einigen Abteilungen können Entspannungstechniken wie das Hören sanfter Musik oder geführte Atemübungen eingesetzt werden, um dem Patienten zu helfen, sich vor dem Beginn des Verfahrens zu beruhigen. Die Pflegekraft kann den Patienten dazu ermutigen, tiefe Atemzüge zu üben, um Anspannung und Nervosität abzubauen und so einen allgemeinen Entspannungszustand zu fördern.

Anwesenheit und Unterstützung während der Prüfung

Während der Untersuchung ist zwar der Arzt für die Handhabung des Endoskops zuständig, aber der Pfleger bleibt in der Nähe des Patienten, um dessen Komfort und Sicherheit zu gewährleisten. Häufig ist es seine Aufgabe, den reibungslosen Ablauf des Verfahrens zu überwachen, indem er darauf achtet, dass der Patient keine übermäßigen Beschwerden hat und dass die Vitalfunktionen stabil bleiben.

Wenn der Patient sediert ist, sollte die Pflegekraft den Bewusstseinszustand des Patienten überwachen und sicherstellen, dass er richtig auf die Stimulationen reagiert. Es ist wichtig, darauf zu achten, dass die Atmung regelmäßig ist und dass der Patient keine Anzeichen von Atemnot aufweist. Wenn der Patient nicht vollständig sediert ist, kann die Pflegekraft während der gesamten Untersuchung leise mit ihm sprechen, ihm den Ablauf des Verfahrens erklären und ihm versichern, dass alles reibungslos verläuft.

Die Pflegekraft sollte auch darauf achten, ob der Patient die Untersuchung **verträgt**. Beispielsweise können einige Patienten während einer Koloskopie leichte Bauchkrämpfe oder Druckgefühle verspüren, während es anderen unangenehm sein kann, wenn das Endoskop bei einer Gastroskopie durch den Hals geführt wird. In diesen Situationen sollte die Pflegekraft dem Arzt alle größeren Beschwerden melden und dafür sorgen, dass der Patient es so bequem wie möglich hat.

- Überwachung nach der Untersuchung und Behandlung möglicher Komplikationen

Die Überwachung nach der Untersuchung und die Behandlung möglicher Komplikationen nach einer Koloskopie oder hohen Endoskopie sind entscheidende Schritte, um die Sicherheit und das Wohlbefinden des Patienten zu gewährleisten. Nach Abschluss der Untersuchung beschränkt sich die Rolle der Pflegekraft nicht auf das bloße Beobachten; sie umfasst auch die proaktive Steuerung der unmittelbaren Folgen des Verfahrens, die Vermeidung von Komplikationen und die Kommunikation mit dem medizinischen Team bei einer Verschlechterung des Zustands des Patienten. Besondere Aufmerksamkeit sollte der Erholung nach der Sedierung, den klinischen Anzeichen, die auf mögliche Komplikationen hinweisen, sowie dem physischen und psychischen Wohlbefinden des Patienten gewidmet werden.

Unmittelbare Überwachung nach einer Koloskopie oder hohen Endoskopie: Erholung und Sicherheit

Der erste Schritt nach einer Koloskopie oder hohen Endoskopie besteht darin, den Patienten in der unmittelbaren Erholungsphase genau zu überwachen, insbesondere wenn eine Sedierung oder eine leichte Anästhesie verwendet wurde. Nach diesen Untersuchungen ist der Patient häufig schläfrig oder verwirrt, was auf die Restwirkung der anästhetischen oder angstlösenden Medikamente zurückzuführen ist.

Die Pflegekraft sollte darauf achten, dass der Patient in einer ruhigen und sicheren Umgebung allmählich aufwacht. Die **Überwachung der Vitalfunktionen** ist wichtig, um Abweichungen vom Normalzustand zu erkennen, insbesondere durch die Überprüfung der Atemfrequenz, des Herzrhythmus, der

Sauerstoffsättigung und des Blutdrucks. Anhand dieser Parameter wird sichergestellt, dass sich der Patient von den Auswirkungen der Sedierung erholt und keine Anzeichen von Atem- oder Herz-Kreislauf-Notstand vorliegen.

Es ist auch wichtig zu überprüfen, ob der Patient schnell wieder ein **klares Bewusstsein** erlangt und in der Lage ist, auf einfache Reize zu reagieren. Die Pflegekraft sollte einfache Fragen stellen, z. B. "Wie fühlen Sie sich?" oder "Wissen Sie, wo Sie sind?", um zu überprüfen, ob der Patient allmählich wieder Kontakt zur Realität aufnimmt. Wenn der Patient über längere Zeit verwirrt oder übermäßig schläfrig ist, muss die Überwachung unbedingt verlängert und diese Verzögerung der Erholung dem medizinischen Team gemeldet werden.

Auch eine **posturale** Überwachung ist erforderlich. Der Patient sollte in eine bequeme Position gebracht werden, häufig in eine halbsitzende oder liegende Position, um die Atmung zu erleichtern und Stürze oder Unfälle aufgrund von Desorientierung nach der Sedierung zu vermeiden. Besondere Aufmerksamkeit sollte älteren oder gebrechlichen Patienten gewidmet werden, die sich möglicherweise langsamer erholen.

Überwachung von Komplikationen: Anzeichen, die Sie nicht übersehen sollten

Obwohl Koloskopien und hohe Endoskopien relativ sichere Verfahren sind, **können** einige **Komplikationen** auftreten, und ihre frühzeitige Erkennung ist wichtig, um schwerwiegende Folgen zu vermeiden. Die Pflegekraft muss während der gesamten Überwachungsphase nach der Untersuchung wachsam sein und auf bestimmte Anzeichen achten, die auf eine Komplikation hindeuten können.

1. **Blutungen im Verdauungstrakt**: Nach einer Koloskopie oder einer oberen Endoskopie besteht die Gefahr von Blutungen, insbesondere wenn Biopsien durchgeführt oder Polypen entfernt wurden. Die Pflegekraft sollte die Farbe

und Häufigkeit des Stuhls oder des Erbrechens des Patienten genau beobachten. **Schwarzer, teerartiger Stuhl** (Melena) kann auf eine Blutung im oberen Verdauungstrakt hinweisen, während **hellrotes Blut** im Stuhl oder Erbrochenen auf eine aktive Blutung in den unteren Teilen des Verdauungstraktes hinweisen kann. Außerdem muss unbedingt überprüft werden, ob der Patient **Anzeichen einer** akuten **Anämie** aufweist, wie z. B. ausgeprägte Blässe, Schwindel, beschleunigter Herzschlag (Tachykardie) oder niedriger Blutdruck.

2. **Darmperforation**: Die Perforation des Dickdarms ist eine seltene, aber schwerwiegende Komplikation nach einer Koloskopie. Sie äußert sich häufig durch akute Bauchschmerzen, einen harten und empfindlichen Bauch beim Abtasten, manchmal begleitet von Fieber oder Übelkeit. Die Pflegekraft sollte auf Beschwerden über anhaltende oder zunehmende Bauchschmerzen nach der Untersuchung achten, insbesondere wenn diese Schmerzen mit Anzeichen einer allgemeinen Verschlechterung einhergehen, wie schnelle Atmung oder allgemeines Unwohlsein. Bei Verdacht auf eine Perforation ist es unbedingt erforderlich, das medizinische Team sofort zu alarmieren, damit ein schnelles Eingreifen in Betracht gezogen werden kann.

3. Atemwegskomplikationen: Nach einer hohen Endoskopie können Patienten manchmal Atemnot bekommen, weil die oberen Atemwege gereizt werden oder weil während der Untersuchung versehentlich Magenflüssigkeit aspiriert wird. Es ist entscheidend, auf **Anzeichen von Atemnot zu** achten, wie schnelle Atmung, Atembeschwerden oder eine Abnahme der Sauerstoffsättigung. Wenn solche Anzeichen auftreten, sollte der Patient sofort unter verstärkte Überwachung gestellt werden, und es kann eine medizinische Intervention erforderlich sein.

4. **Harnverhalt**: Nach einer Sedierung oder Anästhesie kann es bei einigen Patienten zu Schwierigkeiten beim Wasserlassen kommen. Diese Harnverhaltung tritt häufiger bei älteren Menschen oder solchen mit Prostataerkrankungen auf. Die Pflegekraft sollte überprüfen, ob es dem Patienten gelingt, innerhalb von Stunden nach der Untersuchung zu urinieren. Wenn Schwierigkeiten oder Beschwerden auftreten, ist es wichtig, dies dem medizinischen Team zu melden, damit es beurteilen kann, ob eine Behandlung erforderlich ist.

Sich um den Komfort kümmern und den Patienten rückversichern

Wenn die akute Überwachungsphase vorbei ist, ist es wichtig, auf das **allgemeine** Wohlbefinden **des Patienten** zu achten und ihm zu helfen, sein Wohlbefinden allmählich wiederzuerlangen. Die Pflegekraft sollte darauf achten, dass der Patient keine untersuchungsbedingten Nebenwirkungen mehr hat, wie z. B. leichte Bauchschmerzen oder Blähungen, die häufige Nebenwirkungen nach einer Koloskopie sind. Diese Symptome können durch einfache Maßnahmen gelindert werden, z. B. durch Hilfe bei der Mobilisierung, um die im Darm verbliebenen Gase zu entfernen, oder durch das Anbieten kleiner Schlucke Wasser oder lauwarmer Getränke, sobald der Patient wach ist.

Auf psychologischer Ebene ist es von entscheidender Bedeutung, **dem Patienten erneut zu versichern**, dass die Untersuchung gut verläuft und dass es keine größeren Zwischenfälle gibt. Viele Patienten, die noch unter dem Einfluss der Sedierung stehen, sind möglicherweise verwirrt oder machen sich Sorgen über die Ergebnisse der Untersuchung. Der Pfleger kann sie darüber informieren, dass die Ergebnisse zu einem späteren Zeitpunkt mit dem Arzt besprochen werden, und ihnen gleichzeitig erklären, dass das Verfahren gut verlaufen ist. Eine sanfte und beruhigende verbale Begleitung hilft, Ängste abzubauen und einen ruhigen Übergang in die Phase nach der Untersuchung zu fördern.

Betreuung der Ausreise und Anweisungen nach der Prüfung

Wenn die Überwachung abgeschlossen ist und überprüft wurde, dass der Patient stabil ist, folgt die Phase der Vorbereitung auf die Entlassung oder die Wiedereingliederung in eine Pflegeeinheit. Wenn der Patient ambulant behandelt wird, sollte der Pfleger dafür sorgen, dass er auf dem Weg nach Hause **von einem Angehörigen begleitet** wird, da die Sedierung die Fähigkeit, Auto zu fahren oder klare Entscheidungen zu treffen, für mehrere Stunden nach der Untersuchung beeinträchtigen kann.

Die Pflegekraft spielt auch eine Schlüsselrolle bei der **Vermittlung von Anweisungen nach der Untersuchung**. Er sollte den Patienten (und ggf. seine Begleitperson) über die Anzeichen informieren, auf die er nach der Untersuchung achten sollte, wie z. B. ungewöhnliche Bauchschmerzen, starke Blutungen oder Fieber. Der Patient sollte ermutigt werden, sich beim Auftreten dieser Symptome an das Betreuungsteam zu wenden oder einen Notarzt aufzusuchen. Außerdem sollte die Pflegekraft an die Empfehlungen zur Ernährung nach der Untersuchung (allmähliche Wiederaufnahme leichter Speisen und Flüssigkeiten) und zur Einschränkung der Aktivitäten (Ruhe und kein Autofahren) in den Stunden nach der Untersuchung erinnern.

2 Teilnahme an spezifischen therapeutischen Handlungen

* Unterstützung beim Legen einer nasogastrischen Sonde, Gallendrainage

Die Unterstützung beim Legen einer nasogastrischen Sonde und einer Gallendrainage ist ein entscheidender Schritt in der Behandlung von Patienten in der Gastroenterologie. Diese Verfahren sind zwar üblich, erfordern jedoch eine sorgfältige Vorgehensweise, um die Sicherheit und den Komfort des Patienten zu gewährleisten und gleichzeitig die Komplikationen zu minimieren. Der Pfleger spielt eine Schlüsselrolle, indem er nicht nur den Arzt oder die Krankenschwester, die das Verfahren durchführen, unterstützt, sondern auch während des gesamten Eingriffs für das Wohlbefinden des Patienten sorgt. Seine Unterstützung beschränkt sich nicht nur auf die technischen Aspekte, sondern umfasst auch die Bewältigung von Angstzuständen und die Überwachung nach dem Eingriff.

Unterstützung beim Legen einer nasogastrischen Sonde: ein methodischer und menschlicher Ansatz

Die nasogastrale Sonde (NGS) ist ein Gerät, das zur Ableitung von Mageninhalt, zur Verabreichung von Nährstoffen oder Medikamenten oder zur Dekompression des Magens verwendet wird. Sie wird durch die Nase eingeführt und dann durch die Speiseröhre bis in den Magen hinuntergeführt. Dieses Verfahren ist zwar relativ einfach, kann aber für den Patienten unangenehm und angstauslösend sein, weshalb die aufmerksame Begleitung durch die Pflegekraft von entscheidender Bedeutung ist.

Vorbereitung des Patienten: Ängste abbauen und Kooperation fördern

Vor dem Einführen der Sonde sollte die Pflegekraft sicherstellen, dass der Patient über den Ablauf des Verfahrens informiert ist. Die Unannehmlichkeiten, die mit dem Einführen einer NGS verbunden sind, können Angst erzeugen, insbesondere bei Patienten, die noch nie ein solches Gerät hatten. Daher ist es entscheidend, sich die Zeit zu nehmen, um dem Patienten den Nutzen der Sonde, die Dauer des Verfahrens und die möglichen Empfindungen zu erklären. Beispielsweise kann der Patient vorübergehend Beschwerden im Nasen- und Rachenraum verspüren, aber es ist wichtig, ihn zu beruhigen und ihm zu erklären, dass diese Beschwerden nur von kurzer Dauer sind.

Die Pflegekraft kann Atemtechniken anbieten, die dem Patienten helfen, sich zu entspannen und das unangenehme Gefühl beim Einführen der Sonde zu verringern. Eine tiefe, gleichmäßige

Atmung beruhigt den Würgereflex und hilft, das Verfahren besser zu überstehen. Außerdem sollte unbedingt darauf geachtet werden, dass der Patient in einer sitzenden Position mit leicht nach vorne geneigtem Oberkörper sitzt, um das Einführen der Sonde zu erleichtern.

Technische Unterstützung während des Verfahrens

Beim Legen der Sonde unterstützt die Pflegekraft den Arzt oder die Krankenschwester, indem sie das erforderliche Material bereitstellt (Gleitgel, Luftspritze zur Überprüfung der Lage der Sonde, Handschuhe, sterile Kompressen) und den Patienten überwacht. Es ist entscheidend, dass das Material steril und einsatzbereit ist, um Unterbrechungen während des Verfahrens zu vermeiden.

Die Pflegekraft kann auch dabei helfen, **den Kopf des Patienten** zu **stabilisieren**, um ruckartige Bewegungen zu vermeiden, die das Einführen der Sonde behindern könnten. Während des Einführens der Sonde kann der Patient einen Würgereflex verspüren, insbesondere wenn die Sonde durch den hinteren Teil des Rachens geführt wird. Daher ist es wichtig, dass die Pflegekraft den Patienten weiterhin ermutigt, sich zu entspannen und tief einzuatmen, damit die Sonde leichter durch die Speiseröhre geführt werden kann.

Nachdem die Sonde in den Magen eingeführt wurde, muss überprüft werden, ob sie richtig liegt. Die Pflegekraft kann bei diesem Schritt helfen, indem sie eine Luftspritze und ein Stethoskop vorbereitet, um zu überprüfen, ob die Sonde richtig im Magen liegt (normalerweise, indem sie etwas Luft in die Sonde injiziert und auf die Geräusche im Magen achtet). Manchmal kann auch ein Röntgenbild angefertigt werden, um die Lage der Sonde zu bestätigen.

Haltung und Fixierung der Sonde

Sobald die Sonde richtig positioniert ist, ist es wichtig, **die Sonde** sicher zu befestigen, damit sie nicht verrutscht oder sich löst. Die Pflegekraft stellt sicher, dass die Klebebefestigung vorsichtig auf der Nase des Patienten angebracht wird, ohne die Atmung zu behindern oder Reizungen zu verursachen. Die Pflegekraft sollte auch darauf achten, dass die Sonde keine übermäßige Reibung oder Unbehagen in den Nasenlöchern verursacht.

Assistenz bei der Gallendrainage: ein invasiveres und sensibleres Verfahren

Die Gallendrainage, ob intern (endoskopische Drainage) oder extern (Kehr-Drainage, T-Rohr-Drainage), ist ein Verfahren zur Ableitung der Galle, wenn der Gallenfluss blockiert ist. Es wird häufig bei Patienten mit Cholezystitis, Gallensteinen oder obstruktiven Tumoren angewendet. Dieses Verfahren ist invasiver als die Anlage eines SNG und erfordert möglicherweise eine örtliche Betäubung oder Vollnarkose. Die Rolle der Pflegekraft besteht darin, den Patienten während der Vorbereitung zu begleiten und eine strenge Überwachung nach dem Eingriff zu gewährleisten.

Vorbereitung des Patienten auf eine Gallendrainage

Vor dem Verfahren ist es von entscheidender Bedeutung, **den Patienten psychologisch vorzubereiten**. Die Gallendrainage kann Angst auslösen, da sie oft als invasiver Eingriff wahrgenommen wird. Die Pflegekraft sollte mit einfachen und angemessenen Worten den Ablauf des Verfahrens erklären und dem Patienten versichern, dass er keine Schmerzen empfinden wird, insbesondere wenn eine Anästhesie verabreicht wird. Es ist wichtig, alle seine Fragen zu beantworten und ihm empathische Unterstützung anzubieten, um seinen Stress zu verringern.

Der Patient sollte in eine liegende Position gebracht werden, und die Pflegekraft überprüft vor Beginn des Verfahrens, ob der Patient bequem liegt. Wie bei der nasogastrischen Sonde muss unbedingt sichergestellt werden, dass alle Materialien steril und einsatzbereit sind.

Unterstützung während des Verfahrens

Die Pflegekraft ist zwar nicht direkt am Einführen der Gallengangsdrainage beteiligt, bleibt aber eine **technische Unterstützung** für den Arzt, indem sie bei der Vorbereitung des Materials hilft, für Hygiene und Sterilität in der Umgebung sorgt und die Vitalparameter des Patienten während des Eingriffs überwacht.

Bei einer **externen Gallendrainage** kann die Pflegekraft dabei helfen, den Operationsbereich sauber zu halten, indem sie die abgeleitete Gallenflüssigkeit in einen sterilen Auffangbehälter entsorgt und gleichzeitig auf die korrekte Befestigung des Drainageschlauchs an der Haut achtet. Die Überwachung von Volumen und Farbe der abgeleiteten Gallenflüssigkeit gehört ebenfalls zu den wichtigen Aufgaben nach dem Einlegen der Drainage. Anhand dieser Faktoren lässt sich überprüfen, ob die Drainage ordnungsgemäß funktioniert, und möglichen Komplikationen wie einer Verstopfung der Drainage oder einer Infektion vorbeugen.

Überwachung nach der Prozedur

Nach der Anlage einer Gallendrainage ist die Überwachung besonders wichtig, um **mögliche Komplikationen** wie Blutungen, Infektionen oder Gallenlecks **frühzeitig** zu **erkennen**. Die Pflegekraft muss die Menge der abgeleiteten Galle und das Aussehen der Drainagestelle sorgfältig überwachen. Ein zu starker Abfluss, bluthaltige Galle oder Anzeichen einer Infektion (Rötung, Schwellung, Schmerzen) müssen sofort dem medizinischen Team gemeldet werden.

Es ist auch notwendig, die Vitalparameter des Patienten nach dem Eingriff zu überwachen, insbesondere wenn eine Anästhesie verwendet wurde. Die Pflegekraft überprüft, ob sich der Patient gut erholt, keine Anzeichen von Atemnot oder starke Schmerzen hat und sich problemlos bewegen kann.

Auch der **Komfort des Patienten** nach dem Eingriff ist eine Priorität. Die Pflegekraft sollte darauf achten, dass der Patient bequem sitzt, dass die Drainage gut befestigt ist und dass die Position des Patienten den Gallenfluss nicht behindert.

Psychologische Begleitung und Betreuung

Ob beim Legen einer nasogastrischen Sonde oder einer Gallendrainage - der psychologische Aspekt darf nicht vernachlässigt werden. Die Pflegekraft muss dem Patienten zuhören, seine Fragen beantworten und ihn während des gesamten Vorgangs beruhigen. Einige Patienten können durch die Anwesenheit dieser Geräte verunsichert sein und einen Verlust ihrer Selbstständigkeit oder Unbehagen empfinden. Es ist daher wichtig, sie zu ermutigen, ihre Gefühle auszudrücken und ihnen die nächsten Schritte ihrer Behandlung zu erklären.

- Die Pflege nach einem chirurgischen Eingriff im Verdauungstrakt (Kolostomie, Darmresektion)

Die Pflege nach einem chirurgischen Eingriff im Verdauungstrakt, sei es eine Kolostomie oder eine Darmresektion, ist entscheidend, um eine gute Erholung des Patienten zu gewährleisten und postoperativen Komplikationen vorzubeugen. Diese Eingriffe, die häufig im Zusammenhang mit Krankheiten wie Darmkrebs, Morbus Crohn oder Darmverschluss durchgeführt werden, verändern nicht nur die Verdauungsfunktion des Patienten, sondern auch sein tägliches Leben. Die Pflegekraft spielt in dieser Zeit der Rekonvaleszenz eine wesentliche Rolle, indem sie sich um die physische, psychologische und pädagogische Betreuung des Patienten kümmert. Die postoperative Pflege sollte die Überwachung der klinischen Zeichen, die Verwaltung von

Hilfsmitteln wie Stomata und eine aufmerksame Begleitung umfassen, um dem Patienten zu helfen, sich an seinen neuen Zustand anzupassen.

Unmittelbare postoperative Überwachung: Sicherheit und Schmerzmanagement

Die ersten Tage nach einem chirurgischen Eingriff im Verdauungstrakt sind entscheidend, da der Patient anfällig für verschiedene Komplikationen wie Infektionen, Blutungen oder Verdauungsstörungen ist. Die Pflegekraft muss in dieser kritischen Phase in Zusammenarbeit mit dem medizinischen Team besonders wachsam sein.

Die **Überwachung der Vitalparameter** ist eine Priorität. Es ist unerlässlich, regelmäßig den Blutdruck, die Herzfrequenz, die Temperatur und die Sauerstoffsättigung zu überprüfen, um Anomalien zu erkennen, die auf eine Komplikation hindeuten könnten, wie z. B. eine postoperative Infektion (Fieber, Tachykardie) oder innere Blutungen. Die Pflegekraft sollte auch den Allgemeinzustand des Patienten überwachen und sicherstellen, dass er sich allmählich erholt und keine Anzeichen einer Verschlechterung aufweist.

Die **Schmerzbehandlung** ist ein weiterer zentraler Aspekt der unmittelbaren Pflege. Nach einem chirurgischen Eingriff im Verdauungstrakt können starke Schmerzen auftreten, vor allem im Bereich des Einschnitts. Die Pflegekraft muss dafür sorgen, dass die verschriebenen Schmerzmittel in regelmäßigen Abständen verabreicht werden, und dabei ihre Wirksamkeit und mögliche Nebenwirkungen wie übermäßige Schläfrigkeit oder Übelkeit überwachen. Gut kontrollierte Schmerzen fördern eine schnellere Genesung, da sie dem Patienten ermöglichen, sich früher zu mobilisieren und Körperhaltungen einzunehmen, die der Wundheilung förderlich sind.

Parallel dazu ist die **Überwachung des chirurgischen Einschnitts** von entscheidender Bedeutung. Die Pflegekraft muss überprüfen, ob die Wunde sauber bleibt, ohne übermäßige Rötung oder abnormalen Ausfluss, die Anzeichen einer Infektion sein könnten. Die Wundpflege, einschließlich des regelmäßigen Wechsels der Verbände und der Aufrechterhaltung der Hygiene rund um den operierten Bereich, gehört zu den täglichen Aufgaben.

Gerätemanagement: Stomapflege

Nach einer Kolostomie, bei der eine Öffnung im Bauchraum geschaffen wird, damit der Stuhl durch einen Sammelbeutel entleert werden kann, steht die Pflege des Stomas an erster Stelle. Das Stoma verändert den Alltag des Patienten tiefgreifend, sowohl in physischer als auch in psychologischer Hinsicht. Die Pflegekraft spielt eine zentrale Rolle bei der Begleitung des Patienten, indem sie auf die richtige Handhabung des Stomas achtet und ihm hilft, sich an diese neue Funktionsweise anzupassen.

Die **Pflege des Stomas** beginnt mit einer strengen Überwachung des Aussehens des Stomas selbst. Dieses sollte eine rosa bis hellrote Farbe haben, was ein Zeichen für eine gute Durchblutung ist. Farbveränderungen wie blaue, schwarze oder weiße Bereiche können auf ein Problem mit der Blutversorgung hinweisen und sollten dem medizinischen Team sofort mitgeteilt werden. Die Pflegekraft sollte auch auf Anzeichen einer Infektion oder Irritation um das Stoma (die peristomale Haut) achten, wie z. B. Rötungen, Schmerzen oder abnormalen Ausfluss.

Das **Wechseln des Kolostomiebeutels** ist ein heikler, aber wesentlicher Schritt. Die Pflegekraft muss dafür sorgen, dass der Beutel dicht ist, um ein Auslaufen zu verhindern und die Hygiene des Patienten zu wahren. Sie muss den Bereich um das Stoma mit geeigneten Produkten sanft reinigen, Hautschutzmittel zur Vermeidung von Irritationen anwenden und den Beutel so wechseln, dass der Komfort und die Sicherheit des Patienten gewährleistet sind. Die Pflegekraft sollte dem Patienten auch schrittweise beibringen, wie er diese Veränderungen selbst bewältigen kann, damit er wieder eine gewisse Selbstständigkeit erlangt.

Ernährung und Wiederaufnahme des Transits

Das Ernährungsmanagement nach einem chirurgischen Eingriff im Verdauungstrakt ist oft eine Herausforderung, da das Verdauungssystem durch die Operation gestört werden kann. Die **Wiederherstellung des Stuhlgangs** ist nach einer Darmresektion oder Kolostomie eine Priorität, da sich daran beurteilen lässt, ob die Verdauungsfunktionen wieder normal funktionieren. Die Pflegekraft sollte sorgfältig darauf achten, ob der Stuhlgang wieder einsetzt, ob Blähungen auftreten und ob starke Bauchschmerzen vorhanden sind, da dies Anzeichen für eine allmähliche Wiederaufnahme des Stuhlgangs sind.

In den ersten Tagen nach der Operation kann der Patient **parenteral** (über einen intravenösen Zugang) oder enteral (über eine Sonde) **ernährt** werden, bis sich sein Verdauungssystem wieder angepasst hat. Die Pflegekraft muss die Nährstoffzufuhr überwachen und dafür sorgen, dass der Patient ausreichend Flüssigkeit zu sich nimmt, insbesondere wenn der Stuhlgang noch unregelmäßig ist. Sobald die orale Ernährung wieder aufgenommen wird, ist es wichtig, mit einer **leichten**, leicht verdaulichen **Kost** zu beginnen, in der Regel mit einer rückstandsfreien Diät, um Reizungen des Verdauungstraktes zu vermeiden. Die Pflegekraft sollte darauf achten, dass der Patient die wiedereingeführte Nahrung gut verträgt, ohne dass es zu Erbrechen, Durchfall oder Schmerzen kommt.

Frühe Mobilisierung und Vermeidung von Komplikationen

Die **frühzeitige Mobilisierung** ist ein Schlüsselelement der postoperativen Pflege, da sie die Blutzirkulation fördert, thromboembolischen Komplikationen (wie Phlebitis oder Lungenembolie) vorbeugt und dabei hilft, den Stuhlgang wieder aufzunehmen. Die Pflegekraft ermutigt den Patienten in Zusammenarbeit mit dem Krankenpflegeteam, so bald wie möglich aufzustehen und zu gehen, je nach seinen Fähigkeiten und seinem Allgemeinzustand.

Es ist auch wichtig, auf die **Vermeidung von Druckgeschwüren** zu achten, insbesondere wenn der Patient längere Zeit bettlägerig ist. Die Pflegekraft sollte darauf achten, dass der Patient regelmäßig die Position im Bett wechselt, und ggf. Anti-Dekubitus-Matratzen oder -Kissen verwenden. Eine sorgfältige Beobachtung der Risikobereiche (Fersen, Kreuzbein, Ellbogen) kann das Auftreten von Druckwunden verhindern.

Die **Überwachung auf** postoperative **Komplikationen** ist ebenfalls von entscheidender Bedeutung. Neben Wundinfektionen oder Problemen mit dem Stoma können auch andere Komplikationen wie innere Blutungen, Darmverschluss oder Verdauungsfisteln auftreten. Die Pflegekraft sollte auf Symptome wie plötzliche starke Bauchschmerzen, Erbrechen, anhaltende Blähungen oder längeren fehlenden Stuhlgang achten und bei besorgniserregenden Anzeichen sofort das medizinische Team alarmieren.

Psychologische Begleitung und therapeutische Erziehung

Chirurgische Eingriffe im Verdauungstrakt, insbesondere Kolostomie oder Darmresektion, können tiefgreifende psychologische Auswirkungen auf den Patienten haben. Ein Stoma kann beispielsweise ein Gefühl des Autonomieverlusts, der Verlegenheit oder der Scham hervorrufen, was das Körperbild und das Selbstwertgefühl beeinträchtigt. Da die Pflegekraft dem Patienten zuhört, spielt sie eine entscheidende Rolle bei der **psychologischen Betreuung**, indem sie einfühlsame Unterstützung bietet und den Patienten ermutigt, seine Gefühle auszudrücken.

Wichtig ist auch eine **therapeutische Erziehung**, die dem Patienten hilft, sich an seine neue Situation anzupassen. Die Pflegekraft kann dem Patienten in Zusammenarbeit mit dem Stomatherapeuten oder der Krankenschwester nach und nach die alltäglichen Handlungen beibringen, die für die Pflege des Stomas oder die Wiederaufnahme einer angepassten Ernährung nach einer Darmresektion erforderlich sind. Der Patient sollte ermutigt werden, sein Selbstvertrauen wiederzuerlangen, die Verantwortung für seine Pflege zu übernehmen und zu verstehen, dass er trotz der Veränderung seines Körpers wieder ein normales Leben führen kann.

Die Pflegekraft kann den Patienten auch an Selbsthilfegruppen oder Stomapatientenvereinigungen verweisen, die eine wertvolle Quelle des Trostes und der Information bieten, insbesondere für Patienten, die Schwierigkeiten haben, ihren neuen Zustand zu akzeptieren.

- Management von Drainagen, komplexen Verbänden und Narbenbildung

Das Management von Drainagen, komplexen Verbänden und der Wundheilung ist ein entscheidender Schritt in der postoperativen Pflege, insbesondere nach komplexen gastroenterologischen Operationen. Ob es sich um das Legen von Drainagen zur Ableitung von Flüssigkeiten, die Behandlung komplexer Wunden oder die Überwachung des Heilungsprozesses handelt, diese Pflege erfordert sowohl technische Genauigkeit als auch ein hohes Maß an Aufmerksamkeit für den Komfort und die Sicherheit des Patienten. Die Pflegekraft spielt eine Schlüsselrolle bei der Begleitung dieses Prozesses, indem sie eine regelmäßige Pflege gewährleistet, auf Anzeichen von Komplikationen achtet und eine optimale Heilung fördert.

Management von Drainagen: Vermeidung von Komplikationen und kontinuierliche Überwachung

Drainagen werden häufig nach Operationen verwendet, insbesondere bei Eingriffen im Verdauungstrakt, um Flüssigkeiten wie Blut, Galle oder Lymphflüssigkeit abzuleiten und so Ansammlungen zu vermeiden, die zu Komplikationen wie Infektionen oder Hämatomen führen könnten. Es gibt verschiedene Arten von Drainagen, von denen die häufigsten die Redon-Drainagen, die Kehr-Drainagen (die für die Galle verwendet werden) oder die Jackson-Pratt-Drainagen sind.

Überwachung der ordnungsgemäßen Funktion von Drainagen

Die Rolle der Pflegekraft ist bei der Überwachung der ordnungsgemäßen Funktion der Drainagen von entscheidender Bedeutung. Die erste Aufgabe besteht darin, **regelmäßig den Durchfluss und das Aussehen der abgeleiteten Flüssigkeit** zu **überprüfen**. Ein ungewöhnlich hohes Volumen oder eine ungewöhnlich gefärbte Flüssigkeit wie hellrotes Blut oder sehr dunkle Galle können auf eine Komplikation wie innere Blutungen oder ein Gallenleck hindeuten. Es ist sehr wichtig, dass die Pflegekraft diese Beobachtungen in der Krankenakte vermerkt und das Pflegeteam über Auffälligkeiten informiert.

Die ordnungsgemäße Funktion der Drainage hängt auch davon ab, **dass das System regelmäßig auf Dichtigkeit überprüft** wird. Wenn die Drainage mit einem Absaugsystem (wie einem Redon oder Jackson-Pratt) verbunden ist, muss die Pflegekraft sicherstellen, dass die Absaugung aktiv ist und dass das Gerät keine Lecks oder Verstopfungen aufweist. Wenn die Drainage verstopft ist oder nicht richtig funktioniert, kann es zu einer Flüssigkeitsansammlung in der Operationshöhle kommen, wodurch die Wundheilung verzögert und das Infektionsrisiko erhöht wird.

Pflege rund um die Drainagestelle

Die Stelle, an der die Drainage eingeführt wird, muss sorgfältig überwacht und gereinigt werden. Die Pflegekraft sollte darauf achten, dass die Haut um die Drainage herum sauber und trocken bleibt und dass es keine Anzeichen für eine Infektion gibt, wie z. B. Rötung, Schwellung oder eitriger Ausfluss. Der Verband um die Drainage muss regelmäßig unter Einhaltung strenger Hygieneprotokolle gewechselt werden, um lokale Infektionen zu verhindern.

Es ist auch wichtig, **den Komfort des Patienten** aufrechtzuerhalten, indem sichergestellt wird, dass die Drainage richtig befestigt ist und keine Irritationen oder Beschwerden verursacht. Die Pflegekraft sollte dem Patienten helfen, Körperhaltungen einzunehmen, die den Zug an der Drainage minimieren, was die Beschwerden lindern und versehentlichen Entlastungen vorbeugen kann.

Verwaltung komplexer Verbände: Strenge und sorgfältige Überwachung

Komplexe Verbände, die häufig nach größeren chirurgischen Eingriffen benötigt werden, sollen Wunden schützen, die Wundheilung fördern und Infektionen vorbeugen. Sie können absorbierende Verbände, Vakuumverbände (Unterdrucktherapie) oder antimikrobielle Verbände umfassen. Die Verwaltung dieser Verbände erfordert eine strenge Beachtung des Wundverlaufs und des Patientenkomforts.

Wechseln von komplexen Verbänden

Der Wechsel komplexer Verbände muss unter streng **aseptischen** Bedingungen erfolgen, um eine Kontamination zu vermeiden. Die Pflegekraft bereitet das sterile Material vor, stellt sicher, dass alles griffbereit ist, und achtet darauf, den Patienten zu beruhigen, bevor sie beginnt. Der Verband wird vorsichtig entfernt, um das heilende Gewebe nicht zu beschädigen.

Nachdem der Verband abgenommen wurde, **untersucht die** Pflegekraft **die Wunde sorgfältig.** Es ist wichtig, die Farbe und das Aussehen der Wunde zu beurteilen und auf Nekrosen, Anzeichen einer Infektion (Rötung, Hitze, eitriger Ausfluss) oder Mazeration zu achten. Die Wunde sollte auch gemessen werden, um sicherzustellen, dass sie allmählich an Größe verliert, was ein Zeichen für eine gute Wundheilung ist.

Der neue Verband wird entsprechend den spezifischen Bedürfnissen der Wunde angelegt. Hydrokolloidverbände werden z. B. häufig verwendet, um die feuchte Wundheilung zu fördern, während Vakuumverbände eingesetzt werden, um die Bildung von Granulationsgewebe in komplexen Wunden anzuregen. Die Pflegekraft muss darauf achten, dass diese Verbände korrekt und ohne Falten oder Spannungen angebracht werden, um ihre Wirksamkeit zu gewährleisten.

Überwachung von Wundkomplikationen

Komplikationen bei Operationswunden sind häufig, insbesondere bei Risikopatienten wie Diabetikern, Fettleibigen oder Patienten, die sich einem größeren Eingriff unterzogen haben. Die Pflegekraft muss auf das Auftreten von Komplikationen wie Infektionen, Wunddehiszenz (Öffnung der Wunde) oder die Bildung eines Abszesses achten.

Wenn Anzeichen einer Infektion auftreten, z. B. erhöhte Schmerzen, Fieber oder abnormaler Ausfluss, ist es entscheidend, das medizinische Team sofort zu informieren, damit die Pflege angepasst werden kann, z. B. durch eine Antibiotikabehandlung oder ein chirurgisches Débridement, falls erforderlich.

Wundheilung: ein Prozess unter Beobachtung

Die Wundheilung ist ein natürlicher Prozess, der in mehreren Phasen abläuft: Entzündung, Vermehrung der Reparaturzellen und Reifung des Gewebes. Dieser Prozess kann je nach Gesundheitszustand des Patienten, Umfang des Eingriffs und Pflege der Wunde mehr oder weniger lange dauern. Die Pflegekraft leistet einen wichtigen Beitrag zur Förderung einer **optimalen Wundheilung**.

Förderung einer für die Wundheilung günstigen Umgebung

Eine gut versorgte Wunde in einer sauberen und geschützten Umgebung heilt schneller und mit weniger Komplikationen. Die Pflegekraft sollte darauf achten, dass die Wunde stets sauber ist und frei von zusätzlichen Traumata bleibt. Wenn der Patient mobil ist, sollten **sanfte Handgriffe** gefördert und Anstrengungen vermieden werden, die die Unversehrtheit der Wunde gefährden könnten.

Die Pflegekraft kann auch eingreifen und den Patienten darüber beraten, wie wichtig es ist, einen **guten Ernährungszustand** aufrechtzuerhalten, da die Wundheilung weitgehend von einer ausreichenden Versorgung mit Nährstoffen abhängt, insbesondere mit Proteinen, Vitaminen und Mineralstoffen wie Zink. Bei Patienten, die Schwierigkeiten haben, sich richtig zu ernähren, kann eine spezielle Ernährungsbetreuung eingerichtet werden.

Überwachung der Wundheilung

Die Überwachung der Wundheilung beinhaltet eine **regelmäßige Beurteilung des Wundverlaufs**. Die Pflegekraft sollte auf Anzeichen einer wirksamen Wundheilung achten, wie die Bildung von neuem Gewebe (Granulationsgewebe), den allmählichen Verschluss der Wunde und das Fehlen von Schmerzen oder übermäßiger Entzündung. Wenn die Wunde zu stagnieren scheint oder Anzeichen einer Verschlechterung auftreten, ist es wichtig, das Pflegeteam zu alarmieren, damit

Anpassungen der Behandlung in Betracht gezogen werden können, z. B. die Verwendung spezieller Verbände oder eine intensivere medizinische Unterstützung.

In manchen Fällen können sich Komplikationen wie **hypertrophe Narben** oder **Keloide** entwickeln, insbesondere bei Patienten mit einer genetischen Veranlagung für diese Narbenanomalien. Die Pflegekraft kann in Zusammenarbeit mit dem medizinischen Team spezielle Behandlungen wie Massagen oder Druckverbände empfehlen, um das Erscheinungsbild dieser Narben zu verringern.

Psychologische Begleitung und Patientenaufklärung

Der Prozess des Umgangs mit Drainagen, komplexen Verbänden und der Wundheilung kann für Patienten sowohl physisch als auch psychisch anstrengend sein. Die Pflegekraft spielt eine wesentliche Rolle bei der **psychologischen Betreuung**, indem sie den Patienten hinsichtlich der Entwicklung seiner Wunde beruhigt und ihn ermutigt, seine Sorgen zu äußern.

Es ist auch entscheidend, **den Patienten** über die häusliche Pflege nach der Entlassung aus dem Krankenhaus **aufzuklären**, insbesondere über den Umgang mit Verbänden oder Drainagen, falls diese aufbewahrt werden müssen. Der Patient sollte verstehen, wie er auf Anzeichen einer Infektion achten, seine Verbände wechseln kann, wenn er selbstständig ist, und wissen, wann er im Zweifelsfall einen Arzt aufsuchen sollte. Eine solide pädagogische Unterstützung trägt dazu bei, die Angst des Patienten zu verringern und eine komplikationslose Genesung zu gewährleisten.

Kapitel 5

Kommunikation und Begleitung von Patienten und Familien

1 Die psychologische Unterstützung von Patienten

- Verständnis der psychologischen Auswirkungen von Verdauungskrankheiten auf den Patienten

Chronische oder akute Erkrankungen des Verdauungstrakts haben einen großen psychologischen Einfluss auf die Patienten, der oft viel tiefer geht als die sichtbaren körperlichen Symptome. Abgesehen von den Schmerzen, Beschwerden oder Funktionsstörungen, die sie verursachen, beeinträchtigen diese Erkrankungen das Selbstwertgefühl, die Lebensqualität und das soziale Leben der Betroffenen. Patienten mit Verdauungserkrankungen haben nicht nur mit häufigen Symptomen wie Bauchschmerzen, Verdauungsstörungen oder Müdigkeit zu kämpfen, sondern auch mit emotionalen Auswirkungen, die ihr psychisches Wohlbefinden tiefgreifend beeinträchtigen können. Das Verständnis dieser psychologischen Auswirkungen ist entscheidend, um den Patienten eine umfassende und ganzheitliche Betreuung zu bieten.

Chronische Krankheit: eine Umwälzung des Alltagslebens

Einige Verdauungskrankheiten, wie Morbus Crohn, Colitis ulcerosa, Reizdarmsyndrom oder Zirrhose, sind chronisch und fortschreitend. Das Leben mit einer chronischen Krankheit führt zu **ständigen Anpassungen** im täglichen Leben, sowohl bei der Ernährung als auch bei den Lebensgewohnheiten. Diese Anpassungen können zu einem Gefühl des **Kontrollverlusts** führen, da der Patient gezwungen ist, seine Verhaltensweisen zu ändern, oft auf unvorhersehbare Weise, je nachdem, ob die Krankheit einen Schub erleidet oder nicht.

Chronische Verdauungssymptome wie Bauchschmerzen, häufiger Durchfall, Blähungen oder Müdigkeit führen ebenfalls häufig zu **sozialem Unbehagen**. Den Patienten kann es peinlich sein, dass sie häufig zur Toilette gehen müssen, dass sie nicht essen können, was andere essen, oder dass sie nicht in der Lage sind, an bestimmten sozialen Aktivitäten teilzunehmen. Dieses Unbehagen kann zu einer **Verringerung der sozialen Interaktionen** und einer **allmählichen Isolation** führen, da der Patient es manchmal vorzieht, bestimmte Situationen zu vermeiden, um sich nicht in eine unangenehme Lage zu bringen. Dieser oft unfreiwillige soziale Rückzug kann Gefühle von Traurigkeit und Angst verstärken und manchmal zu einer Depression führen.

Die **chronische Müdigkeit**, ein weiteres häufiges Symptom von Verdauungserkrankungen, tut ihr Übriges. Patienten mit chronisch-entzündlichen Darmerkrankungen, Leberfunktionsstörungen oder anderen Erkrankungen des Verdauungstrakts können sich selbst nach langen Ruhephasen ständig erschöpft fühlen. Diese Müdigkeit macht es schwierig, alltägliche Aufgaben zu erledigen, was zu einem Gefühl der **Frustration** und **Hilflosigkeit** führen kann, da sich der Patient in seinen körperlichen Fähigkeiten eingeschränkt fühlt. Müdigkeit kann auch die Konzentrationsfähigkeit beeinträchtigen, was sich auf die Leistung am Arbeitsplatz oder in der Schule auswirkt und zu einem **Gefühl des** Selbstwertverlusts beiträgt.

Körperbild und Selbstwertgefühl: eine tiefe Beeinträchtigung

Erkrankungen des Verdauungstrakts können sich auch auf das **Körperbild** der Patienten auswirken, insbesondere in Fällen, in denen chirurgische Eingriffe erforderlich sind. Patienten, die sich Eingriffen wie einer Kolostomie oder einer Darmresektion unterziehen mussten, müssen sich auf dauerhafte körperliche Veränderungen einstellen, wie z. B. das Vorhandensein eines künstlichen Darmausgangs (Stoma). Diese körperlichen Veränderungen sind zwar medizinisch notwendig, können aber als Verlust der Kontrolle über den eigenen Körper erlebt werden und ein Gefühl der **verminderten Würde** hervorrufen.

Das Vorhandensein eines Stomas kann beispielsweise als Beeinträchtigung der Privatsphäre und des Soziallebens empfunden werden. Viele Patienten empfinden eine Form von **Scham** oder Verlegenheit, befürchten Auslaufen oder Geruch in der Öffentlichkeit und ziehen sich deshalb von sozialen Interaktionen zurück oder vermeiden bestimmte körperliche Aktivitäten. Auch die Auswirkungen auf die **Sexualität** sind wichtig. Manche Patienten fühlen sich weniger attraktiv oder haben Angst vor den Blicken anderer, was zu Beziehungsschwierigkeiten oder einem Verlust des Selbstvertrauens in der Intimsphäre führen kann.

Bei Menschen, die an Krankheiten wie Zirrhose, Verdauungskrebs oder Zöliakie leiden, können sichtbare körperliche Symptome wie starker Gewichtsverlust, aufgeblähter Bauch oder Ikterus (Gelbsucht) auch ihre Selbstwahrnehmung beeinträchtigen. Der Körper wird zu einem Objekt ständiger Beobachtung, und jede körperliche Veränderung kann **Angst** vor dem Verlauf der Krankheit erzeugen und ein negatives Verhältnis zum eigenen Körper verstärken.

Angst vor dem Fortschreiten der Krankheit

Einige Verdauungskrankheiten sind unheilbar und erfordern eine lebenslange Betreuung. Die **Angst vor dem Fortschreiten** der Krankheit stellt dann eine große psychische Belastung dar. Diese Angst kann während der Remissionsphasen besonders stark sein, in denen der Patient in ständiger Furcht vor einem neuen Schub oder einer Verschlechterung seines Zustands lebt. Diese Ungewissheit über den weiteren Verlauf der Krankheit kann zu einem **chronischen Angstzustand** führen.

Darüber hinaus können die Behandlungen selbst negative emotionale Auswirkungen haben. Einige Behandlungen, wie Immunsuppressiva, Steroide oder Chemotherapien, können unangenehme Nebenwirkungen wie Stimmungsschwankungen, Gewichtszunahme oder Schlafstörungen verursachen. Die Patienten können sich **zwischen** den Krankheitssymptomen und den Nebenwirkungen der Behandlung **gefangen** fühlen, was ihr Gefühl der Hilflosigkeit und der Unfähigkeit, positiv in die Zukunft zu blicken, noch verstärkt.

Soziale Isolation und Angst vor dem Urteil

Die **soziale Stigmatisierung** ist ein weiterer wichtiger Aspekt der psychologischen Auswirkungen von Verdauungserkrankungen. Bestimmte Symptome wie Blähungen, Darmgeräusche, häufiger Durchfall oder Erbrechen werden in der Gesellschaft als lästig oder unangemessen empfunden. Diese Erscheinungen sind zwar unfreiwillig und unkontrollierbar, können aber bei den Betroffenen ein Gefühl der **Scham** hervorrufen. Sie fürchten die Blicke der anderen und befürchten, dass sie nicht verstanden oder gar für Symptome, die sich ihrer Kontrolle entziehen, verurteilt werden.

Diese **Angst vor Verurteilung** führt oft dazu, dass sich die Patienten von bestimmten sozialen oder beruflichen Aktivitäten zurückziehen, was die Isolation und das Unverständnis noch verstärkt. Selbst in Familien- oder Freundeskreisen kann es für Patienten schwierig sein, ihre Symptome zu erklären oder Empathie zu erhalten, da diese Verdauungsstörungen manchmal bagatellisiert oder missverstanden werden. Diese **soziale Isolation** kann den psychischen Zustand des Patienten verschlimmern und ihn in einen Teufelskreis stürzen, in dem Angst und Depressionen durch körperliche und soziale Schwierigkeiten genährt werden.

Bewältigungsstrategien und die Rolle der Pflegenden

Angesichts der psychologischen Auswirkungen von Erkrankungen des **Verdauungstrakts** ist es wichtig, **Bewältigungsstrategien zu** entwickeln, die dem Patienten helfen, besser mit seiner Krankheit zu leben. Das Pflegepersonal, einschließlich der Pflegeassistenten, spielt bei dieser Begleitung eine entscheidende Rolle. Ihr **aktives Zuhören** und ihre **emotionale Unterstützung** können viel dazu beitragen, die Ängste der Patienten **zu** lindern.

Die Pflegekraft sollte ein offenes Ohr für die **Sorgen** und **Frustrationen** der Patienten haben. Manchmal hilft es schon, ihnen einen Raum zu bieten, in dem sie frei über ihre Symptome, Ängste oder Schwierigkeiten sprechen können, ohne verurteilt zu werden, um die emotionale Belastung zu verringern. Information und **Therapieerziehung** spielen ebenfalls eine grundlegende Rolle. Dem Patienten zu erklären, wie er mit seinen Symptomen im Alltag umgehen kann, wie er seine Ernährung anpassen oder seine Aktivitäten besser organisieren kann, kann sein Gefühl der Kontrolle stärken und so sein psychologisches Wohlbefinden verbessern.

Eine wichtige Rolle spielen auch **Selbsthilfegruppen** oder **Patientenorganisationen**. Diese Strukturen ermöglichen es den Patienten, ihre Erfahrungen mit Menschen zu teilen, die ähnliche Schwierigkeiten haben, sich verstanden zu fühlen und Strategien auszutauschen, wie sie besser mit ihrer Krankheit leben können. Das in diesen Kontexten freigesetzte Wort hilft, die Isolation zu durchbrechen und die Symptome in einem solidarischen Rahmen zu relativieren.

- Begleitung von Angstpatienten oder Patienten in der Endphase des Lebens

Die Begleitung von ängstlichen oder todkranken Patienten ist ein äußerst sensibler Moment in der Pflegepraxis, bei dem die Aufmerksamkeit nicht nur auf die körperlichen Aspekte, sondern vor allem auf die emotionalen und psychologischen Dimensionen gerichtet ist. Ob es nun darum geht, die Angst vor der Krankheit zu lindern oder am Lebensende Trost zu spenden, die Rolle der Pflegekraft ist von entscheidender Bedeutung. Sein Ansatz muss aktives Zuhören, Einfühlungsvermögen und Wohlwollen miteinander verbinden und gleichzeitig darauf achten, die Würde und Menschlichkeit des Patienten in seinen letzten Momenten oder angesichts seiner wachsenden Angst zu respektieren.

Begleitung von Angstpatienten: zuhören und beruhigen

Patienten mit schweren Erkrankungen, insbesondere des Verdauungstrakts, leiden oft unter großer **Angst**, die mit der Ungewissheit über ihren Gesundheitszustand, der Angst vor Behandlungen oder auch mit Zukunftsängsten zusammenhängen kann. Diese Angst kann sich auf unterschiedliche Weise äußern: Unruhe, Schlaflosigkeit, Panikattacken oder auch durch Stress verstärkte Schmerzen. Bei diesen Patienten besteht der erste Schritt der Betreuung darin, diese Angst zu erkennen und ihnen einen Raum zum Reden zu bieten.

Aktives Zuhören: eine wesentliche Erleichterung

Der Pfleger spielt eine zentrale Rolle beim **aktiven Zuhören**, das für Angstpatienten oft die erste Quelle des Trostes ist. Es geht darum, verfügbar zu sein und sich ihre Ängste anzuhören, ohne zu urteilen oder ihre Gefühle herunterzuspielen. Viele Patienten haben das Bedürfnis, ihre Ängste vor der Krankheit, ihre Sorge um die Behandlung oder ihre ungewisse Zukunft auszudrücken. In solchen Momenten muss der Pflegende zeigen, dass er diese Sorgen versteht und dass er da ist, um ihnen zuzuhören, auch wenn er nicht immer genaue Antworten geben kann.

Dem Patienten **Sicherheit** über die Pflege zu geben, die er erhält, ist ebenfalls eine Möglichkeit, Angst zu lindern. Patienten können durch schwere Behandlungen, invasive Untersuchungen oder einfach durch ihren Krankenhausaufenthalt gestresst sein. Auf einfache Weise zu erklären, was passieren wird, daran zu erinnern, dass das Pflegeteam auf das Wohlergehen des Patienten achtet, und zu zeigen, dass Maßnahmen ergriffen werden, um sein Wohlbefinden zu gewährleisten, kann dazu beitragen, diese Ängste zu lindern. Die Pflegekraft kann durch ihre wohlwollende Präsenz diese Stressmomente in Momente der Unterstützung verwandeln, in denen sich der Patient umgeben und verstanden fühlt.

Entspannungstechniken und Stressbewältigung

Neben dem Zuhören kann die Pflegekraft dem Patienten helfen, mit seiner Angst umzugehen, indem sie ihm **einfache Entspannungstechniken** anbietet. Die Ermutigung zu tiefen Atemübungen, Entspannungsmomenten oder sogar ablenkenden Aktivitäten wie das Hören beruhigender Musik kann dazu beitragen, die emotionale Anspannung zu verringern. Diese Techniken sind zwar einfach, haben aber oft eine sofortige positive Wirkung, vor allem wenn sie in einer ruhigen und beruhigenden Umgebung praktiziert werden.

Wenn die Angst des Patienten zu aufdringlich wird, kann es notwendig sein, **angstlösende Medikamente** anzubieten, die vom Arzt verschrieben werden. Die Pflegekraft stellt in diesem Fall sicher, dass der Patient seine Medikamente erhält, bietet aber weiterhin menschliche und einfühlsame Unterstützung, da Medikamente allein nicht immer ausreichen, um die Angst zu lindern.

Begleitung todkranker Patienten: Würde bewahren und Trost spenden

Die Begleitung von Patienten in der Endphase ihres Lebens ist eine besonders heikle und zutiefst menschliche Aufgabe. In diesem Stadium der Krankheit geht es nicht mehr in erster Linie um Heilung, sondern darum, dem Patienten ein Höchstmaß an Komfort zu bieten, Schmerzen zu lindern und ihm zu ermöglichen, seine letzten Tage oder Wochen in Würde und umgeben von wohlwollender Pflege zu verbringen. Die Pflegekraft spielt in diesem Prozess eine grundlegende Rolle, da sie sowohl eine emotionale Stütze als auch ein Garant für den körperlichen Komfort des Patienten ist.

Palliativmedizin: Schmerzlinderung und körperliches Wohlbefinden

Die Schmerzlinderung hat bei der Begleitung von Patienten am Lebensende oberste Priorität. Die **Schmerzbehandlung** durch die Verabreichung von Schmerzmitteln, Opioiden oder anderen spezifischen Therapien ist von entscheidender Bedeutung, damit der Patient nicht unnötig leidet. Der Pflegehelfer achtet in Zusammenarbeit mit dem medizinischen Team darauf, dass die Medikamente regelmäßig und entsprechend den Bedürfnissen des Patienten verabreicht werden. Er achtet auch auf die Entwicklung der Symptome, um die Behandlung je nach Tageszeit oder Intensität der Schmerzen anzupassen.

Der **körperliche Komfort** des Patienten beschränkt sich nicht auf die Schmerzbehandlung. Es geht auch darum, die Grundbedürfnisse des Patienten in Bezug auf Hygiene, Ernährung, Neupositionierung zur Vermeidung von Druckgeschwüren oder Mundpflege zu erfüllen. Die Pflegekraft muss besonders darauf achten, wie sie diese Handlungen ausführt, und darauf achten, dass sie sanft und respektvoll vorgeht, insbesondere wenn der Patient geschwächt und in seinen Reaktionen eingeschränkt ist. Jede noch so einfache Handlung, wie das Wischen mit einem feuchten Handtuch über die Stirn oder das Zurechtrücken eines Kissens, muss unter Berücksichtigung der **Würde** des Patienten ausgeführt werden.

Emotionale Unterstützung und wohlwollende Präsenz

Über die physische Pflege hinaus beruht die Sterbebegleitung vor allem auf **Präsenz**. Eine Präsenz, die, selbst wenn sie stumm ist, für den Patienten und manchmal auch für seine Familie eine immense Bedeutung hat. Patienten in der Endphase ihres Lebens beschäftigen sich oft mit **existenziellen Fragen**, Gedanken über das Lebensende, den bevorstehenden Tod oder ihre Vergangenheit. Einige möchten darüber sprechen, während andere lieber schweigen. Der Pfleger muss sich auf diese individuellen Bedürfnisse einstellen, indem er offen für Gespräche ist, wenn der

Patient das Bedürfnis danach verspürt, aber auch diskret bleiben kann und Momente der Einsamkeit respektiert.

In diesen Momenten wird der Pflegende oft zu einem **Bezugspunkt** für den Patienten, zu jemandem, auf den er in diesen letzten Augenblicken zählen kann, sei es, dass er die Hand des Patienten hält, einen beruhigenden Blick mit ihm teilt oder einfach nur da ist, um seine unmittelbaren Bedürfnisse zu befriedigen. Diese Unterstützung ist besonders wichtig, wenn der Patient allein ist oder die Familie nicht durchgehend anwesend sein kann. Die Pflegekraft wird dann zu einem grundlegenden menschlichen Bindeglied, das in der Lage ist, angesichts des Unvermeidlichen ein wenig Gelassenheit zu vermitteln.

Begleitung der Familie

Die Begleitung von Patienten am Lebensende beinhaltet auch eine besondere Aufmerksamkeit für die **Familie**. Das Leiden, einen nahen Angehörigen am Lebensende zu sehen, kann sehr schwer zu bewältigen sein, und die Familie kann von Gefühlen wie Trauer, Wut oder Schuldgefühlen überwältigt werden. Der Pfleger sollte der Familie gegenüber ein hohes Maß an Einfühlungsvermögen zeigen, indem er ihnen Informationen über die Entwicklung des Zustands ihres Angehörigen anbietet, ihre Fragen beantwortet und ihnen versichert, dass alles getan wird, um das Wohlergehen des Patienten zu gewährleisten.

In manchen Fällen kann es für die Familie schwierig sein, die Situation zu akzeptieren**, und** der Pflegende muss dann eine **zuhörende und vermittelnde** Rolle spielen, wobei er den Wunsch des Patienten respektieren muss, wenn dieser spezielle Wünsche bezüglich seines Lebensendes geäußert hat. Es ist wichtig, neutral und wohlwollend zu bleiben, die Familie in ihrer antizipierten Trauer zu begleiten und gleichzeitig ein respektvolles Pflegeumfeld für den Patienten aufrechtzuerhalten.

Respektierung der Patientenwünsche und Würde am Lebensende

Eines der Grundprinzipien der Palliativmedizin ist die **Respektierung der Wünsche des Patienten**. Manche Patienten äußern konkrete Wünsche bezüglich der Behandlung, die sie erhalten oder nicht erhalten möchten, wie sie ihre letzten Tage verbringen möchten oder sogar Entscheidungen bezüglich ihrer Bestattungsrituale. Der Pflegende muss dafür sorgen, dass diese Wünsche respektiert werden, indem er sicherstellt, dass der Patient vollständig über seinen Zustand und die ihm zur Verfügung stehenden Optionen informiert ist, und indem er die Umsetzung dieser Entscheidungen erleichtert, wo dies möglich ist.

Ein weiterer zentraler Aspekt der Pflege am Lebensende ist die **Würde**. Die Würde des Patienten zu achten bedeutet, eine respektvolle Haltung zu bewahren, die Intimsphäre des Patienten bei der Pflege zu schützen und dafür zu sorgen, dass der Patient stets rücksichtsvoll behandelt wird, auch wenn er bewusstlos oder sehr geschwächt ist. Dies geschieht durch einfache Gesten, wie das Zudecken des Patienten während der Pflege oder das leise Sprechen, aber auch durch einen menschlichen Ansatz, der betont, dass jeder Mensch das Recht auf eine respektvolle Begleitung bis zum Ende seines Lebens hat.

2 Familienbegleitung: ein umfassender Ansatz

• Erklären Sie die Pflege und die Behandlungsschritte
Das Erklären der Pflege und der Behandlungsschritte ist ein wesentlicher Schritt in der Beziehung zwischen Pflegekraft und Patient. Wenn der Patient den Behandlungspfad versteht, kann er seine Behandlung besser nachvollziehen, hat eine klare Vorstellung davon, was ihn erwartet, und kann medizinischen Entscheidungen mit mehr Zuversicht begegnen. Eine klare und auf den einzelnen Patienten zugeschnittene Erklärung, die seiner Situation und seinen Kenntnissen entspricht, ist von entscheidender Bedeutung, um ein Klima des Vertrauens zu

schaffen und seine Zustimmung zur Pflege zu stärken. Die Pflegekraft spielt in diesem Prozess eine Schlüsselrolle, indem sie medizinische Fachbegriffe popularisiert, die Behandlungsschritte erläutert und sicherstellt, dass der Patient die Ziele jeder Maßnahme versteht.

Den Patienten vorbereiten: die Bedeutung von Informationen verstehen

Der erste Schritt, um Pflege und Behandlung zu erklären, besteht darin, den Patienten vorzubereiten und ihm zu zeigen, wie wichtig es ist, seinen Pflegeweg genau zu verstehen. Viele Patienten empfinden eine gewisse Angst vor dem Unbekannten, insbesondere wenn es um ihre Gesundheit geht. Die Pflegekraft sollte sich die Zeit nehmen, mit dem Patienten zu sprechen, seine Ängste zu verstehen und seine Fragen zu beantworten.

Für manche Patienten kann es schwierig sein, all die komplexen medizinischen Informationen, die sie erhalten, auf einmal zu verarbeiten. Die Pflegekraft muss daher sicherstellen, dass die verwendete Sprache einfach und angemessen ist. Es ist von entscheidender Bedeutung, zu überprüfen, ob der Patient versteht, was ihm gesagt wird. Dies kann geschehen, indem man den Patienten bittet, die Erklärungen in seinen eigenen Worten umzuformulieren, um sicherzustellen, dass er das Wesentliche verstanden hat. Dieser Prozess ist wesentlich, um Angst zu verringern und eine bessere Kooperation bei der Pflege zu fördern.

Diagnostische Untersuchungen und erste Schritte erklären

Wenn ein Patient wegen eines Gesundheitsproblems ins Krankenhaus oder in die Sprechstunde kommt, besteht die erste Phase der Behandlung oft aus einer Reihe von **diagnostischen Untersuchungen**, um die Art und den Ursprung der Symptome zu verstehen. Diese Untersuchungen können Bluttests,

Röntgenaufnahmen, Ultraschall oder auch endoskopische Untersuchungen umfassen.

Der Helfer sollte dem Patienten erklären, worum es sich bei den Untersuchungen handelt und warum sie notwendig sind. Er kann z. B. erklären, dass Blutentnahmen dazu dienen, den Allgemeinzustand des Patienten zu überprüfen und nach Anzeichen von Entzündungen oder Infektionen zu suchen. Er kann auch erklären, dass bildgebende Verfahren (CT, MRT) es dem Arzt ermöglichen, die inneren Organe zu betrachten, um mögliche Anomalien zu erkennen. Die Beschreibung dieser Schritte trägt dazu bei, dem Patienten die Sicherheit zu geben, dass diese Eingriffe sinnvoll sind, und die Angst vor unbekannten oder als invasiv empfundenen Verfahren zu verringern.

Bei technisch anspruchsvolleren Untersuchungen wie Koloskopien oder Endoskopien ist es wichtig, jeden Schritt des Verfahrens genau zu erläutern. Beispielsweise kann die Pflegekraft erklären, dass das Endoskop ein flexibler Schlauch mit einer Kamera ist, der das Innere des Verdauungstrakts sichtbar macht, und dass häufig eine leichte Sedierung angewendet wird, um sicherzustellen, dass der Patient sich während der Untersuchung wohlfühlt. Indem sie den Patienten über den Ablauf der Untersuchung beruhigt, hilft sie ihm, sich mental besser vorzubereiten.

Erklären Sie die Soforthilfe und die Betreuung

Nach der Diagnose folgt die Behandlungsphase, die je nach Art der Erkrankung unterschiedlich ausfallen kann. Einige Patienten müssen sich einer sofortigen medizinischen Behandlung unterziehen, z. B. Infusionen, Injektionen oder die Einnahme spezieller Medikamente, während andere an komplexere Eingriffe überwiesen werden, z. B. eine Operation oder eine längerfristige Behandlung.

In diesen Situationen muss der Pflegehelfer erklären, welche **unmittelbare Pflege** der Patient erhalten wird. Er kann z. B.

erklären, warum eine Infusion notwendig ist, und darauf hinweisen, dass bestimmte Medikamente direkt in den Blutkreislauf verabreicht werden müssen, um schneller zu wirken. Er kann den Patienten auch über mögliche Nebenwirkungen und den Ablauf des Verfahrens beruhigen, z. B. das Legen eines Katheters oder die Vorbereitung vor einem chirurgischen Eingriff. Durch diese Vorfreude kann der Patient besser verstehen, was mit ihm geschehen wird, und sich sicherer fühlen.

Bei einer längeren Pflege, wie einem Krankenhausaufenthalt oder einer Chemotherapie, sollte die Pflegekraft den **Aufbau der Behandlung** erklären: wie lange sie dauern wird, welche Schritte durchgeführt werden und welche Nebenwirkungen oder Empfindungen der Patient haben könnte. Bei einer Chemotherapiebehandlung kann die Pflegekraft z. B. erklären, dass jede Sitzung eine bestimmte Zeit dauert, dass der Patient während und nach der Infusion überwacht wird und dass Nebenwirkungen wie Übelkeit auftreten können, die aber durch entsprechende Behandlungen in den Griff zu bekommen sind.

die Schritte bei chirurgischen Eingriffen erklären

Wenn die Entscheidung für einen chirurgischen Eingriff gefallen ist, muss der Patient oft beruhigt und über jeden Schritt informiert werden. Eine Operation kann erhebliche Ängste auslösen, und es ist entscheidend, klare und beruhigende Informationen zu vermitteln. Die Pflegekraft sollte die verschiedenen Phasen der präoperativen Vorbereitung, die Operation selbst und die postoperative Erholung erklären.

Vor einem Eingriff ist es wichtig, den Patienten gut vorzubereiten, z. B. auf die Bedeutung des **Fastens** vor der Operation, die Verabreichung von präoperativen Medikamenten und die Überwachung während der Anästhesie. Die Pflegekraft kann die Umgebung des Operationssaals, das anwesende Team und die unmittelbar nach der Operation folgenden Schritte beschreiben, wie z. B. das Aufwachen im postinterventionellen Behandlungsraum. Indem er diese Einzelheiten erläutert, hilft er dem Patienten, sich angesichts des Unbekannten gelassener zu fühlen.

In der postoperativen Phase muss die Pflegekraft auch erklären, wie die **Genesung** verläuft, welche Pflege für die Wundheilung erforderlich ist und wie sie mit Schmerzen umgeht. Beispielsweise kann er darauf hinweisen, dass Drainagen oder Sonden gelegt werden, um postoperative Flüssigkeiten abzulassen, oder dass Verbände regelmäßig gewechselt werden, um die Operationswunde zu überwachen. Indem der Pflegehelfer die bevorstehende Pflege präzisiert, hilft er dem Patienten, sich mental und körperlich auf seine Genesung vorzubereiten.

Erklären Sie die Langzeitpflege und die Therapieerziehung

In manchen Fällen endet die Behandlung nicht im Krankenhaus. Patienten mit chronischen Erkrankungen wie entzündlichen Darmerkrankungen müssen ihre Behandlung zu Hause fortsetzen. Die Pflegekraft spielt eine Schlüsselrolle bei der **Therapieerziehung**, indem sie dem Patienten erklärt, wie er seine Behandlung zu Hause durchführen und seine Symptome überwachen kann.

Die Pflegekraft sollte sicherstellen, dass der Patient versteht, wie wichtig die **regelmäßige Einnahme von Medikamenten** ist, indem sie den Zeitplan, die Dosis und mögliche Nebenwirkungen, auf die geachtet werden muss, erläutert. Er kann auch die Anzeichen erklären, die einen raschen Arztbesuch erfordern, wie anhaltendes Fieber, starke Bauchschmerzen oder Veränderungen im Aussehen von Stuhl oder Urin.

Bei einer komplexeren häuslichen Pflege, wie der Pflege einer **nasogastrischen Sonde** oder eines **Stomas**, muss die Pflegekraft die einzelnen Schritte der Pflege genau erklären. Er kann dem Patienten oder seinen Angehörigen zeigen, wie man einen Kolostomiebeutel wechselt, das Stoma reinigt oder die richtige Lage einer Sonde überprüft. Dieser Lernprozess ermöglicht es dem Patienten, allmählich wieder Vertrauen in sich selbst zu gewinnen und eine gewisse Autonomie im Umgang mit seiner Krankheit zu erlangen.

Überprüfung des Verständnisses und Nachbereitung

Nachdem die Pflege erklärt wurde, ist es entscheidend, sicherzustellen, dass der Patient die vermittelten Informationen verstanden hat. Dies kann geschehen, indem der Patient gebeten wird, Schritte zu wiederholen, Fragen zu stellen oder sogar bestimmte Handlungen unter Aufsicht durchzuführen, wie z. B. einen Verband zu wechseln oder eine Behandlung zu verabreichen.

Die **Nachsorge** ist ebenfalls ein wichtiger Teil der Betreuung. Der Betreuer muss verfügbar bleiben, um Fragen zu beantworten, die im Verlauf der Behandlung des Patienten auftreten können. Das Wissen, dass jemand da ist, um ihm zu helfen, stärkt das Vertrauen des Patienten und seine Fähigkeit, die verschiedenen Schritte auf seinem Behandlungsweg gut zu verfolgen.

- Unterstützen Sie die Angehörigen bei schwierigen Entscheidungen (palliative Betreuung, schlechte Prognose)

Die Unterstützung von Angehörigen bei schwierigen Entscheidungen, insbesondere in Situationen der Palliativmedizin oder angesichts einer schlechten Prognose, ist eine zutiefst menschliche und heikle Aufgabe. Diese Momente markieren oft einen entscheidenden Wendepunkt im Krankheitsverlauf eines Patienten, und die Familien sehen sich mit herzzerreißenden Entscheidungen konfrontiert. Die Pflegekraft kann durch ihre unterstützende und vermittelnde Rolle eine wertvolle Hilfe für die Angehörigen sein, indem sie ihnen in einer Zeit, die oft von Verwirrung, Traurigkeit und Unsicherheit geprägt ist, zuhört, Trost spendet und Klarheit verschafft. Angehörige bei diesen Entscheidungen zu begleiten, erfordert nicht nur einen empathischen Ansatz, sondern auch die Fähigkeit, einfühlsam zu kommunizieren und einen beruhigenden Rahmen zu bieten.

Die Bekanntgabe einer schlechten Prognose: ein Schock für die Familien

Die Ankündigung einer schlechten Prognose, wenn die Krankheit eines Angehörigen nicht mehr geheilt oder stabilisiert werden kann, ist für die Familien oft ein traumatischer Moment. Die Realität dieser Nachricht kann schwer zu akzeptieren sein, und die Angehörigen werden oft von intensiven Gefühlen überwältigt, die von Ungläubigkeit über Verzweiflung bis hin zu Wut reichen. Gerade in diesem Moment spielt der Pfleger eine emotional unterstützende Rolle.

Einer der ersten Schritte besteht darin, **einen Raum zum Zuhören zu schaffen**, in dem die Angehörigen ihre Gefühle und Fragen frei äußern können. Der Pflegende muss verfügbar, aufmerksam und bereit sein, die manchmal heftigen Reaktionen nach der Ankündigung einer schlechten Prognose aufzunehmen. Es ist wichtig, dass die Angehörigen ihre Ängste, ihre Frustrationen und ihr Unverständnis ohne Verurteilung äußern können. Oft kann allein die Tatsache, dass sie mit einer wohlwollenden Person, die ihnen zuhört, über ihren Schmerz sprechen können, einen Teil ihres emotionalen Leidens lindern.

In solchen Momenten ist es auch entscheidend, **die Angehörigen** hinsichtlich der Betreuung des Patienten zu **beruhigen** und ihnen zu erklären, dass selbst wenn eine kurative Behandlung nicht mehr möglich ist, eine kontinuierliche und fürsorgliche Pflege stattfinden wird, um das Wohlbefinden des Patienten zu gewährleisten. Die Familien müssen verstehen, dass es bei der Palliativversorgung um Lebensqualität, Schmerzlinderung und die Wahrung der Würde des Patienten bis zuletzt geht. Indem der Pflegende diese Aspekte erklärt, trägt er dazu bei, **die** oft missverstandene **Palliativmedizin** zu **entmystifizieren** und den Angehörigen einen beruhigenderen Rahmen zu bieten.

Entscheidungsfindung in der Palliativmedizin: eine herzzerreißende Wahl für Angehörige

Die Entscheidung, eine palliativmedizinische Versorgung in Anspruch zu nehmen, ist für die Familien oft ein komplexer und emotional belastender Prozess. Es geht darum, anzuerkennen, dass eine Heilung nicht mehr möglich ist, und zu akzeptieren, dass die Sterbebegleitung Priorität hat. Diese Akzeptanz ist für die Angehörigen manchmal schwierig, da sie das Gefühl haben können, den Kampf aufzugeben und ihren kranken Familienangehörigen "im Stich zu lassen". Die Pflegekraft sollte da sein, um **diesen Übergang zu erleichtern**, indem sie klare Erklärungen abgibt und die Familien bei ihren Überlegungen unterstützt.

Die Rolle der Pflegekraft besteht darin, **die Bedeutung der Palliativpflege** zu **verdeutlichen**, indem sie erklärt, dass diese Pflege darauf abzielt, den Patienten wohlwollend zu begleiten, sein Leiden zu lindern und seine Würde zu respektieren. Es ist wichtig, den Angehörigen zu zeigen, dass diese Betreuung nicht gleichbedeutend mit Aufgeben ist, sondern eine neue Form der Pflege darstellt, bei der das Wohlbefinden und der Komfort des Patienten im Mittelpunkt stehen. Manchmal müssen die Angehörigen verstehen, dass die Entscheidung für die Palliativmedizin eine Form von Liebesakt ist, weil der Patient dadurch nicht länger invasiven und anstrengenden Behandlungen unterzogen wird, die ihm keinen Nutzen mehr bringen würden.

Der Pflegende muss auch sicherstellen, dass die Angehörigen über alle **Informationen** verfügen, die sie **benötigen**, um eine fundierte Entscheidung treffen zu können. Dazu gehört, ihre Fragen klar und ehrlich zu beantworten und sich die Zeit zu nehmen, ihnen die Behandlungsmöglichkeiten und die Art und Weise der Palliativversorgung zu erklären und zu erläutern, was dies konkret für den Patienten und für sie selbst bedeutet. Der Pflegende kann die Familien auch bei den Gesprächen mit dem

Arzt begleiten, indem er ihnen hilft, die richtigen Fragen zu stellen und die Antworten besser zu verstehen.

Begleitung der Angehörigen bei der schrittweisen Akzeptanz

Angesichts einer schlechten Prognose oder des Eintritts in die Palliativmedizin ist die Akzeptanz ein schrittweiser Prozess. Die Angehörigen durchlaufen oft verschiedene emotionale Phasen, von **Verleugnung** über Wut und **Feilschen** bis hin zur **Akzeptanz**. Der Pfleger sollte ein **stabiler Bezugspunkt** sein, der sie auf diesem emotionalen Weg begleitet.

In der Anfangsphase können einige Angehörige versucht sein, nach anderen Lösungen und anderen medizinischen Meinungen zu suchen oder darauf zu bestehen, dass aggressive Behandlungen fortgesetzt werden, selbst wenn der Nutzen begrenzt ist. Die Pflegekraft muss in solchen Momenten **Geduld** und **Verständnis** aufbringen, indem sie die Angehörigen unterstützt und gleichzeitig taktvoll immer wieder darauf hinweist, wie wichtig Komfort und Lebensqualität für den Patienten sind. Dieser Dialog sollte mit Einfühlungsvermögen geführt werden, wobei das Bedürfnis der Familien, sich einbezogen und angehört zu fühlen, zu respektieren ist und sie gleichzeitig zu einer schrittweisen Akzeptanz der Situation angeleitet werden sollten.

In dem Maße, in dem die Familien die Realität der Situation akzeptieren, kann der Pfleger ihnen helfen, sich auf Möglichkeiten zu konzentrieren, die letzten Tage des Patienten so friedlich wie möglich zu gestalten. Dazu können einfache Gesten gehören, wie z. B. anwesend zu sein, ihren Wünschen zuzuhören oder sich in Zusammenarbeit mit dem Pflegeteam an der Pflege des Patienten zu beteiligen. Wenn Angehörige ermutigt werden, eine wohlwollende und liebevolle Präsenz bei dem Patienten aufrechtzuerhalten, können sie sich nützlich fühlen und einen Sinn in dieser schwierigen Zeit finden.

Die Rolle der Pflegekraft bei der Bewältigung der Emotionen von Angehörigen

Angehörige von Patienten im Endstadium oder mit einer unheilbaren Krankheit durchleben eine Vielzahl von Gefühlen, die manchmal widersprüchlich sind. Sie können tiefe Traurigkeit, Wut, Schuldgefühle oder auch Hilflosigkeit empfinden. Der Pfleger sollte auf diese Reaktionen achten und den Familien helfen, **mit ihren Emotionen umzugehen**, ohne sich verurteilt zu fühlen.

Manche Familien äußern ihre **Wut** über die Krankheit, über das medizinische Team oder sogar über den Patienten. Es ist wichtig zu verstehen, dass diese Reaktionen häufig ihren Schmerz und ihre Unfähigkeit, die Situation zu kontrollieren, widerspiegeln. Der Pflegende sollte diese Wut daher wohlwollend aufnehmen und den Angehörigen dabei helfen, sie zu verbalisieren und konstruktiv zu kanalisieren.

Schuldgefühle sind ebenfalls ein häufiges Gefühl bei den Familien, die sich angesichts der Entscheidung, bestimmte Behandlungen abzubrechen oder in die Palliativpflege zu wechseln, vielleicht fragen, ob sie die richtige Entscheidung getroffen haben. Der Pflegende sollte sie beruhigen, indem er erklärt, dass die Entscheidung für eine palliativmedizinische Versorgung im besten Interesse des Patienten getroffen wird, unter Berücksichtigung seines Gesundheitszustands und seines Leidens. Indem der Pflegende betont, dass alles getan wird, um die Würde und das Wohlbefinden des Patienten zu wahren, hilft er den Angehörigen zu verstehen, dass sie eine Entscheidung getroffen haben, die auf Liebe und Respekt beruht und nicht auf Vernachlässigung.

Schließlich sollte die Pflegekraft einen **Raum der Unterstützung** anbieten, in dem die Angehörigen ihre Ängste, Befürchtungen und ihre Traurigkeit frei äußern können. Oft ist es hilfreich, daran zu erinnern, dass diese Emotionen normal sind und nicht versteckt werden müssen. Indem der Pfleger eine Umgebung schafft, in der sich die Familien gehört und unterstützt fühlen, trägt er dazu bei, einen Teil der emotionalen Last, die sie tragen, zu lindern.

Die Bedeutung von Kommunikation und Zeit

In diesen schwierigen Momenten ist **Kommunikation** von größter Bedeutung. Entscheidungen im Zusammenhang mit dem Lebensende oder dem Eintritt in die Palliativpflege bedürfen oft mehrerer Gespräche, bis sie vollständig akzeptiert werden. Der Pflegende sollte einen offenen und regelmäßigen Dialog mit den Angehörigen fördern und dafür sorgen, dass diese ausreichend Zeit haben, um ihre Fragen zu stellen und ihre Zweifel zu äußern. Jede Familie hat ein anderes Tempo, um die Realität der Situation zu akzeptieren, und es ist wichtig, dieses Tempo zu respektieren und gleichzeitig weiterhin klare Informationen und Erklärungen anzubieten.

Auch die Aufrechterhaltung einer transparenten Kommunikation zwischen den verschiedenen Behandlungsteams und den Familien ist von entscheidender Bedeutung. Der Pfleger kann eine **Vermittlerrolle** einnehmen, indem er den Austausch zwischen Angehörigen und Ärzten erleichtert, komplizierte medizinische Begriffe erklärt oder praktische Aspekte der Palliativmedizin verdeutlicht.

Unterstützung der Angehörigen während und nach der terminalen Phase

Die Unterstützung der Familien endet nicht mit dem Treffen schwieriger Entscheidungen. Sobald eine palliativmedizinische Versorgung eingerichtet ist, benötigen die Angehörigen möglicherweise eine kontinuierliche Begleitung, um mit dem Fortschreiten der Krankheit fertig zu werden. Der Betreuer sollte anwesend sein, um ihnen zu helfen, die Veränderungen im Gesundheitszustand des Patienten zu verstehen, sich an der Pflege zu beteiligen, wenn sie dies wünschen, und die letzten Momente mit ihrem Angehörigen in **vollen Zügen zu genießen**.

Auch nach dem Tod bleibt die Rolle des Pflegers entscheidend. Er kann den trauernden Angehörigen ein **offenes Ohr** bieten, ihnen durch die ersten Phasen der Trauer helfen und sie bei Bedarf an unterstützende Ressourcen wie Psychologen oder Gesprächsgruppen verweisen.

3 Umgang mit schwierigen Situationen

• Wutanfälle, Behandlungsverweigerung: Wie reagieren?
Wutanfälle und Pflegeverweigerung sind heikle Situationen, mit denen Pflegekräfte, insbesondere Pflegehelfer, in ihrem Alltag konfrontiert werden können. Diese Reaktionen sind oft Ausdruck einer tiefen psychologischen Notlage, eines Gefühls der Ohnmacht oder des Bedürfnisses, angesichts einer als bedrückend empfundenen medizinischen Situation eine gewisse Kontrolle zurückzugewinnen. Es ist wichtig, auf solche Verhaltensweisen mit Einfühlungsvermögen, Ruhe und Professionalität zu reagieren, um die Spannungen zu lösen und das Vertrauensverhältnis zum Patienten wiederherzustellen. Das Ziel besteht nicht nur darin, die Krise zu bewältigen, sondern auch darin, ihren Ursprung zu verstehen, geeignete Lösungen anzubieten und dem Patienten zu ermöglichen, eine gewisse Gelassenheit wiederzuerlangen.

Verstehen Sie die Ursachen von Wutanfällen und Behandlungsverweigerung

Wutanfälle und Pflegeverweigerung sind oft emotional aufgeladene Reaktionen. Hinter diesen Verhaltensweisen stecken meist tiefere Ursachen, die man unbedingt verstehen muss, um angemessen reagieren zu können.

In vielen Fällen kann Wut das Ergebnis eines **Gefühls der Hilflosigkeit** angesichts der Krankheit oder der medizinischen Situation **sein**. Patienten, die mit schwerwiegenden Diagnosen oder belastenden Behandlungen konfrontiert sind, haben möglicherweise das Gefühl, die Kontrolle über ihren eigenen Körper und die Entscheidungen, die für sie getroffen werden, zu verlieren. Dieses Gefühl kann sich in Wutausbrüchen äußern, die sich gegen das Pflegepersonal richten, das als "Vollstrecker" medizinischer Entscheidungen angesehen wird.

Die **Verweigerung der Behandlung** kann ihrerseits eine Möglichkeit für den Patienten sein, in einer Situation, in der er sich hilflos fühlt, **wieder die Kontrolle** zu **erlangen**. Indem er eine Behandlung, eine Untersuchung oder ein Verfahren ablehnt, bekräftigt der Patient seine Fähigkeit, Entscheidungen über seinen eigenen Körper zu treffen, auch wenn diese Entscheidungen gegen die Empfehlungen des Pflegepersonals verstoßen.

Es ist auch wichtig zu bedenken, dass diese Reaktionen mit einer **tiefen Angst** verbunden sein können. Hinter Wut kann sich die Angst vor Schmerzen, die Furcht vor dem Unbekannten oder die Sorge um die Behandlungsergebnisse verbergen. Die Verweigerung von Behandlungen kann auch aus Angst vor Nebenwirkungen, zusätzlichem Leid oder einer Verschlechterung des Gesundheitszustands erfolgen.

Ruhig und einfühlsam reagieren: Die Bedeutung der De-Eskalation

Die erste Regel, wenn man mit einem Wutanfall oder einer Behandlungsverweigerung konfrontiert wird, lautet: **Ruhe bewahren**. Es ist von größter Wichtigkeit, nicht mit Ärger oder Ungeduld zu reagieren, auch wenn die Situation im Moment schwierig zu bewältigen sein mag. Auf den Zorn des Patienten sollte die Reaktion des Pflegers auf Beschwichtigung ausgerichtet sein.

Die **körperliche Haltung** spielt eine wichtige Rolle. Es ist am besten, sich auf Augenhöhe mit dem Patienten zu positionieren und abrupte Gesten oder als dominant empfundene Haltungen zu vermeiden. Eine ruhige und besonnene Stimme, ein wohlwollender Blickkontakt und aufmerksames Zuhören sind für die Lösung der Situation von entscheidender Bedeutung. Dem

Patienten zu zeigen, dass er gehört und ernst genommen wird, ist ein erster Schritt, um die Intensität seines Ärgers zu verringern.

Aktives Zuhören ist einer der Schlüssel zur Entschärfung von Krisen. Anstatt zu versuchen, den Patienten sofort davon zu überzeugen, die Behandlung zu akzeptieren, ist es wichtig, ihm Raum zu geben, um seinen Ärger oder seine Sorgen auszudrücken. Der Patient muss das Gefühl haben, dass er frei sprechen kann, ohne unterbrochen oder verurteilt zu werden. Dadurch kann oft ein Teil der angestauten Spannung abgebaut und ein besseres Verständnis für die Beweggründe seiner Reaktion erreicht werden.

Es kann hilfreich sein, die Worte des Patienten **umzuformulieren**, um zu zeigen, dass Sie verstanden haben, wie er sich fühlt. Zum Beispiel: "Ich verstehe, dass Sie sich wütend fühlen, weil Sie das Gefühl haben, dass man Ihnen nicht ausreichend zuhört" oder "Ich sehe, dass diese Situation für Sie schwierig ist, und es ist normal, dass Sie sich Sorgen machen". Durch diese Neuformulierung fühlt sich der Patient in seinen Gefühlen bestätigt, was zur Beruhigung der Situation beitragen kann.

Versuchen, die eigentliche Ursache für die Verweigerung der Gesundheitsversorgung zu verstehen

Wenn ein Patient eine Pflege oder Behandlung ablehnt, ist es von entscheidender Bedeutung, die Gründe dafür zu verstehen. Der Pfleger, der in der Beziehung zum Patienten an vorderster Front steht, kann eine Schlüsselrolle dabei spielen, die **Quellen des Widerstands** zu identifizieren. Häufig handelt es sich dabei um unausgesprochene Ängste, mangelndes Verständnis der Behandlung oder den Wunsch, die Kontrolle wiederzuerlangen.

Eine Strategie besteht darin, **offene Fragen zu stellen**, um den Patienten zu ermutigen, seine Ablehnung zu erklären: "Können

Sie mir sagen, was Sie an dieser Behandlung beunruhigt?", "Ist es das Verfahren, das Ihnen Angst macht?" oder "Gibt es etwas, was Sie gerne besser über diese Behandlung verstehen würden?". Diese Fragen ermöglichen es, den zugrunde liegenden Gründen für die Ablehnung einer Behandlung auf den Grund zu gehen, und zeigen gleichzeitig, dass die Pflegekraft versucht, die Sichtweise des Patienten zu verstehen.

Wenn die Gründe für die Ablehnung ermittelt wurden, ist es leichter, **beruhigende Erklärungen** anzubieten oder **Alternativen** vorzuschlagen, die die Bedenken des Patienten respektieren. Wenn ein Patient z. B. eine Blutentnahme aus Angst vor Schmerzen ablehnt, kann er durch die Anwendung eines örtlichen Betäubungsmittels beruhigt werden. Wenn die Angst aus mangelndem Verständnis für die Nebenwirkungen einer Behandlung herrührt, können klare und detaillierte Erklärungen helfen, die Vorbehalte abzubauen. Der Pfleger kann dann als **Aufklärer** fungieren, indem er die Vorteile der Behandlung erklärt und die Fragen des Patienten beantwortet.

Kompromisse vorschlagen und dabei die Autonomie des Patienten respektieren

Angesichts der Verweigerung der Pflege ist es wesentlich, sich daran zu erinnern, dass der Patient seine **Autonomie** und das Recht, Entscheidungen über seine Gesundheit zu treffen, behält. Es ist jedoch möglich, **Kompromisse** zu finden, um einen vollständigen Abbruch der Pflegebeziehung zu vermeiden. Der Pflegende kann z. B. vorschlagen, die Pflege aufzuschieben oder sie unter Bedingungen durchzuführen, die die Bedürfnisse oder Bedenken des Patienten besser berücksichtigen.

Die Idee ist, den Patienten in die Entscheidungen über seine Versorgung einzubeziehen, anstatt ihm eine Behandlung aufzuzwingen. Wenn ein Patient beispielsweise eine nasogastrale Sonde ablehnt, kann es hilfreich sein, alternative Optionen zu besprechen, dem Patienten Zeit zum Nachdenken zu geben und Fragen zu stellen. Die Pflegekraft kann den Patienten auch fragen, was er sich wünschen würde oder womit er sich wohler fühlen würde: "Was kann ich tun, damit diese Pflege für Sie erträglicher wird?".

Wenn man den Patienten in den Entscheidungsprozess einbezieht, kann er **eine Art Kontrolle zurückgewinnen**, was manchmal schon ausreicht, um den Widerstand zu mindern und ein Klima des Vertrauens wiederherzustellen. Dieser ständige Dialog zwischen Behandler und Patient ist ein starkes Mittel, um Blockaden zu lösen.

Wutausbrüchen vorbeugen: eine vorausschauende Arbeit

Obwohl es unmöglich ist, alle Wutanfälle oder Behandlungsverweigerungen zu vermeiden, kann man ihnen oft **vorbeugen, indem man** die Bedürfnisse und Sorgen des Patienten vorwegnimmt. Durch eine **klare und kontinuierliche Kommunikation** kann der Patient während des gesamten Behandlungsverlaufs beruhigt werden.

Wenn Sie medizinische Verfahren im Voraus erklären, Einzelheiten darüber nennen, was der Patient zu erwarten hat, und Fragen beantworten, bevor sie überhaupt geäußert werden, können Sie Missverständnisse vermeiden und Ängste abbauen. Vor einer potenziell schmerzhaften Behandlung kann der Helfer beispielsweise Reaktionen vorwegnehmen, indem er genau erklärt, wie die Behandlung ablaufen wird, und Möglichkeiten vorschlägt, um die Beschwerden zu lindern (z. B. eine örtliche Betäubung oder Ablenkung).

Es ist auch von entscheidender Bedeutung, **auf die Vorboten** eines Wutanfalls **zu achten**. Wenn ein Patient beginnt, Anzeichen von Ungeduld, Aufregung oder Frustration zu zeigen, kann die Pflegekraft bereits im Vorfeld eingreifen, indem sie sich einen Moment Zeit nimmt, um mit dem Patienten zu sprechen, zu verstehen, was ihn stört, und die Pflege entsprechend anzupassen.

Das Pflegeteam für eine kollektive Begleitung heranziehen

In manchen Situationen können Wutanfälle oder die Verweigerung von Pflege besonders komplex und schwer allein zu bewältigen sein. Es ist wichtig, zu erkennen, wann es notwendig ist, **das Behandlungsteam** um kollektive Unterstützung zu **bitten**. Manchmal kann eine zusätzliche medizinische Meinung oder die Intervention eines Psychologen helfen, eine festgefahrene Situation zu lösen.

Die Pflegekraft sollte nicht zögern, ihre Beobachtungen mit dem Team zu teilen, Anpassungen der Pflege vorzuschlagen oder um Rat zu fragen, wenn der Patient die Pflege trotz mehrerer Gesprächsversuche weiterhin verweigert.

* Umgang mit Todesfällen in der gastroenterologischen Abteilung: menschlicher und professioneller Ansatz

Der Umgang mit Todesfällen in gastroenterologischen Abteilungen ist eine oft schwierige, aber unumgängliche Realität für die Pflegeteams. Der Verlust eines Patienten, ob erwartet oder plötzlich, löst sowohl bei den Angehörigen als auch beim Pflegepersonal komplexe Emotionen aus. Er erfordert einen sowohl menschlichen als auch professionellen Ansatz, bei dem Mitgefühl, Respekt und Unterstützung von entscheidender Bedeutung sind. Als Pflegekraft beschränkt sich die Rolle nicht nur auf die technischen Aspekte der postmortalen Pflege, sondern umfasst auch die Begleitung der Familien in einem Moment großer Verletzlichkeit, wobei darauf zu achten ist, dass ein würdiger und respektvoller Rahmen für den Verstorbenen aufrechterhalten wird.

Begleitung bis zum Ende: Die letzten Momente des Patienten

In gastroenterologischen Abteilungen werden manche Patienten in der Endphase ihrer Krankheit betreut, z. B. bei fortgeschrittenem Verdauungskrebs, irreversibler Zirrhose oder anderen schweren Erkrankungen. Wenn das Lebensende naht, kommt der Pflegekraft eine entscheidende Rolle zu, wenn es darum geht, den Patienten in seinen letzten Augenblicken zu begleiten. Der menschliche und professionelle Ansatz besteht darin, dafür zu sorgen, dass der Patient von einer fürsorglichen Pflege umgeben ist, die sich auf sein Wohlbefinden und seine Würde konzentriert.

Die **Palliativpflege**, die häufig für Patienten am Lebensende eingerichtet wird, zielt in erster Linie darauf ab, Schmerzen und störende Symptome zu lindern und dabei den Willen des Patienten zu respektieren. Der Pfleger spielt eine Schlüsselrolle bei der Durchführung der Komfortpflege, indem er dafür sorgt, dass der Patient bequem sitzt, seine Schmerzen gut kontrolliert werden und seine Hygiene gewahrt bleibt. In diesem Stadium sind einfache Gesten wie das Befeuchten der Lippen des Patienten, das Neueinstellen des Kissens oder die Aufrechterhaltung des Blick- und Sprachkontakts, selbst wenn der Patient bewusstlos ist, entscheidend, um die Menschlichkeit und den Respekt zu zeigen, die der Patient bis zu seinem letzten Moment verdient.

Zur Sterbebegleitung gehört auch eine **stille**, aber beruhigende **Präsenz**, selbst wenn der Patient nicht mehr interagieren kann. Der Pflegende kann dafür sorgen, dass die Angehörigen einen intimen Moment mit dem Patienten haben, ohne unterbrochen zu werden, und ihnen zur Verfügung stehen, um auf ihre Bedürfnisse oder Sorgen einzugehen. Allein die Tatsache, dass sie da sind und zur Verfügung stehen, kann der Familie in diesen schmerzhaften Momenten Trost bieten.

Die Todesnachricht: Angehörige einfühlsam unterstützen

Die Mitteilung eines Todesfalls ist ein äußerst sensibler Moment, der für die Familien oft mit Schock und Traurigkeit verbunden ist. Wenn ein Patient stirbt, ist es für den Pflegehelfer vorrangig, dafür zu sorgen, dass die **Kommunikation mit den Angehörigen** klar und respektvoll verläuft. Obwohl die offizielle Todesnachricht in der Regel von einem Arzt überbracht wird, ist der Pflegehelfer häufig anwesend, um die Familien vor, während und nach dieser Nachricht zu unterstützen.

Der erste Schritt besteht darin, **eine geeignete Umgebung** für die Ankündigung zu **schaffen**. Es ist wichtig, den Angehörigen einen privaten, ruhigen Raum anzubieten, in dem sie die Nachricht empfangen können, ohne den Blicken von außen oder der Hektik des Krankenhauses ausgesetzt zu sein. Der Pfleger kann die Familie auf diesen Moment vorbereiten, indem er sie wohlwollend empfängt und ihnen moralische Unterstützung bietet.

Sobald der Tod bekannt ist, können die Angehörigen sehr unterschiedlich reagieren: Manche schweigen, andere weinen oder bringen ihren Schmerz durch Gesten oder wütende Worte zum Ausdruck. Der Pflegende sollte **für all diese Reaktionen offen** sein, ihnen Raum für ihre Trauer lassen und ihnen gleichzeitig eine tröstende Präsenz anbieten. Oft ist es hilfreich, den Angehörigen anzubieten, bei dem Verstorbenen zu bleiben, wenn sie dies wünschen, wobei darauf zu achten ist, dass die Intimsphäre und die Würde des Patienten respektiert werden.

Die Pflegekraft kann den Familien auch praktische Informationen über die weiteren Schritte geben (Verwaltungsformalitäten, Kontakt mit dem Bestattungsdienst), wobei sie darauf achten muss, diesen Moment der Besinnung nicht zu überstürzen. Es ist wichtig, der Familie Zeit zu geben, sich vom Verstorbenen zu verabschieden, ohne ihnen einen Rhythmus oder Zwänge aufzuzwingen.

Postmortale Betreuung: Respekt und Würde des Verstorbenen

Nach dem Tod besteht eine der Hauptaufgaben der Pflegekraft darin, den Körper des Patienten so zu versorgen, dass seine Würde gewahrt bleibt. Die **postmortale Pflege** ist eine hochsymbolische Handlung, die mit Sorgfalt und Respekt durchgeführt werden muss. Es geht darum, den Körper für den Besuch der Angehörigen oder für die Überführung in das Sterbezimmer vorzubereiten und dabei darauf zu achten, dass die Wünsche des Patienten und seiner Familie respektiert werden.

Die erste Handlung besteht darin, den **Verstorbenen** behutsam zu **pflegen**, indem der Körper gewaschen und der Verstorbene angemessen gekleidet wird. Der Pfleger sollte darauf achten, dass die Handgriffe in einer ruhigen und würdevollen Umgebung ausgeführt werden, wobei er sich vor Augen hält, dass die Achtung des Körpers eine Form der Ehrerbietung gegenüber dem Patienten darstellt. Dazu gehört auch, die Augen zu schließen, die Arme auf natürliche Weise zu legen und den Körper mit einem sauberen Laken zu bedecken.

Wenn die Angehörigen den Verstorbenen nach der postmortalen Pflege sehen möchten, ist es von entscheidender Bedeutung, für eine **beruhigende** Präsentation zu sorgen. Der Pfleger kann darauf achten, den Angehörigen zu erklären, was sie zu erwarten haben, und ihnen gleichzeitig private Zeiträume zur Verfügung stellen, in denen sie sich besinnen können. Die Angehörigen können manchmal von der körperlichen Veränderung des Verstorbenen erschüttert sein, und es ist wichtig, in der Nähe zu bleiben, um sie in dieser Zeit zu begleiten.

Begleitung von Pflegeteams in der Trauerphase

Der Tod eines Patienten kann auch das Pflegeteam betreffen, insbesondere wenn der Patient über einen längeren Zeitraum betreut wurde oder wenn sich persönliche Bindungen entwickelt haben. Der Pflegende als Mitglied dieses Teams kann Traurigkeit oder ein Gefühl des Verlusts empfinden, insbesondere wenn es sich um einen schwierigen oder unerwarteten Todesfall handelt. Es ist wichtig, dass die Betreuer auch **ihre eigene Trauer zum Ausdruck bringen** und Wege finden können, mit diesen belastenden Momenten umzugehen.

Innerhalb von Teams kann es hilfreich sein, nach einem Todesfall eine **Gesprächszeit** einzurichten, in der alle Beteiligten ihre Gefühle ausdrücken können. Dieser Austausch kann den Zusammenhalt des Teams stärken und dazu beitragen, die emotionale Belastung besser zu bewältigen. Auch der Pfleger, obwohl er oft als derjenige wahrgenommen wird, der beruhigen und unterstützen muss, kann diese gegenseitige Unterstützung brauchen. Die emotionalen Auswirkungen des Todes eines Patienten auf das Pflegepersonal sollten unbedingt nicht heruntergespielt werden.

Verwaltung der administrativen Schritte und Beziehung zur Familie

Neben der emotionalen Begleitung muss der Pflegehelfer auch die **Koordination der** nach einem Todesfall notwendigen **administrativen Schritte** übernehmen. Dazu gehören die Vermittlung von Kontakten zu Bestattungsdiensten, die Verwaltung der persönlichen Gegenstände des Verstorbenen sowie die Übermittlung der Dokumente, die die Familie für die Organisation der Beerdigung benötigt.

Familien, die oft unter Schock stehen, können von der Menge der Schritte, die nach dem Verlust eines Angehörigen zu erledigen sind, überfordert sein. Die Pflegekraft kann eine Schlüsselrolle spielen, indem sie **die** zu unternehmenden **Schritte klärt**, einfache und praktische Informationen bereitstellt und die Familie an die zuständigen Personen oder Dienste verweist. Es ist wichtig, eine geduldige und wohlwollende Haltung einzunehmen, die Zeit der Familie zu respektieren und zu vermeiden, ihnen übereilte Entscheidungen aufzuzwingen.

Als Pflegekraft auf sich selbst achten

Der wiederholte Umgang mit Todesfällen kann anstrengend sein, und es ist entscheidend, dass Pflegekräfte auf ihre **geistige und emotionale Gesundheit** achten. Pflegende stehen oft an vorderster Front, um Leid und Verlust zu begleiten, und dies kann zu einer Anhäufung von Stress oder Traurigkeit führen. Es ist entscheidend, diese emotionale Belastung zu erkennen und Wege zu finden, mit ihr umzugehen, sei es durch Gespräche mit Kollegen, Debriefings nach einem Todesfall oder Entspannungstechniken.

Gesundheitseinrichtungen können den Pflegeteams auch **psychologische Unterstützung** anbieten, insbesondere in Abteilungen, in denen häufig Todesfälle auftreten. Es ist wichtig, dass die Pflegekräfte nicht zögern, diese Ressourcen zu nutzen, um einem Burnout oder einem Gefühl der Überforderung im Angesicht des Todes vorzubeugen.

Kapitel 6

Die besonderen Herausforderungen des Berufs der Gastroenterologiepfle gehelfer/innen

1 Physische Herausforderungen: ein anspruchsvoller Beruf

- Verwaltung der schweren körperlichen Pflege (Mobilisierung der Patienten, komplexe Hygienepflege)

Die Verwaltung schwerer körperlicher Pflegemaßnahmen, wie die Mobilisierung von Patienten oder komplexe Hygienepflege, ist eine wesentliche Aufgabe bei der Betreuung von Krankenhauspatienten, insbesondere in der Gastroenterologie. Diese Pflege ist besonders wichtig für bettlägerige Patienten, die an schweren Krankheiten leiden oder sich schweren chirurgischen Eingriffen unterzogen haben. Sie erfordern nicht nur technische Fertigkeiten, sondern auch einen menschlichen Ansatz, der den Komfort, die Würde und das Wohlbefinden des Patienten in den Mittelpunkt der Betreuung stellt. Die Pflegekraft spielt bei dieser Betreuung eine grundlegende Rolle und sorgt für eine angemessene Pflege, die die Fähigkeiten und Grenzen des Patienten respektiert.

Die Mobilisierung von Patienten: Erhaltung der Mobilität und Vermeidung von Komplikationen

Die Mobilisierung von Patienten ist ein entscheidender Aspekt der schweren körperlichen Pflege, insbesondere bei Patienten, die über einen längeren Zeitraum bettlägerig sind. Längere Immobilität kann zu Komplikationen wie Druckgeschwüren, Atembeschwerden, Harnwegsinfektionen oder Thrombosen führen. Die regelmäßige Mobilisierung eines Patienten hilft, diese Komplikationen zu verhindern und einen gewissen Muskeltonus zu erhalten.

Die Mobilisierung an den Zustand des Patienten anpassen

Jeder Patient verfügt über unterschiedliche körperliche Fähigkeiten, die von seinem Gesundheitszustand, seinem Alter, seinem Schmerzniveau und den durchgeführten Eingriffen abhängen. Daher ist es von entscheidender Bedeutung, die Mobilisierungstechniken an die spezifischen Bedürfnisse jedes einzelnen Patienten anzupassen. Ein Patient, der sich beispielsweise gerade einer Bauchoperation unterzogen hat, wird Schwierigkeiten haben, allein aufzustehen oder sich zu bewegen, und es wird notwendig sein, ihm zu helfen, Körperhaltungen einzunehmen, die die Spannung auf den operierten Bereich begrenzen.

Vor jeder Mobilisierung ist es von größter Wichtigkeit, den Zustand des Patienten zu beurteilen und ihn darüber zu **informieren**, was getan werden soll. Dies verringert die Angst und fördert seine Kooperation. Die Pflegekraft sollte auch darauf achten, dass sie **Handhabungstechniken** anwendet, die sowohl den Patienten als auch die Pflegekraft schützen, indem sie ergonomische Körperhaltungen einnimmt und, wenn möglich, technische Hilfsmittel (wie Lifter oder Gleitlaken) verwendet, um das Verletzungsrisiko zu vermeiden.

Mobilisierung kann so einfach sein, wie **die Position** im Bett zu **ändern**, den Patienten von einer Seite auf die andere zu drehen, um Druckstellen zu vermeiden, oder ihm zu helfen, sich auf die Bettkante zu setzen, um die Blutzirkulation anzuregen. Diese Handgriffe mögen gering erscheinen, haben aber einen großen Einfluss auf den Komfort des Patienten und die Vermeidung von Komplikationen, die mit längerer Bettlägerigkeit verbunden sind.

Autonomie in der Mobilität fördern

Soweit möglich, ist es wichtig, den Patienten zu ermutigen, sich an seiner eigenen Mobilisierung zu beteiligen. Auch wenn der Patient geschwächt ist, fördert es die Rehabilitation und Selbstständigkeit, wenn man ihm hilft, kleine Bewegungen selbst auszuführen, z. B. mit den Füßen zu schieben oder sich am Bettrahmen festzuhalten. Die Pflegekraft sollte in der Nähe bleiben, um die Sicherheit des Patienten zu gewährleisten und ihn bei seinen Bewegungen anzuleiten, aber es ist wichtig, dem Patienten den nötigen Freiraum zu lassen, damit er sich aktiv an seiner eigenen Pflege beteiligen kann.

Bei Patienten, die mit Unterstützung aufstehen können, kann der Pfleger sie **beim Gehen begleiten,** indem er das Gleichgewicht unterstützt oder eine **Gehhilfe** oder einen Gehstock benutzt. Diese Momente der aktiven Mobilisierung sind entscheidend, um den Kreislauf anzuregen, der Entstehung von Venenthrombosen vorzubeugen und dem Patienten das Vertrauen in seine körperlichen Fähigkeiten zurückzugeben.

Komplexe Hygienepflege: Würde und Komfort des Patienten aufrechterhalten

Die Hygienepflege ist ein weiterer wichtiger Aspekt der schweren körperlichen Pflege. Manche Patienten können aufgrund ihres Gesundheitszustands oder ihrer Immobilität nicht mehr selbstständig für ihre Hygiene sorgen. Die Pflegekraft muss dann eingreifen, um diese Pflege zu leisten und gleichzeitig die Würde des Patienten zu wahren.

Betttoilette: eine delikate und notwendige Pflege

Für bettlägerige Patienten, die nicht aufstehen können, ist das Waschen im Bett ein entscheidender Moment. Es dient nicht nur der Aufrechterhaltung einer **guten** Körperhygiene, sondern auch der Vermeidung von Hautinfektionen, Druckgeschwüren und Beschwerden durch Schwitzen oder Ansammlung von Körpersekreten. Die Körperpflege im Bett sollte behutsam erfolgen, wobei darauf zu achten ist, dass sich der Patient nicht verletzlich oder ungeschützt fühlt.

Bevor Sie mit der Körperpflege beginnen, müssen Sie unbedingt **die** notwendigen **Materialien** (Handschuhe, Handtücher, Schüssel mit lauwarmem Wasser, milde Seife, Bettschutz) **vorbereiten** und **den Patienten** über jeden Schritt **informieren.** Die Pflege sollte schrittweise durchgeführt werden, wobei Körperteile, die nicht gewaschen werden, bedeckt werden sollten, um die Wärme und die Intimsphäre des Patienten zu erhalten.

Die Pflegekraft sollte darauf achten, dass sie **empfindliche Bereiche** wie Hautfalten, Achselhöhlen, Damm und Bereiche, in denen medizinische Geräte vorhanden sind (Sonden, Drainagen, Verbände), gründlich reinigt und trocknet. Durch diese Pflege kann das Risiko von Infektionen und Hautreizungen verringert werden. Die Wahrung der **Diskretion** und die Kommunikation während der gesamten Pflege sorgen dafür, dass sich der Patient trotz seiner Abhängigkeit wohl und respektiert fühlt.

Umgang mit inkontinenten Patienten

Der Umgang mit Inkontinenz, sei es Harn- oder Stuhlinkontinenz, ist Teil der komplexen Hygienepflege, insbesondere bei Patienten mit Erkrankungen des Verdauungstrakts oder nach Operationen. Da Inkontinenz als Verlust der Autonomie und als Verletzung der Würde erlebt werden kann, ist es entscheidend, dass diese Pflege mit größter **Sensibilität** und **Einfühlungsvermögen** durchgeführt wird.

Es ist wichtig, die Einlagen regelmäßig zu wechseln, darauf zu achten, dass die Haut des Patienten nach jedem Wechsel gut gereinigt und mit Feuchtigkeit versorgt wird, und geeignete Pflegeprodukte zu verwenden, um Irritationen zu vermeiden. Die Pflegekraft muss auch auf **Anzeichen von Reizungen** oder Mazeration achten, die zu Hautinfektionen oder Druckgeschwüren führen können. Diese Pflege muss schnell und effizient durchgeführt werden, wobei dem Patienten jeder Handgriff erklärt werden muss, damit er sich nicht infantilisiert oder abgewertet fühlt.

Damm- und Stomapflege

Patienten, die sich chirurgischen Eingriffen im Verdauungstrakt unterzogen haben, wie z. B. einer Kolostomie, benötigen eine spezielle Hygienepflege, insbesondere im Bereich des Stomas. Die Stomaversorgung erfordert **technische Präzision** und besondere Aufmerksamkeit, um lokale Komplikationen (Infektion, Hautreizung) zu vermeiden.

Die Pflegekraft muss die technischen Handgriffe beherrschen, um die **Stomabeutel zu wechseln**, die Haut um das Stoma herum sanft zu reinigen und geeignete Hautschutzmittel anzubringen. Diese Pflege ist auch eine Gelegenheit, die peristomiale Haut auf Anomalien oder Irritationen zu beobachten, die ein ärztliches Eingreifen erfordern würden.

Wie bei allen Hygienebehandlungen ist es von entscheidender Bedeutung, **die Intimsphäre** des Patienten zu **respektieren** und ihn über den Verlauf seiner Pflege zu beruhigen. Das Stoma kann für den Patienten eine Quelle der Angst sein, insbesondere wenn er sich an das Stoma anpassen muss. Die Pflegekraft spielt eine Schlüsselrolle bei der **psychologischen Betreuung**, indem sie jeden Schritt der Pflege erklärt und dem Patienten hilft, die neue Realität zu akzeptieren.

Mundpflege, Vermeidung von Druckgeschwüren und Hautüberwachung

Patienten, die längere Zeit bettlägerig sind, insbesondere solche, die sediert werden oder an schweren Krankheiten leiden, benötigen ebenfalls eine **spezielle Mundpflege**. Mundhygiene hilft, Infektionen (wie Pilzinfektionen oder Zahnfleischentzündungen) zu vermeiden, und trägt zum allgemeinen Wohlbefinden des Patienten bei, indem sie beispielsweise Mundtrockenheit oder schlechte Gerüche verringert.

Parallel dazu ist die Prävention von Druckgeschwüren bei immobilisierten Patienten eine Priorität. Dazu gehören **regelmäßige Positionswechsel** bei bettlägerigen Patienten, **die** Verwendung von Anti-Dekubitus-Matratzen oder -Kissen und die tägliche Überprüfung des Hautzustands, insbesondere an den Risikobereichen (Fersen, Kreuzbein, Ellenbogen).

Die Pflegekraft sollte auf **Anzeichen von** Hautrötungen oder -verletzungen achten, die auf übermäßigen Druck oder eine schlechte Verteilung der Auflagepunkte hinweisen können. Die

Dekubitusprophylaxe ist eine eigenständige Pflegemaßnahme, die eine ständige Überwachung in Verbindung mit einer guten Hygiene und der Versorgung der Haut mit Feuchtigkeit erfordert.

Die Würde des Patienten während der gesamten Pflege respektieren

Bei allen schweren körperlichen Pflegemaßnahmen, sei es Mobilisierung oder komplexe Hygienepflege, ist das wichtigste Ziel, **die Würde des Patienten** zu **wahren**. Jeder Handgriff muss mit Respekt ausgeführt werden, wobei darauf zu achten ist, den Patienten zu informieren und seine Intimsphäre zu respektieren.

Die Rolle der Pflegekraft besteht darin, **technische Kompetenz** und **Einfühlungsvermögen** miteinander zu verbinden, damit die Pflege, selbst die invasivsten oder unangenehmsten Tätigkeiten, in einem Klima des Vertrauens und der Gelassenheit ablaufen kann. Die Beachtung des Rhythmus des Patienten, die Anpassung der Handgriffe an seine Toleranz und die Berücksichtigung seiner körperlichen und emotionalen Bedürfnisse sind die Grundpfeiler einer erfolgreichen Pflege.

- Müdigkeit aufgrund von Schichtarbeit und emotionaler Belastung

Erschöpfung aufgrund von Schichtarbeit und emotionaler Belastung ist eine allgegenwärtige Realität für Pflegekräfte, insbesondere für diejenigen, die in anspruchsvollen Abteilungen wie der Gastroenterologie arbeiten. Die Arbeit in Schichtarbeit, nachts oder am Wochenende kann in Verbindung mit der schweren emotionalen Belastung, die mit der Betreuung von oft schwerkranken Patienten einhergeht, zu körperlicher und geistiger Erschöpfung führen. Wenn diese Erschöpfung nicht richtig bewältigt wird, kann sie sich nicht nur auf die Qualität der Patientenversorgung, sondern auch auf die Gesundheit und das Wohlbefinden der Pflegekräfte selbst auswirken.

Die Auswirkungen von Schichtarbeit auf den Biorhythmus

Arbeit zu unterschiedlichen Zeiten, insbesondere Nachtschichten oder längere Bereitschaftsdienste, stören den **zirkadianen Rhythmus**, der unsere innere Uhr reguliert. Diese Störung kann sich unmittelbar auf den Schlaf, die Energie und die Konzentration auswirken und längerfristige Folgen für die Gesundheit haben.

Wenn der Körper gezwungen ist, zu Zeiten zu funktionieren, in denen er normalerweise ruhen sollte, wie z. B. nachts, kommt es zu einem **Ungleichgewicht**, das sich auf den Schlaf, die Hormone und die Stimmung auswirkt. Der Schlaf am Tag, der oft kürzer und weniger erholsam ist als der in der Nacht, kann die angesammelte Müdigkeit nicht vollständig ausgleichen. Pflegekräfte, insbesondere solche, die abwechselnd Tag und Nacht arbeiten, können Schwierigkeiten haben, einzuschlafen oder einen tiefen und kontinuierlichen Schlaf zu bekommen, was zu chronischer Müdigkeit führt.

Schlafmangel kann auch die **Konzentration**, die Entscheidungsfindung und die Reflexe beeinträchtigen, was besonders im Pflegebereich bedenklich ist, wo jeder Handgriff weitreichende Folgen für die Gesundheit der Patienten haben kann. Pflegekräfte mit Schichtdienst können sich weniger wachsam fühlen, anfälliger für Fehler sein oder keine Geduld mit schwierigen Situationen haben, was ihren Stress und ihr Gefühl der Erschöpfung verstärkt.

Körperliche und emotionale Erschöpfung: eine erschöpfende Kombination

Neben der Müdigkeit aufgrund von Schichtarbeit müssen Pflegekräfte auch eine **starke emotionale Belastung** bewältigen. Die Pflege schwerkranker Patienten, die Begleitung von Familien in Angst und Trauer und das tägliche Miterleben von Leid führen zu einer psychischen Erschöpfung, die sich mit der Zeit ansammelt.

Die **emotionale Belastung** ergibt sich aus dem ständigen Kontakt mit Schmerzen, Krankheit und Tod. Die Pflegekraft steht oft an vorderster Front, um Patienten in schwierigen Momenten beizustehen, manchmal in der Endphase ihres Lebens oder nach schweren Eingriffen. Diese Nähe zu menschlichem Leid kann selbst bei ausgebildeten und erfahrenen Fachkräften zu einer sogenannten **Mitleidsmüdigkeit** führen. Dieses Phänomen tritt auf, wenn Pflegekräfte, die dem Leiden ihrer Patienten zu sehr ausgesetzt sind, eine emotionale Erschöpfung erfahren, die ihre Fähigkeit, Einfühlungsvermögen und Mitgefühl zu zeigen, verringert.

Darüber hinaus wird diese emotionale Belastung durch den **Umgang mit den Familien** und deren Begleitung in kritischen Momenten um eine weitere Dimension ergänzt. Die Last der Erwartungen der Angehörigen, ihre Ängste oder ihre Traurigkeit kommen zu der Verantwortung für die physische Versorgung der Patienten hinzu. Dies kann zu einem Gefühl **erhöhter Verantwortung** führen, das sich in noch stärkerer psychischer Erschöpfung niederschlägt. Wenn ein Patient stirbt oder sich sein Zustand trotz Pflege verschlechtert, können einige Pfleger eine Art **Schuldgefühl** oder **Frustration** empfinden, auch wenn sie rational wissen, dass sie alles getan haben, was sie konnten. Diese Emotionen können zusammen mit der körperlichen Erschöpfung zu einer allgemeinen Erschöpfung führen.

Auswirkungen auf die physische und psychische Gesundheit der Pflegenden

Unterschiedliche Arbeitszeiten und emotionale Belastungen wirken sich schädlich auf die **allgemeine Gesundheit von Pflegekräften aus.** Auf körperlicher Ebene kann chronischer Schlafmangel das Immunsystem schwächen, wodurch Pflegekräfte anfälliger für Infektionen, Herz-Kreislauf-Erkrankungen und Stoffwechselstörungen wie Diabetes werden.

Auch Verdauungsstörungen sind bei Nachtarbeitern häufig, da die Mahlzeiten zu unregelmäßigen Zeiten eingenommen werden und die Ernährung oft unausgewogen ist.

Die angesammelte Müdigkeit kann auch zu Problemen mit **Muskel- und Skelettschmerzen** führen, insbesondere bei Pflegekräften, die schwere körperliche Arbeit verrichten, wie z. B. Patienten mobilisieren oder längere Zeit im Bett pflegen. Durch fehlende Ruhepausen können sich die Muskeln nicht richtig erholen, was die Schmerzen verschlimmern und die Ausführung technischer Handgriffe erschweren kann.

Auf der mentalen Ebene kann unbewältigte **emotionale Erschöpfung** zu **Burnout** führen, einem Ausbrennen, das durch Verlust des Interesses an der Arbeit, Leistungsabfall und emotionale Distanzierung von den Patienten gekennzeichnet ist. Pflegekräfte mit Burnout können sich ständig erschöpft fühlen, gereizter sein und Schwierigkeiten haben, einen Sinn in ihrer Arbeit zu finden, was ihre Beziehung zu Patienten und Kollegen beeinträchtigt. In schweren Fällen kann dies zu **Angststörungen** oder Depressionen führen.

Strategien zur Bewältigung von Müdigkeit und emotionaler Belastung

Um die Auswirkungen der Müdigkeit aufgrund von Schichtarbeit und emotionaler Belastung abzumildern, ist es wichtig, Strategien zur **Stressbewältigung** zu entwickeln und ein gewisses Gleichgewicht zwischen Berufs- und Privatleben zu wahren.

Schlafmanagement und Arbeitszeiten

Einer der ersten Hebel, um besser mit Müdigkeit umzugehen, besteht darin, **sich an die unterschiedlichen Arbeitszeiten anzupassen**, indem man Rituale einführt, die einen qualitativ hochwertigen Schlaf fördern. Dazu können einfache Maßnahmen gehören wie die Verwendung von **Verdunkelungsvorhängen**, um den Schlaf am Tag zu fördern, die Einschränkung des

Koffeinkonsums vor der Nachtruhe oder die Schaffung einer **Schlafenszeitroutine**, die dem Körper signalisiert, dass es Zeit ist, sich zu entspannen, auch außerhalb der üblichen Schlafenszeiten.

Es ist auch wichtig, **ausreichende Ruhezeiten** zwischen den Schichten einzuhalten und zu vermeiden, dass zu viele Arbeitsstunden ohne angemessene Pausen zusammenkommen. Pflegekräfte sollten darauf achten, auf ihren Körper zu hören und um Unterstützung zu bitten, wenn die Arbeitsbelastung zu groß wird.

Emotionale Unterstützung und gegenseitige Hilfe

Auf der emotionalen Ebene ist die **Kommunikation innerhalb des Teams von** entscheidender Bedeutung. Wenn man mit Kollegen über seine Gefühle spricht, Schwierigkeiten mit ihnen teilt und sich gegenseitig unterstützt, hilft das, die emotionale Belastung zu verringern. In einigen Abteilungen werden nach schwierigen Ereignissen wie einem Todesfall oder einer kritischen Situation Nachbesprechungen durchgeführt, damit das Pflegepersonal seine Gefühle ausdrücken und den angestauten Stress abbauen kann.

Auch die Inanspruchnahme **psychologischer Unterstützung** kann hilfreich sein. Das Gespräch mit einer Fachkraft für psychische Gesundheit hilft, Stress und emotionale Erschöpfung in Worte zu fassen und Strategien zu finden, um besser mit arbeitsbedingten Emotionen umzugehen. Einige Einrichtungen bieten Unterstützungsprogramme für Pflegekräfte an, wie z. B. Beratungen mit einem Psychologen oder Workshops zum Thema Stressbewältigung.

Sich Zeit für sich selbst nehmen und das persönliche Gleichgewicht bewahren

Schließlich ist es für die Pflegekräfte von entscheidender Bedeutung, dass sie sich außerhalb der Arbeit **Zeit für sich selbst** nehmen, um ihr persönliches Gleichgewicht zu bewahren. Regelmäßige körperliche Betätigung, Entspannung außerhalb der Krankenhausumgebung und die Pflege sozialer Kontakte sind Mittel, um **neue Energie** zu **tanken** und sich körperlich und geistig zu erholen. Selbst mäßige körperliche Aktivität hilft, chronische Müdigkeit zu bekämpfen und verbessert die Schlafqualität.

Wenn man sich fernab der beruflichen Verantwortung Zeit für sich selbst nimmt, kann man **die Batterien aufladen** und neue Energie für die Herausforderungen der Arbeit gewinnen. Diese Momente der Entspannung sind unerlässlich, um zu verhindern, dass die Müdigkeit zu einem Dauerzustand wird, und um die Leidenschaft und Zufriedenheit zu bewahren, die die Arbeit mit den Patienten mit sich bringt.

Kapitel 7

Notfallmanagement in der Gastroenterologie

1 Kritische Situationen schnell erkennen und darauf reagieren

- Anzeichen eines hämorrhagischen Schocks und Umgang mit Blutungen im Verdauungstrakt

Ein hämorrhagischer Schock ist ein medizinischer Notfall, der auftritt, wenn der Körper einen starken Blutverlust erleidet, wodurch die Blutzirkulation und die Sauerstoffversorgung lebenswichtiger Organe beeinträchtigt werden. In der Gastroenterologie sind Blutungen im Verdauungstrakt eine häufige Ursache für diese Art von Schock, unabhängig davon, ob sie akut oder chronisch sind. Die Behandlung von Blutungen im Verdauungstrakt erfordert eine schnelle und koordinierte Aufmerksamkeit, die das Erkennen der Anzeichen eines hämorrhagischen Schocks, die Stabilisierung des Patienten und die Durchführung von Maßnahmen zur Blutstillung und zur Vermeidung von Komplikationen beinhaltet.

Anzeichen eines hämorrhagischen Schocks: Den Notfall erkennen

Ein hämorrhagischer Schock tritt auf, wenn die Menge des im Körper zirkulierenden Blutes deutlich abnimmt, wodurch Gewebe und Organe weniger mit Sauerstoff versorgt werden. Es ist von entscheidender Bedeutung, die **klinischen Anzeichen** schnell zu erkennen, damit Sie handeln können, bevor der Schock irreversibel wird.

Vitalzeichen und klinische Manifestationen

Zu den ersten Anzeichen eines hämorrhagischen Schocks gehören in der Regel **Tachykardie** (erhöhte Herzfrequenz) und **Hypotonie** (niedriger Blutdruck). Das Herz beschleunigt sich, um den Blutverlust auszugleichen und die Durchblutung der Organe aufrechtzuerhalten. In dem Maße, wie das Blutvolumen abnimmt, sinkt auch der Blutdruck, wodurch die Sauerstoffversorgung des Gewebes weiter beeinträchtigt wird.

Man beobachtet auch eine **blasse** Haut, die mit der peripheren Vasokonstriktion zusammenhängt, einer Reaktion des Körpers, um das Blut in die lebenswichtigen Organe umzuleiten. Die **Haut wird kalt und feucht**, ein Zeichen dafür, dass der Körper in eine Kompensationsphase eintritt, um wichtige Organe wie das Herz und das Gehirn zu erhalten. Weitere Symptome sind ein **verminderter** Harnfluss (Oligurie) und **geistige Verwirrung**, die auf eine schlechte Durchblutung **der** Nieren und **des** Gehirns hindeuten.

In einem späteren Stadium kann der Patient **Atembeschwerden** (Polypnoe) haben, da der Körper versucht, den Abfall der Sauerstoffzufuhr zu kompensieren. Auch das **Bewusstsein des Patienten** kann sich von anfänglicher Verwirrung zu Schläfrigkeit und sogar zu einem Koma verschlechtern, wenn der Schock nicht schnell behandelt wird.

Spezifische Anzeichen für eine Blutung im Verdauungstrakt

In der Gastroenterologie kann eine akute Blutung im Verdauungstrakt durch spezifischere Anzeichen wie **Melena**(schwarzer, teerartiger Stuhl) oder **Hämatemesis** (Erbrechen von Blut) angezeigt werden. Melena ist ein Zeichen für eine Blutung im oberen Teil des Gastrointestinaltrakts, die häufig mit einem Magen- oder Zwölffingerdarmgeschwür oder einer geplatzten Speiseröhrenvarizen in Verbindung steht.

Hämatochezie (hellrotes Blut im Stuhl) kann ebenfalls beobachtet werden, insbesondere bei Blutungen aus den unteren Abschnitten des Verdauungstrakts, z. B. bei Divertikulose oder Kolikverletzungen. Diese Anzeichen sollten das Pflegeteam sofort auf den Ernst der Lage und die Notwendigkeit einer dringenden Behandlung aufmerksam machen.

Umgang mit Blutungen im Verdauungstrakt: Stabilisierung des Patienten

Die Behandlung von Blutungen im Verdauungstrakt folgt einem genau festgelegten Protokoll, das darauf abzielt, den Patienten zu stabilisieren, die Blutung zu stoppen und Komplikationen zu verhindern. Die ersten Schritte bestehen darin, die Schwere der Blutung zu beurteilen, das zirkulierende Blutvolumen wiederherzustellen und die Blutungsquelle zu identifizieren, um sie zu behandeln.

Erstversorgung und Stabilisierung

Die **unmittelbare Priorität** bei einem hämorrhagischen Schock besteht darin, den hämodynamischen Zustand des Patienten zu stabilisieren. Das Hochlegen des Patienten in eine liegende Position mit hochgelagerten Beinen fördert die Durchblutung des Gehirns. Gleichzeitig ermöglicht das Legen eines oder mehrerer großkalibriger **venöser Zugänge** die schnelle Verabreichung von Reanimationsflüssigkeiten (Kristalloide oder Kolloide), um den Blutvolumenverlust auszugleichen und den Blutdruck wiederherzustellen.

Bei einem schweren Schock kann eine **Bluttransfusion** schnell erforderlich werden, um das Blutvolumen wiederherzustellen und die Sauerstoffversorgung des Gewebes zu verbessern. Die Überwachung der Vitalparameter (Blutdruck, Herzfrequenz, Sauerstoffsättigung) ist in dieser Phase von entscheidender Bedeutung, ebenso wie die Beurteilung des Blutverlusts über den Verdauungstrakt (Volumen und Aussehen des abgegebenen Blutes).

Parallel dazu ist die Verabreichung von **Sauerstoff** oft unerlässlich, um die Sauerstoffversorgung des Gewebes zu maximieren, insbesondere wenn die Perfusion durch Blutverlust beeinträchtigt ist. Durch die Überwachung der

Sauerstoffsättigung und des Atemzustands kann die Wirksamkeit dieser Maßnahme überprüft werden.

Suche nach der Quelle der Blutung

Sobald der Patient stabilisiert ist, besteht der nächste Schritt darin, die **Quelle der Blutung** zu identifizieren. Dies geschieht in der Regel durch eine endoskopische Untersuchung, z. B. eine **Magen-** oder **Darmspiegelung**, je nachdem, wo die Blutung vermutet wird. Diese Untersuchungen ermöglichen es nicht nur, die Ursache der Blutung zu identifizieren, sondern auch einzugreifen, um die Blutung zu stoppen.

Wenn z. B. ein blutendes **Geschwür** festgestellt wird, können endoskopische Behandlungen wie die Injektion von Vasokonstriktoren, Thermokoagulation oder das Anbringen von blutstillenden Clips die Blutung stoppen. Bei **Ösophagusvarizen** wird häufig eine Gummibandligatur oder die Injektion von Sklerosierungsmitteln durchgeführt.

Wenn die Blutungsquelle unzugänglich ist oder die Endoskopie die Blutung nicht wirksam kontrollieren kann, können invasivere Techniken in Betracht gezogen werden, z. B. eine **Arterienembolisation** durch interventionelle Radiologie oder in manchen Fällen ein chirurgischer Eingriff.

Langfristige Behandlung und Verhinderung von Rückfällen

Nach der Behandlung der akuten Blutung steht die Verhinderung von Rückfällen an erster Stelle. Dies geschieht durch die **Behandlung der zugrunde liegenden Ursachen** und die genaue Überwachung des Patienten. Wenn die Blutung beispielsweise auf ein Magen-Darm-Geschwür zurückzuführen ist, ist die Behandlung der **Helicobacter-pylori-Infektion** (sofern vorhanden) und eine Therapie mit Protonenpumpenhemmern (PPI) zur Verringerung der Magensäure und zur Förderung der Wundheilung von entscheidender Bedeutung.

Bei Ösophagusvarizen können prophylaktische Behandlungen, wie die Verwendung von **Betablockern**, durchgeführt werden, um den portalen Druck zu senken und erneuten Blutungen vorzubeugen. Darüber hinaus ist häufig eine regelmäßige endoskopische Überwachung erforderlich, um neue Läsionen zu erkennen und zu behandeln, bevor sie symptomatisch werden.

Bei Patienten mit einem **Risiko** für erneute Blutungen ist es außerdem wichtig, die **Risikofaktoren** in den Griff zu bekommen, z. B. Alkoholismus oder chronischer Gebrauch von nichtsteroidalen Antirheumatika (NSAR), die Ulzerationen und Blutungen im Verdauungstrakt begünstigen.

- Behandlung von Darmperforationen und anderen abdominalen Notfällen

Die Behandlung von Darmperforationen und abdominalen Notfällen ist eine der kritischsten Situationen in der Gastroenterologie. Diese Erkrankungen, sei es aufgrund einer Darmperforation, einer Blinddarmentzündung, einer Okklusion oder einer Peritonitis, erfordern ein schnelles und rigoroses Eingreifen, um schwere oder sogar tödliche Komplikationen zu vermeiden. Bei diesen Notfällen steht die Prognose des Patienten auf dem Spiel und häufig ist ein multidisziplinäres Team erforderlich, um eine optimale Behandlung zu gewährleisten, die von der Früherkennung der Symptome bis hin zur chirurgischen oder medizinischen Behandlung des Notfalls reicht.

Darmperforationen: Diagnose und sofortige Behandlung

Eine **Darmperforation** tritt auf, wenn ein Segment des Darms, sei es Dünn- oder Dickdarm, eine Lücke aufweist, durch die Verdauungsinhalte in die Bauchhöhle austreten können. Diese Art von Notfall wird in der Regel durch eine schwere Ulzeration (wie bei Morbus Crohn oder Magen-Darm-Geschwüren), ein

Bauchtrauma, eine intestinale Ischämie oder auch iatrogene Ursachen (wie eine Perforation nach einer Koloskopie) verursacht.

Die Diagnose einer Darmperforation beruht auf auffälligen klinischen Anzeichen und zusätzlichen Untersuchungen. Die Patienten stellen sich häufig mit **akuten**, intensiven und gut lokalisierten **Bauchschmerzen** vor, die schnell von einer **Bauchsteifigkeit** ("Plastron"-Bauch) begleitet werden, die auf eine Peritonitis zurückzuführen ist, eine Entzündung des Bauchfells als Folge der Reizung durch Bakterien und Verdauungsinhalt. Der Patient kann auch an **Übelkeit**, **Erbrechen** und einem **Transitstopp** leiden.

Diagnostische Untersuchungen und klinische Anzeichen

Zu den klinischen Anzeichen einer Darmperforation gehören starke Schmerzen und **Bauchkontrakturen**, aber auch Anzeichen einer Sepsis wie **Tachykardie**, **Fieber** und manchmal ein **Blutdruckabfall**. Es handelt sich um ein Krankheitsbild, das sich bei verzögerter Behandlung rasch zu einem septischen Schock entwickeln kann.

Die Diagnose wird durch **bildgebende Verfahren** bestätigt, hauptsächlich durch eine Röntgenaufnahme des Abdomens, bei der ein **Pneumoperitoneum** (freie Luft unter dem Zwerchfell) sichtbar werden kann, oder durch eine empfindlichere **Computertomografie des Abdomens**, bei der die Perforation genau lokalisiert und das Ausmaß der Entzündung oder Infektion beurteilt werden kann.

Erstversorgung und Stabilisierung des Patienten

Die Behandlung einer Darmperforation beginnt mit der **Stabilisierung** des Patienten. Die **intravenöse Flüssigkeitszufuhr** ist entscheidend, um die Dehydrierung zu korrigieren und den Blutdruck aufrechtzuerhalten. Gleichzeitig wird eine **Breitbandantibiotikatherapie** eingeleitet, um die bakterielle Kontamination des Peritoneums zu behandeln und das Fortschreiten einer schweren Peritonitis oder eines septischen Schocks zu verhindern.

Der Transitstopp und die abdominale Distension werden auch durch das Einlegen einer **nasogastrischen Sonde** gesteuert, um den Magen zu dekomprimieren und Erbrechen oder Reflux zu begrenzen. Eine **Sauerstofftherapie** kann zur Stabilisierung der Atmungsparameter erforderlich sein, wenn sich der hämodynamische Zustand des Patienten verschlechtert.

Chirurgischer Eingriff

Sobald sich der Patient stabilisiert hat, ist eine **Operation** in der Regel die Behandlung der Wahl, um die Perforation zu reparieren und die damit verbundene Peritonitis zu behandeln. Je nach Ursache und Lage der Perforation kann die Operation aus einer **Naht der Bruchstelle**, einer Resektion des perforierten Segments oder einer **vorübergehenden Kolostomie** bestehen, um eine Entleerung des Verdauungsinhalts zu ermöglichen und die Heilung des verletzten Bereichs zu fördern.

In manchen Fällen kann ein **minimalinvasiver** laparoskopischer Ansatz in Betracht gezogen werden, wenn die Bedingungen dies zulassen, aber eine herkömmliche **Laparotomie** ist häufig erforderlich, insbesondere bei generalisierter Peritonitis oder multiplen Abszessen. Die Entscheidung über den chirurgischen Ansatz hängt vom Ausmaß der peritonealen Kontamination, dem Zustand des Patienten und der zugrunde liegenden Ursache der Perforation ab.

Andere abdominale Notfälle: Blinddarmentzündung, Verschlüsse und Peritonitis

Neben Darmperforationen gibt es noch eine Reihe anderer abdominaler Notfälle, die eine schnelle Behandlung erfordern können, darunter Blinddarmentzündung, Darmverschluss und Bauchfellentzündung.

Akute Appendizitis

Die **akute Appendizitis** ist ein häufiger chirurgischer Notfall. Sie äußert sich durch lokalisierte Bauchschmerzen, klassischerweise in der rechten Fossa iliaca, begleitet von Übelkeit, mäßigem Fieber und Abwehr bei der Palpation. Wenn der Blinddarm nekrotisch oder perforiert wird, kann es zu einer lokalisierten oder generalisierten Peritonitis kommen.

Die Diagnose wird häufig durch eine **Computertomographie des Abdomens** bestätigt, obwohl auch ein Ultraschall hilfreich ist, insbesondere bei Kindern und Schwangeren. Die Behandlung besteht in einer **Appendektomie**, die entweder laparoskopisch oder bei einer diffusen Peritonitis durch eine Laparotomie durchgeführt wird.

Bei komplizierten Formen ist die Verabreichung von **Antibiotika** unerlässlich, und eine postoperative Überwachung ist erforderlich, um Komplikationen wie intraabdominelle Abszesse oder Verwachsungen zu vermeiden.

Darmverschluss

Ein weiterer gastrointestinaler Notfall ist der **Darmverschluss**, der sich durch eine Unterbrechung der Passage, Erbrechen, Bauchschmerzen und Aufblähung bemerkbar macht. Er kann durch postoperative Verwachsungen, Hernien, Tumore oder Volvulus verursacht werden.

Die Diagnose beruht auf der klinischen Untersuchung und bildgebenden Verfahren, insbesondere der Computertomografie des Abdomens, mit deren Hilfe die Obstruktion, ihre Ursache und mögliche Komplikationen wie Ischämie oder Perforation identifiziert werden können.

Die Erstbehandlung besteht in der **Dekompression des Darms** mit einer nasogastrischen Sonde, der intravenösen Rehydrierung des Patienten und der genauen Überwachung der weiteren Entwicklung der Situation. Bei einem **vollständigen** oder komplizierten **Verschluss** (Darmstrangulation, Ischämie) ist ein chirurgischer Eingriff erforderlich, um die Obstruktion zu beseitigen, manchmal durch Resektion des nekrotischen Bereichs.

Akute Peritonitis

Eine **akute Peritonitis** kann die Folge einer Darmperforation, einer komplizierten Appendizitis oder einer abdominellen Infektion wie Cholezystitis oder Divertikulitis sein. Sie äußert sich durch starke Bauchschmerzen, eine Kontraktion der Bauchdecke und Anzeichen einer Sepsis wie Fieber, Tachykardie und niedrigen Blutdruck.

Die Behandlung beruht auf einer **raschen Wiederbelebung** mit intravenösen Flüssigkeiten, der Verabreichung von Breitbandantibiotika und einer Notoperation, um die zugrunde liegende Ursache der Peritonitis zu behandeln. Je nach Ursache kann die Operation darin bestehen, einen Abszess zu drainieren, eine Perforation zu reparieren oder ein Segment des Darms zu resezieren.

Postoperative Pflege und Vermeidung von Komplikationen

Nach der chirurgischen Behandlung eines abdominalen Notfalls ist die postoperative Pflege von entscheidender Bedeutung, um eine gute Erholung zu fördern und Komplikationen zu verhindern. Eine genaue Überwachung der **Vitalparameter**, des Zustands der Operationswunde und der Verdauungsfunktion ist von entscheidender Bedeutung.

Das Risiko von **postoperativen Infektionen** (intraabdominaler Abszess, Wundinfektion) muss berücksichtigt werden, die manchmal längere Antibiotika oder eine Abszessdrainage erfordern. Die Wiederaufnahme des Transits ist ebenfalls ein Schlüsselelement, das es zu überwachen gilt: Eine frühzeitige Wiederaufnahme der oralen Ernährung, vorausgesetzt, die Darmfunktion ist gut, trägt zu einer schnelleren Erholung bei.

Langfristige Komplikationen wie **Verwachsungen** oder **Verdauungsfisteln** können nach komplexen Bauchoperationen auftreten, vor allem bei schwerer Peritonitis oder längeren Verschlüssen. Eine regelmäßige Überwachung und Nachsorgeuntersuchungen sind erforderlich, um diese Komplikationen frühzeitig zu erkennen und die Behandlung anzupassen.

- Umgang mit unkooperierbarem Erbrechen und schwerer Dehydrierung

Der Umgang mit unkooperierbarem Erbrechen und schwerer Dehydrierung ist ein häufiger medizinischer Notfall, insbesondere in der Gastroenterologie, wo viele verschiedene Erkrankungen diese Symptome hervorrufen können. Unkooperatives Erbrechen, bei dem es sich um anhaltendes, schwer zu kontrollierendes Erbrechen handelt, kann schnell zu schwerer Dehydrierung, Elektrolytstörungen und anderen schwerwiegenden Komplikationen führen, wenn keine schnelle Behandlung eingeleitet wird. Ein systematisches und rigoroses Vorgehen ist von entscheidender Bedeutung, um den Patienten zu stabilisieren, die zugrunde liegende Ursache zu ermitteln und eine geeignete Behandlung einzuleiten, die darauf abzielt, den Flüssigkeitsverlust zu korrigieren und gleichzeitig eine Linderung des Erbrechens zu bewirken.

Unkooperatives Erbrechen: Bewertung und klinische Anzeichen

Unkooperatives Erbrechen kann aufgrund seiner Wiederholung und Hartnäckigkeit mit verschiedenen Ursachen in Verbindung gebracht werden, z. B. mit gastrointestinalen Infektionen, Darmverschluss, akuter Gastritis, Stoffwechselerkrankungen oder

Nebenwirkungen von Medikamenten oder Behandlungen wie Chemotherapie. In einigen Fällen können auch neurologische Erkrankungen wie Migräne oder hormonelle Ungleichgewichte wie Hyperemesis gravidarum (schwangerschaftsbedingt) dafür verantwortlich sein.

Die Herausforderung bei der Behandlung von unkooperierbarem Erbrechen besteht zunächst darin, den Schweregrad des Patienten einzuschätzen. Wenn Erbrechen über einen längeren Zeitraum anhält, führt es zu einem erheblichen Verlust von Flüssigkeit und Elektrolyten, insbesondere von Natrium, Kalium und Chlor, was schnell zu einer **schweren Dehydrierung** und zu Störungen des Wasser- und Elektrolythaushalts führt. Der Verlust von Salzsäure durch magensaftresistentes Erbrechen kann auch zu einer **metabolischen Alkalose** führen, die, wenn sie nicht korrigiert wird, den Zustand des Patienten verschlechtern kann.

Zu den klinischen Anzeichen, auf die Sie bei unkooperierbarem Erbrechen achten sollten, gehören **Tachykardie** (schnelle Herzfrequenz), **niedriger Blutdruck**, **trockene Schleimhäute**, **verminderte Diurese** und **Muskelkrämpfe**. Allgemeine Schwäche, Schwindel und sogar geistige Verwirrung sind ebenfalls Anzeichen, die auf die Schwere der Dehydrierung hinweisen sollten.

Schwere Dehydrierung: Symptome und Komplikationen

Schwere Dehydrierung ist ein eigenständiger medizinischer Notfall, der auftritt, wenn der Flüssigkeitsverlust die Flüssigkeitszufuhr übersteigt. Sie äußert sich durch starken Durst, Mundtrockenheit, eingefallene Augen und den Verlust der Hautelastizität. **Bettlägerige oder ältere Patienten sowie Patienten** mit Komorbiditäten sind besonders gefährdet, schwer dehydriert zu werden, da sie dies oft nicht durch eine ausreichende Flüssigkeitszufuhr ausgleichen können.

Neben Haut- und Mundsymptomen treten auch ernstere Anzeichen auf, wie **orthostatische Hypotonie** (niedriger Blutdruck im Stehen), **Oligurie** (verminderter Harnfluss), **Konzentrationsschwierigkeiten** und sogar **Bewusstseinsstörungen**. Diese Symptome sind ein Zeichen dafür, dass die Durchblutung der lebenswichtigen Organe beeinträchtigt ist, wobei die Gefahr besteht, dass sich ein **hypovolämischer Schock** entwickelt, wenn die Dehydrierung nicht rasch behandelt wird.

Auf biologischer Ebene können Bluttests eine **Hypernatriämie** (Natriumüberschuss) als Zeichen einer schweren Dehydrierung und **Elektrolytstörungen** wie Hypokaliämie (Kaliummangel), die zu Herzrhythmusstörungen führen kann, aufzeigen. Die Blutgaswerte können auch auf eine **metabolische Alkalose** hinweisen, insbesondere bei längerem Erbrechen.

Erstbehandlung von unkooperierbarem Erbrechen und Dehydrierung

Die Behandlung von unkooperierbarem Erbrechen und schwerer Dehydrierung beruht auf zwei Hauptachsen: **der Stabilisierung des Patienten** und **der Korrektur von Flüssigkeits- und Elektrolytverlusten**. Der therapeutische Ansatz muss schnell erfolgen und dem klinischen Zustand des Patienten angepasst sein.

Intravenöse Rehydrierung

Die intravenöse Rehydratation ist der erste wesentliche Schritt bei der Behandlung von unkooperierbarem Erbrechen und Dehydrierung. Es sollte ein großkalibriger **peripherer Venenzugang** gelegt werden, um eine schnelle Verabreichung von Rehydratationslösungen zu ermöglichen. Zur Korrektur der Hypovolämie werden häufig Kochsalzlösungen (0,9 % NaCl) oder **Ringer-Laktat-Lösungen** verwendet. Die Menge der verabreichten Flüssigkeit hängt vom Dehydrierungszustand des Patienten ab, der anhand der klinischen Anzeichen, des Gewichts des Patienten und der geschätzten Verluste beurteilt wird.

Bei mäßiger bis schwerer Dehydrierung sind in den ersten Stunden in der Regel Flüssigkeitsgaben von 1 bis 3 Litern erforderlich. Eine Überwachung der **Vitalparameter** (Blutdruck, Herzfrequenz) und der **Diurese** ist von entscheidender Bedeutung, um das Ansprechen auf die Rehydrierung zu beurteilen.

Korrektur von Elektrolytstörungen

Auch **Elektrolytstörungen** müssen parallel zur Rehydratation korrigiert werden. Die Gabe von **Kalium** ist entscheidend, insbesondere bei einer Hypokaliämie, die bei längerem Erbrechen häufig auftritt. Eine schwere Hypokaliämie kann zu schweren kardialen Komplikationen wie Arrhythmien führen und muss daher unter strenger Überwachung korrigiert werden.

Eine Zufuhr von **Bikarbonaten** kann ebenfalls in Betracht gezogen werden, wenn die metabolische Alkalose schwer ist und das Säure-Basen-Gleichgewicht des Patienten gefährdet. Die Elektrolyte sollten regelmäßig durch Bluttests überwacht werden, um die Zufuhr an die Bedürfnisse des Patienten anzupassen.

Antinausale und antiemetische Mittel

Die Linderung von unkooperierbarem Erbrechen erfordert die Verabreichung geeigneter **Antiemetika**, um den Erbrechenszyklus zu stoppen und das Wohlbefinden des Patienten zu verbessern. Zu den am häufigsten verwendeten Substanzen gehören **Serotonin-(5-HT3)-Rezeptorantagonisten** wie Ondansetron und **Dopamin-D2-Rezeptorantagonisten** wie Metoclopramid. Diese Medikamente wirken direkt auf das Brechzentrum im Gehirn und blockieren die Signale, die Übelkeit und Erbrechen auslösen.

In manchen Situationen können **Antihistaminika** oder **Anticholinergika** eingesetzt werden, je nach Ursache des Erbrechens (z. B. bei Schwindel oder Gleichgewichtsstörungen). Wenn das Erbrechen chemisch induziert ist, kann eine spezifischere Behandlung erforderlich sein, die manchmal **Kortikosteroide** oder NK1 (Neurokinin-1)-Rezeptorantagonisten einschließt.

Identifizierung und Behandlung der zugrunde liegenden Ursache

Zwar sind unkooperierbares Erbrechen und schwere Dehydrierung Notfälle, die schnell behandelt werden müssen, doch ist es ebenso wichtig, **die zugrunde liegende Ursache zu ermitteln**, um ein Wiederauftreten **zu** verhindern. Die Ätiologie von unkooperativem Erbrechen kann vielfältig sein, und jede Ursache erfordert eine spezifische Behandlung.

Bei akuten gastrointestinalen **Infektionen** ist es wichtig, die Infektion selbst zu behandeln, manchmal mit Antibiotika oder Antiparasitika, je nachdem, welcher Erreger festgestellt wurde. Bei Patienten mit **Darmverschluss, mechanischem Verschluss** oder **Ileus** kann eine entsprechende chirurgische oder medizinische Behandlung erforderlich sein, bei der eine **nasogastrale Sonde** zur Dekompression des Magens und zur Linderung des Erbrechens eingesetzt wird.

Bei **akuter Gastritis** oder **Magen- und Zwölffingerdarmgeschwüren** ist die Verschreibung von Protonenpumpenhemmern (PPI) entscheidend, um die Magensäure zu reduzieren und die Heilung der Läsionen zu fördern. Erbrechen in Verbindung mit einer Schwangerschaft, wie bei der **Hyperemesis gravidarum**, erfordert ein spezielles Management mit einer angemessenen Ernährungs- und Flüssigkeitsunterstützung.

Prävention und Langzeitpflege

Sobald die akute Phase bewältigt ist, ist es wichtig, **Präventionsstrategien** in Betracht zu ziehen, um ein erneutes Auftreten von Erbrechen und Dehydrierung zu verhindern. Eine gute Aufklärung des Patienten über die frühen Anzeichen einer Dehydrierung, die Bedeutung einer angemessenen Flüssigkeitszufuhr und die Maßnahmen, die im Falle eines erneuten Auftretens ergriffen werden können, sind von entscheidender Bedeutung.

Bei einigen Patienten mit wiederkehrendem Erbrechen (z. B. im Rahmen einer **Gastroparese** oder eines **zyklischen Erbrechenssyndroms**) kann eine **multidisziplinäre Behandlung** unter Einbeziehung von Gastroenterologen, Ernährungsberatern und Spezialisten für unterstützende Pflege erforderlich sein, um die langfristige Behandlung zu optimieren.

2 Zusammenarbeit mit dem Team bei der Bewältigung von Notfällen

- Rolle der Pflegekraft bei der Anrufung des Notfallteams

Die Rolle des Pflegehelfers bei der Anrufung des Notfallteams ist von entscheidender Bedeutung für eine schnelle und effektive Versorgung in kritischen Situationen. Obwohl er nicht direkt mit medizinischen Entscheidungen betraut ist, spielt der Pflegehelfer eine grundlegende Rolle bei der **Früherkennung von Anzeichen einer Verschlechterung** bei Patienten und bei der **frühzeitigen Alarmierung** des Notfallteams. Sein Fachwissen, seine Nähe zu den Patienten und seine ständige Wachsamkeit machen ihn zu einem Schlüsselakteur in der Notfallversorgungskette.

Beobachtung und Erkennung von Notfallzeichen

Der Krankenpflegehelfer steht bei der Beobachtung der Patienten während des gesamten Krankenhausaufenthalts an vorderster Front. Durch seine regelmäßige Anwesenheit und seinen direkten Kontakt mit ihnen ist er oft der Erste, der **Anzeichen einer Verschlechterung** oder subtile Veränderungen im Gesundheitszustand des Patienten wahrnimmt. Zu diesen Anzeichen können Veränderungen der Vitalparameter (Blutdruckabfall, Tachykardie, verminderte Sauerstoffsättigung), eine Veränderung des Bewusstseinszustands, plötzliche oder ungewöhnliche Schmerzen, Atemnot oder Blutungssymptome (Bluterbrechen, Blut im Stuhl) gehören.

Beispielsweise könnte ein Patient, der plötzlich verwirrt oder schläfrig wird, obwohl er einige Stunden zuvor noch alarmiert war, Anzeichen eines **neurologischen Versagens** oder einer Hypoxie aufweisen. Ein weiteres Beispiel könnte ein Patient sein, dessen Atmung schnell und flach wird, was auf **Atemnot** hindeutet. In solchen Fällen sollte der Helfer sofort den Ernst der Lage einschätzen und entscheiden, ob er das Notfallteam rufen sollte.

Ergreifen von Initiative und effektive Kommunikation

Wenn ein **akutes Ereignis** festgestellt wird, muss der Pflegehelfer reaktionsschnell und selbstbewusst sein, um das Notfallteam schnell zu alarmieren. Es ist von entscheidender Bedeutung, dass er **die Initiative ergreifen** kann, um den Anruf auszulösen, ohne auf die Bestätigung anderer Mitglieder des Pflegeteams zu warten, denn in kritischen Situationen zählt jede Minute.

Der Prozess des Anrufs des Notfallteams muss methodisch und präzise durchgeführt werden. Dabei geht es nicht nur darum, die interne Notrufnummer zu wählen oder den dafür vorgesehenen Alarm zu betätigen, sondern auch darum, den Notfallfachkräften

die wichtigsten Informationen klar zu vermitteln. Der Helfer muss in der Lage sein, schnell Schlüsselinformationen zu liefern, wie z. B. :

- **Die Identität des Patienten** (Name, Alter, Zimmer)
- **Die beobachteten Symptome** (Atemnot, Brustschmerzen, Bewusstlosigkeit usw.).
- **Aktuelle Vitalzeichen** (Herzfrequenz, Blutdruck, Sauerstoffsättigung)
- **Medizinischer Hintergrund** (Vorgeschichte des Patienten, aktuelle Behandlungen, letzte medizinische Beurteilung)

Eine klare und prägnante Kommunikation sorgt dafür, dass das Notfallteam gut informiert am Einsatzort eintrifft und sofort einsatzbereit ist.

Vorbereitung der Umgebung vor der Ankunft des Notfallteams

Bis zum Eintreffen des Notfallteams muss der Pfleger dafür sorgen, dass der **Patient sicher ist** und die Umgebung bereit **ist**, um ein schnelles Eingreifen des Pflegepersonals zu erleichtern. Dies kann einfache, aber entscheidende Handlungen beinhalten, wie :

- **Den Patienten richtig lagern**: Bei Atemnot ist es wichtig, den Patienten in eine sitzende oder halb sitzende Position zu bringen, um die Atmung zu erleichtern. Bei einer Synkope oder einem Schock kann es besser sein, ihn in eine liegende Position mit hochgelagerten Beinen zu bringen, um die Hirndurchblutung zu fördern.

- **Stellen Sie sicher, dass der Patient zugänglich ist**: Räumen Sie Gegenstände um das Bett herum beiseite, passen Sie die Bettwäsche an, damit das Team schnell eingreifen kann, und trennen Sie unwichtige Geräte ab, die im **Weg** sein könnten.

- **Medizinische Geräte überprüfen**: Die Pflegekraft muss darauf achten, dass die Infusion des Patienten richtig funktioniert, dass bei Bedarf Sauerstoff zur Verfügung steht und dass alle Überwachungsgeräte vorhanden sind.

- **Material vorbereiten**: Wenn eine bestimmte Maßnahme erforderlich ist (z. B. bei einem epileptischen Anfall oder einem Herzinfarkt), kann der Pflegehelfer bestimmte Dinge gemäß den Protokollen vorbereiten, z. B. den Notfallwagen herausholen oder sicherstellen, dass die Wiederbelebungsausrüstung zur Verfügung steht.

Zusammenarbeit mit dem Notfallteam

Sobald das Notfallteam eingetroffen ist, spielt der Pfleger eine wesentliche **unterstützende** Rolle. Obwohl er nicht direkt an kritischen medizinischen Maßnahmen (wie Herz-Lungen-Wiederbelebung oder Intubation) beteiligt ist, ist er unerlässlich, um zusätzliche **Informationen** über die Entwicklung des Zustands des Patienten zu **liefern** und das medizinische Team nach Bedarf zu unterstützen.

Der Pflegehelfer kann auch mit praktischen Aufgaben betraut werden, z. B. mit der **Überwachung der Vitalparameter**, während das Notfallteam eingreift, oder mit **logistischer Unterstützung** (Material heranschaffen, Medikamente bereitstellen usw.). Seine Aufgabe ist es, dem Team den Einsatz zu erleichtern, indem er reaktionsschnell bleibt und wirksame Unterstützung bietet, während er weiterhin auf den Patienten achtet.

Darüber hinaus kann der Pflegehelfer auch dafür verantwortlich sein, **den Patienten und seine Angehörigen zu beruhigen**. Wenn das Notfallteam eingreift, kann dies für den Patienten und seine Familie ein beängstigender Moment sein. Indem der Pflegende ruhig bleibt und auf einfache Weise erklärt, was vor sich geht, spielt er eine grundlegende Rolle dabei, die Angst zu mindern und eine ruhigere Atmosphäre rund um den Eingriff zu fördern.

Nachsorge nach dem Eingriff

Nach dem Einsatz des Notfallteams spielt der Pfleger weiterhin eine wichtige Rolle bei der **Überwachung** des Patienten und achtet darauf, mögliche Komplikationen oder eine weitere Verschlechterung des klinischen Zustands zu erkennen. Die Situation des Patienten kann auch in den Stunden nach einer Notfalleingriffsmaßnahme kritisch bleiben, weshalb eine **erhöhte Wachsamkeit** erforderlich ist.

In Zusammenarbeit mit dem Pflegeteam ist der **Pflegehelfer** auch an der **Weitergabe von Informationen** an die Entlastungsteams beteiligt. Diese Übermittlungen sollten eine vollständige Beschreibung des Vorfalls, der durchgeführten Maßnahmen und der weiteren Schritte zur Gewährleistung der Sicherheit des Patienten enthalten. Dies ist ein entscheidender Schritt, um die Kontinuität der Pflege zu gewährleisten.

Bedeutung von Ausbildung und Training

Um bei der Alarmierung und Bewältigung von Notfallsituationen effektiv sein zu können, muss der Pflegehelfer regelmäßig in **Erste-Hilfe-Maßnahmen**, **Herz-Lungen-Wiederbelebung** und den in der Einrichtung geltenden **Notfallprotokollen** geschult werden. Die theoretischen Schulungen sollten durch praktische Übungen wie Notfallsimulationen ergänzt werden, damit sich der Pflegehelfer in der Lage fühlt, in stressigen Situationen sicher und schnell zu reagieren.

Die Fähigkeit, ruhig zu bleiben, schnell die richtigen Entscheidungen zu treffen und effektiv zu kommunizieren, wird oft durch diese regelmäßigen Schulungen gestärkt. Eine gründliche Vorbereitung stellt sicher, dass die Pflegekraft in kritischen Momenten ihre Rolle voll ausfüllen und eine reibungslose und koordinierte Versorgung des Patienten gewährleisten kann.

- Koordination mit dem Ärzte- und Pflegeteam bei Notfalleinsätzen

Die Koordination mit dem Ärzte- und Pflegeteam bei Notfalleinsätzen ist ein wesentlicher Bestandteil einer schnellen, effizienten und sicheren Versorgung des Patienten. Bei einem Notfall zählt jede Sekunde, und die reibungslose Zusammenarbeit zwischen den verschiedenen Mitgliedern des Pflegeteams ist unerlässlich, um schwere Komplikationen zu verhindern oder ein Leben zu retten. Die Pflegekraft ist zwar nicht für medizinische Entscheidungen verantwortlich, spielt aber in dieser Dynamik eine zentrale Rolle, indem sie die Kontinuität der unterstützenden Pflege sicherstellt, effektiv mit dem medizinischen und pflegerischen Team kommuniziert und die Interventionen in jeder Phase erleichtert.

Erkennen von Notfallzeichen und Erstmeldung

Der erste Schritt der Koordination in einer Notfallsituation beginnt oft mit dem Pflegehelfer, der häufig als Erster **Anzeichen einer Verschlechterung** bei einem Patienten erkennt. Ob es sich um eine plötzliche Veränderung der Vitalparameter, Atemnot, eine Veränderung des Bewusstseinszustands oder ungewöhnliche akute Schmerzen handelt, die Pflegekraft muss in der Lage sein, **diese frühen Anzeichen** zu **erkennen** und den Notfall schnell an das Pflege- und Ärzteteam zu melden.

In solchen Momenten ist es entscheidend, dass der Pfleger klare und direkte Kommunikationskanäle nutzt. Er muss wissen, **wen** er sofort **kontaktieren** muss, um eine Intervention einzuleiten (Pflegepersonal, Ärzte, internes Notfallteam), und dabei ruhig bleibt, um die Angst des Patienten oder seiner Angehörigen nicht noch zu verstärken. Indem er schnell **knappe und präzise Informationen** über die Art der Verschlechterung liefert (z. B. "plötzlicher Blutdruckabfall" oder "Sauerstoffsättigung fällt

253

rapide ab"), ermöglicht der Pfleger dem Notfallteam, sachkundig einzugreifen und die notwendigen Maßnahmen vorzubereiten, noch bevor es am Krankenbett des Patienten eintrifft.

Vorbereitung der Umgebung vor der Intervention

Bis zum Eintreffen von Pflegekräften und Ärzten spielt der **Pflegehelfer** eine aktive Rolle bei der **Vorbereitung** der **Umgebung**, damit das medizinische Team effektiv eingreifen kann. Dazu gehören Handgriffe wie :

- **Den Patienten** je nach Zustand richtig **lagern** (z. B. bei Atemnot den Oberkörper hochlagern oder bei einem Schock den Patienten hinlegen).
- **Bereiten** Sie **die notwendige Ausrüstung vor**: Überprüfen Sie, ob die Überwachungsgeräte (Sauerstoff, Infusionen, Blutdruckmesser) funktionstüchtig sind und ob der Notfallwagen vorhanden und bereit ist, bei Bedarf eingesetzt zu werden.
- **Schaffen** Sie **eine für den Eingriff günstige Umgebung**: Räumen Sie den Raum um den Patienten herum frei, um dem Pflegepersonal den Zugang zu erleichtern, und stellen Sie sicher, dass andere medizinische Geräte den Eingriff nicht behindern (Sonden, Infusionen usw.).

Mit diesen Maßnahmen optimiert der Pflegehelfer die Einsatzumgebung und ermöglicht es dem Notfallteam, sich sofort auf die Beurteilung und Stabilisierung des Patienten zu konzentrieren, ohne Zeit zu verlieren.

Zusammenarbeit und Unterstützung bei der Intervention

Sobald das Ärzte- und Pflegeteam eingetroffen ist, muss die Pflegekraft den Staffelstab übergeben und gleichzeitig weiterhin **eine aktiv unterstützende Rolle spielen**. Der erste Schritt besteht darin, einen **schnellen und genauen Bericht** über den Zustand des Patienten zu liefern, in dem er angibt, was beobachtet wurde (Symptome, Vitalparameter), welche Maßnahmen ergriffen wurden und welche anderen Faktoren relevant sind (z. B. die kürzlich erfolgte Medikation des Patienten oder eine laufende Behandlung). Diese Informationsweitergabe ist entscheidend dafür, dass Pfleger und Ärzte einen Überblick über die Situation haben und fundierte Entscheidungen treffen können.

Während das medizinische Team die Beurteilung und die medizinischen Maßnahmen (Wiederbelebung, Intubation, Verabreichung von Notfallmedikamenten) durchführt, spielt die Pflegekraft weiterhin eine **logistisch unterstützende** Rolle. Dazu können Aufgaben gehören wie :

*   **Unterstützen** Sie **die Pflegekraft** bei der Überwachung der Vitalfunktionen des Patienten, indem Sie die Nachverfolgung der Parameter (Blutdruck, Herzfrequenz, Sauerstoffsättigung) auf dem neuesten Stand halten.
*   **Material bereitstellen**: Stellen Sie sicher, dass das medizinische Team über alle notwendigen Materialien verfügt (Medikamente, Spritzen, Wiederbelebungsausrüstung).
*   **Auf spezifische Anfragen von** Pflegekräften **reagieren**, sei es, dass sie bestimmte Vorrichtungen mitbringen oder den Patienten nach den Bedürfnissen des Teams neu positionieren.

Während des gesamten Einsatzes ist es entscheidend, dass der Pfleger eine **ruhige und proaktive** Haltung beibehält und gleichzeitig auf die Bedürfnisse des Notfallteams achtet. Seine Fähigkeit, die Bedürfnisse des Pflegepersonals vorauszusehen und schnell auf Anfragen zu reagieren, trägt zu einem reibungslosen Ablauf des Einsatzes bei, sodass sich das medizinische Team auf die Stabilisierung des Patienten konzentrieren kann.

Rolle bei der Kommunikation und der Kontinuität der Pflege

Eine effektive Kommunikation zwischen den verschiedenen Mitgliedern des Pflegeteams ist von entscheidender Bedeutung, um die **Kontinuität der Pflege** nach dem Notfalleinsatz zu gewährleisten. Sobald der Patient stabilisiert ist, arbeitet der Pflegehelfer mit dem Pflegepersonal zusammen, um **den klinischen Verlauf** zu **überwachen** und mögliche Komplikationen oder Rückfälle zu erkennen. Dies kann die Überwachung von Vitalparametern, die Verwaltung von medizinischen Geräten und die Durchführung von Komfort- oder Unterstützungspflege umfassen.

Der Pflegehelfer muss auch darauf achten, dass er alle wichtigen Informationen an das ablösende medizinische Team bei Schichtwechseln oder an andere Berufsgruppen, die möglicherweise an der Behandlung des Patienten beteiligt sind (Reanimatoren, Chirurgen usw.), weitergibt. Durch diese **rigorose** Informationsweitergabe wird sichergestellt, dass jedes Teammitglied eine klare und einheitliche Vorstellung vom Zustand des Patienten und den ergriffenen Maßnahmen hat.

Management der psychologischen Betreuung des Patienten und der Angehörigen

Neben der körperlichen Pflege spielt der Krankenpflegehelfer eine grundlegende Rolle bei der psychologischen Betreuung des Patienten und seiner Angehörigen während und nach einem Notfalleinsatz. Notfallsituationen können für Patienten **intensiven Stress** bedeuten, da sie sich angesichts der medizinischen Hektik um sie herum verängstigt oder panisch fühlen können. Der Pflegehelfer trägt durch seine beruhigende Art und seine einfachen Erklärungen dazu bei, die Angst des Patienten zu lindern. Indem er eine ruhige und wohlwollende Haltung einnimmt, kann er auf verständliche Weise erklären, was vor sich geht, ohne auf technische Details einzugehen, die den Patienten noch mehr beunruhigen könnten.

Was die **Angehörigen** betrifft, die ebenfalls sehr ängstlich sein können, hat der Pfleger die Aufgabe, sie über die Situation zu informieren, ohne Panik auszulösen. Er kann ihnen mitteilen, was das medizinische Team tut, sie über den Zustand des Patienten auf dem Laufenden halten und ihnen Raum geben, um ihre Sorgen oder Fragen zu äußern.

- Unterstützung des Patienten und der Angehörigen in diesen kritischen Momenten

Die Unterstützung des Patienten und seiner Angehörigen in kritischen Momenten ist ein grundlegender Aspekt der Gesundheitsfürsorge, insbesondere in Notfallsituationen oder in Zeiten großer Verletzlichkeit. Wenn die Prognose des Patienten lebensbedrohlich ist oder sich sein Gesundheitszustand rapide verschlechtert, wird die emotionale und psychologische Betreuung ebenso wichtig wie die Bewältigung der medizinischen Aspekte. Der Pfleger spielt aufgrund seiner ständigen Nähe zum Patienten und seiner Familie eine Schlüsselrolle bei dieser Begleitung. Seine Unterstützung muss von Einfühlungsvermögen, Wohlwollen und Professionalität geprägt sein, um Ängste zu mildern, ein Klima des Vertrauens zu fördern und Trost zu spenden in Zeiten, in denen Angst und Ungewissheit vorherrschen.

Emotionale Unterstützung des Patienten: beruhigen und begleiten

In kritischen Momenten befindet sich der Patient oft in einer **tiefen Angst**, die mit Schmerz, Verwirrung und Verletzlichkeit vermischt ist. Unabhängig davon, ob die Situation mit einer raschen Verschlechterung des Gesundheitszustands, einem Notfalleingriff oder einer schwierigen Ankündigung zusammenhängt, kann der Patient von intensiven Emotionen überwältigt werden, insbesondere von der Angst vor dem Unbekannten, dem Tod oder dem Leiden.

Die Pflegekraft spielt eine wesentliche Rolle, indem sie für den Patienten präsent und verfügbar ist. Die bloße **körperliche Anwesenheit** der Pflegekraft an seiner Seite, ein beruhigender Blickkontakt oder ein sanftes Wort können einen von Angst geplagten Patienten beruhigen. In solchen Momenten ist es wichtig, **ruhig und einfühlsam** zu sein, zuzuhören, ohne zu urteilen, und wohlwollend auf die Fragen und Sorgen einzugehen, die der Patient möglicherweise äußert.

Es kann auch helfen, die Angst des Patienten zu verringern, wenn er klar und in einfachen, zugänglichen Worten erklärt, was vor sich geht. Bei einem Notfalleingriff oder einer komplexen medizinischen Situation kann sich der Pfleger beispielsweise einen Moment Zeit nehmen, um die Maßnahmen der Ärzte oder des Pflegepersonals zu erklären: "Sie bekommen jetzt Sauerstoff, damit Sie besser atmen können" oder "Wir tun alles, damit es Ihnen schnell besser geht". Diese kleinen Erklärungen helfen dem Patienten, **wieder eine gewisse Kontrolle** über die Situation zu **erlangen** und die Angst, die oft aus Unverständnis entsteht, zu vertreiben.

In manchen Fällen kann der Patient aufgrund seines Gesundheitszustands (Koma, Intubation, Atemnot) nicht in der Lage sein, verbal zu kommunizieren. In solchen Momenten wird die **nonverbale Unterstützung** noch wesentlicher. Eine tröstende Geste, wie etwa die Hand des Patienten zu halten, sein Kopfkissen zurechtzurücken oder einfach nur an seiner Seite zu bleiben, kann eine tiefe Beruhigung bewirken. Diese Art von Präsenz, auch wenn sie still ist, vermittelt dem Patienten die Botschaft, dass er nicht allein ist, dass er umgeben ist und dass sein Leiden wahrgenommen wird.

Begleitung von Angehörigen: zuhören und informieren

Die Anwesenheit von Angehörigen ist für den Patienten oft eine Quelle des Trostes, kann aber auch eine **Quelle** der **Sorge** für sie sein, besonders in Krisenzeiten. Einen geliebten Menschen in Not zu sehen, ohne ihm direkt helfen zu können, stürzt die Familien in eine Situation großer emotionaler Verletzlichkeit. Die Angst, einen geliebten Menschen zu verlieren, die Hilflosigkeit gegenüber der Krankheit und das Unverständnis für medizinische

Verfahren können den Stress und die Not der Angehörigen noch verstärken.

Die Rolle der Pflegekraft in diesen Momenten besteht darin, ihnen **aktiv zuzuhören** und sie mit Einfühlungsvermögen zu begleiten. Angehörige haben oft das Bedürfnis zu **verstehen,** was vor sich geht, auch wenn medizinische oder technische Begriffe nicht immer leicht zu verstehen sind. Es ist wichtig, ihnen den Gesundheitszustand des Patienten, die laufende Behandlung und die Pläne des Ärzteteams klar zu erklären. Manchmal wollen sie einfach nur beruhigt werden: "Machen Sie alles richtig?" oder "Wie geht es ihm?". Die Pflegekraft ist zwar nicht für die medizinischen Entscheidungen verantwortlich, kann aber beruhigende Antworten geben, ohne falsche Versprechungen, indem sie transparent bleibt und dennoch tröstet: "Wir tun alles, um seinen Zustand zu stabilisieren" oder "Das medizinische Team steht ihm zur Seite und setzt alles daran, ihn zu entlasten".

Beim **aktiven Zuhören** geht es auch darum, den Angehörigen einen Raum zu bieten, in dem sie ihre **Ängste, Frustrationen und Sorgen** ausdrücken können. In solchen Momenten können sie eine Vielzahl von widersprüchlichen Emotionen empfinden: Wut, Trauer, Hoffnung, Schuld. Der Pflegende sollte ihnen mit Wohlwollen begegnen, ohne zu urteilen, und ihnen die Möglichkeit geben, diese Emotionen zu verbalisieren, ohne sofort zu versuchen, sie zu korrigieren oder ihnen endgültige Antworten zu geben.

Umgang mit kritischen Situationen: Ein Gleichgewicht zwischen Empathie und Professionalität

Kritische Momente erfordern die Fähigkeit, mit Stress umzugehen und gleichzeitig eine professionelle Haltung zu bewahren. Der Pflegehelfer muss **ein Gleichgewicht** finden **zwischen dem Einfühlungsvermögen**, das er den Angehörigen und dem Patienten **entgegenbringt**, und der **Reaktionsfähigkeit**, die er benötigt, um zu handeln, wenn sich der Zustand des Patienten verschlechtert oder wenn schnelle Entscheidungen getroffen werden müssen. Indem er Ruhe bewahrt und in seiner Vorgehensweise strukturiert bleibt, gibt er den Angehörigen das Gefühl, **unterstützt** zu werden, und hilft zu verhindern, dass Panik oder Angst die Oberhand gewinnen.

Ein weiterer wichtiger Aspekt ist es, die Angehörigen **regelmäßig** über die Entwicklungen zu **informieren**, dabei ehrlich zu bleiben und ihnen klare Aktualisierungen zu geben. Sie erwarten nicht immer sofortige Lösungen, sondern müssen wissen, dass man sich um die Situation kümmert, dass die Pflege fortgesetzt wird und dass nichts dem Zufall überlassen wird.

Bei komplexen medizinischen Entscheidungen oder angesichts von Situationen, in denen eine schlechte Prognose prognostiziert wird, müssen Familien häufig schwierige Entscheidungen treffen (z. B. bei der Entscheidung über einen Behandlungsabbruch oder den Eintritt in die Palliativmedizin). In solchen Momenten kann der Pfleger helfen, indem er **emotionale Unterstützung bietet**: präsent bleiben, komplexe medizinische Begriffe einfach und verständlich erklären und die Familien im Denkprozess begleiten, ohne ihre Entscheidungen zu beeinflussen.

Unterstützung nach der Krise: kontinuierliche Präsenz und Betreuung

Sobald sich die Situation stabilisiert hat oder nach einem kritischen Ereignis (wie einem Herzstillstand oder einer Notoperation), hört die Unterstützung des Patienten und seiner Angehörigen nicht auf. Die Pflegekraft muss für eine kontinuierliche **emotionale** und psychologische **Betreuung** sorgen. Selbst nach einer Besserung kann der Patient von dem Erlebten geprägt bleiben, mit Zukunftsängsten oder Fragen über seine Fähigkeit, sich zu erholen. Eine Betreuung nach der Krise kann **den** psychologischen **Wiederaufbau fördern**, indem sie für die Sorgen **des** Patienten zur Verfügung steht und ihn hinsichtlich der künftigen Pflege beruhigt.

Die Angehörigen ihrerseits können durch die Tortur emotional und körperlich erschöpft sein. Zu ihrer Unterstützung gehört es, sie weiterhin über die Fortschritte des Patienten auf dem Laufenden zu halten, ihnen einen Raum zu bieten, in dem sie ihre Gefühle im Nachhinein ausdrücken können, und sie gegebenenfalls an psychologische Hilfsdienste oder Gesprächsgruppen zu verweisen.

3 Der Umgang mit Emotionen und Stress angesichts von Notfällen

- Unter Druck Ruhe und Konzentration bewahren

Unter Druck Ruhe und Konzentration zu bewahren ist eine wichtige Fähigkeit, vor allem im Gesundheitswesen, wo Notsituationen, das Leiden der Patienten und unaufhörliche Anforderungen eine Umgebung mit ständigem Stress schaffen können. Ob bei Notfalleinsätzen, bei der Bewältigung medizinischer Krisen oder angesichts kritischer Entscheidungen - die Fähigkeit, die Kontrolle über die eigenen Emotionen zu behalten und sich gleichzeitig auf die Prioritäten zu konzentrieren, ist für die Patientensicherheit und die Qualität der Gesundheitsversorgung von entscheidender Bedeutung. Diese Fähigkeit kann nicht nur durch Erfahrung erworben werden, sondern auch durch spezifische Strategien und eine angemessene mentale Vorbereitung auf die täglichen Herausforderungen in einem anspruchsvollen Umfeld.

Die Rolle der Ruhe in Stresssituationen

Gelassenheit wird oft als Geisteszustand wahrgenommen, ist aber in erster Linie eine kontrollierte **physiologische** und **emotionale** Reaktion auf Stress oder äußeren Druck. In Krisenzeiten, z. B. bei einer plötzlichen Verschlechterung des Zustands eines Patienten, kann Panik ausbrechen, wenn das Pflegepersonal seine Emotionen nicht unter Kontrolle hat. Dies kann nicht nur die Qualität der

Pflege beeinträchtigen, sondern auch den Stresspegel des Teams und der Angehörigen erhöhen.

Ruhe zu bewahren hilft, **den Geist zu klären**, rationalere Entscheidungen zu treffen und Prioritäten ordentlich zu bewerten. Bei einem Atemnotfall zum Beispiel könnte die instinktive Reaktion darin bestehen, schnell zu handeln, ohne sich Zeit zum Nachdenken zu nehmen. Doch gerade in solchen Momenten wird die Ruhe zur Grundlage, um fundierte Entscheidungen zu treffen: die Vitalzeichen überprüfen, den Patienten richtig lagern, strukturiert um Hilfe rufen. Wenn der Pfleger besonnen handelt, kann er übereilte Fehler vermeiden, die die Sicherheit des Patienten gefährden könnten.

Konzentration unter Druck: Fokussierung auf das Wesentliche

Die Konzentration in einer Umgebung, die unter Druck steht, hängt von der Fähigkeit ab, Ablenkungen zu filtern und sich auf die **unmittelbaren Prioritäten** zu konzentrieren. Die Gesundheitspflege, insbesondere in Notfallsituationen, wird oft von verschiedenen Reizen begleitet: Maschinenlärm, Gespräche, ängstliche Angehörige, wiederholte Anrufe. In diesem Zusammenhang ist es von entscheidender Bedeutung, dass Sie lernen, **Prioritäten bei den Handlungen zu setzen**.

Eine wirksame Möglichkeit, die Konzentration aufrechtzuerhalten, besteht darin, die zu befolgenden Schritte **gedanklich zu strukturieren**. Bei einem Herzstillstand beispielsweise sollte sich der Pfleger zunächst auf die lebensrettenden Maßnahmen konzentrieren, die er ergreifen muss: Beginn der Herz-Lungen-Wiederbelebung (HLW), Überwachung der Vitalparameter und Delegation bestimmter Aufgaben an andere Teammitglieder. Sich für jeden kritischen Moment **genaue Ziele** zu setzen, verhindert, dass man vom Druck der Umgebung überrollt wird.

Kontrolliertes Atmen kann ein einfaches, aber wirkungsvolles Instrument zur Verbesserung der Konzentration sein. Wenn man unter Druck steht, wird die Atmung oft flach und schnell, was den Stress noch verstärken kann. Tiefe Atemzüge helfen, die physiologische Anspannung zu verringern, das Gehirn mit mehr Sauerstoff zu versorgen und geistige Klarheit wiederherzustellen.

Mit seinen Emotionen umgehen, um leistungsfähig zu bleiben

In lebensbedrohlichen Situationen können Emotionen schnell übermächtig werden. Die Angst, etwas falsch zu machen, die Furcht vor einem tragischen Ereignis oder die Frustration über eine sich verschlechternde Situation können die Fähigkeit beeinträchtigen, rationale und effektive Entscheidungen zu treffen. Um Ruhe und Konzentration zu bewahren, ist es entscheidend, **seine Emotionen** zu **erkennen,** ohne sich von ihnen überwältigen zu lassen.

Ein Ansatz besteht darin, die Situation mit **Abstand** zu **betrachten**, auch in Krisenzeiten. Sich daran zu erinnern, dass jeder Schritt ein Prozess ist, dass das Team zur Zusammenarbeit da ist und dass Entscheidungen schrittweise getroffen werden, kann helfen, den empfundenen Druck zu relativieren. In einer Notfallsituation könnte der Pfleger beispielsweise Angst davor haben, nicht schnell genug eingreifen zu können. Indem er sich jedoch auf das konzentriert, was er kontrollieren kann (Vorbereitung der Ausrüstung, aufmerksame Beobachtung der Vitalparameter, Alarmierung des medizinischen Teams), gelingt es ihm, **diese Angst** in konkrete und produktive Handlungen **umzuwandeln**.

Es ist auch wichtig, **den Stress** oder die Emotionen anderer nicht zu **internalisieren**. Notaufnahmen in Krankenhäusern sind Orte, an denen das Leiden, die Angst der Angehörigen und die Anforderungen der Kollegen eine Atmosphäre kollektiver Anspannung schaffen können. Wenn man jedoch auf seine eigenen Verantwortlichkeiten fokussiert bleibt und nicht von der

Angst in der Umgebung überwältigt wird, hilft dies, ein hohes Leistungsniveau aufrechtzuerhalten.

Antizipation und Vorbereitung: Schlüssel zum Umgang mit Druck

Eine der effektivsten Möglichkeiten, unter Druck Ruhe und Konzentration zu bewahren, ist die Vorbereitung im Vorfeld. **Mentale** und technische **Vorbereitung** hilft dabei, Notfallsituationen mit einem klaren Plan, eingeübten Automatismen und der Fähigkeit, methodisch zu reagieren, zu begegnen.

Simulationsübungen, die häufig in Krankenhäusern eingesetzt werden, ermöglichen es, **Krisensituationen** ohne die tatsächliche emotionale Belastung **zu trainieren**. Diese Übungen helfen dabei, die technischen Fähigkeiten zu stärken, während sie den Geist daran gewöhnen, angesichts simulierter Notfälle ruhig zu bleiben. Wenn echte Notfälle eintreten, erleichtern diese Automatismen die Stressbewältigung, da die zu ergreifenden Maßnahmen bereits bekannt und geübt sind.

Situationen vorauszusehen hilft auch, **die Ungewissheit** zu **verringern**, **die** oft Stress verursacht. Zu wissen, wo sich die Notfallwerkzeuge befinden, die Einsatzprotokolle zu beherrschen und die Krankengeschichte von Hochrisikopatienten zu kennen, hilft, sich in Krisensituationen auf das Wesentliche zu konzentrieren.

Kommunikation unter Druck: ein Grundpfeiler der Konzentration

Eine klare und präzise Kommunikation ist entscheidend, um die Konzentration unter Druck aufrechtzuerhalten. In einer Umgebung mit hohem Stressfaktor hat die Art und Weise, wie man **mit anderen** Teammitgliedern **kommuniziert**, einen direkten Einfluss auf die Effektivität der Koordination. Kurz und bündig zu sprechen, genaue Informationen über den Zustand des Patienten zu geben oder klare Anfragen zu stellen, hilft, Verwirrung zu vermeiden und das Team auf die Prioritäten ausgerichtet zu halten.

Der Austausch sollte **ruhig und strukturiert** bleiben, auch wenn die Situation kritisch ist. Kurze Sätze zu verwenden und jede Aufgabe explizit zu benennen, erleichtert die Entscheidungsfindung und vermeidet Missverständnisse. Bei einem Notfalleinsatz z. B. zu sagen "Ich überprüfe die Sauerstoffsättigung, bitte Infusion vorbereiten" lenkt die Handlungen klar in die richtige Richtung und vermeidet Verwirrung oder Zeitverlust.

Auf sich selbst achten, um mit Druck besser umgehen zu können

Unter Druck Ruhe und Konzentration zu bewahren, ist nicht auf technische oder mentale Fähigkeiten beschränkt. Auch das **physische und psychische Wohlbefinden** des Pflegenden ist entscheidend. Wer auf seinen Körper achtet, indem er sich gut ernährt, ausreichend schläft und regelmäßig Sport treibt, trägt dazu bei, Stresssituationen besser zu überstehen.

Ebenso kann die **tägliche Stressbewältigung** durch Entspannungstechniken (wie Meditation, Herzkohärenztraining oder Yoga) die Widerstandsfähigkeit gegenüber beruflichen Belastungen erhöhen. Diese Praktiken helfen dabei, angesammelte Spannungen zu lösen und selbst in schwierigen Umgebungen einen ruhigen Geisteszustand zu bewahren.

- Techniken, um den eigenen Stress zu bewältigen und Kollegen zu unterstützen

Der Umgang mit dem eigenen Stress und die Unterstützung von Kollegen sind wichtige Fähigkeiten in hochbelasteten Arbeitsumgebungen wie dem medizinischen Bereich. Pflegekräfte sind häufig intensiven Situationen ausgesetzt, in denen

Dringlichkeit, das Leiden der Patienten und emotionale Belastungen zu chronischem Stress führen können. Zu wissen, wie man mit diesem Stress effektiv umgeht und gleichzeitig seinen Kollegen Unterstützung bietet, ist entscheidend für die Aufrechterhaltung eines gesunden Arbeitsumfelds, die Gewährleistung einer qualitativ hochwertigen Pflege und die Vermeidung von Burnout. Dieser Umgang beruht sowohl auf persönlichen Strategien als auch auf kollektiven Maßnahmen, die eine positive und widerstandsfähige Dynamik der Zusammenarbeit ermöglichen.

Den eigenen Stress verstehen und erkennen

Bevor Sie Ihren Stress effektiv bewältigen können, ist es wichtig, die **Anzeichen und Auslöser** von Stress zu verstehen. Stress äußert sich bei jedem Menschen anders: Manche empfinden körperliche Anspannung (Muskelschmerzen, Kopfschmerzen), andere geistige Unruhe (Konzentrationsschwierigkeiten, aufdringliche Gedanken) oder Emotionen wie Reizbarkeit oder Müdigkeit. Wenn Sie die ersten Anzeichen von Stress erkennen, können ihn Sie schnell angehen, bevor er sich weiter verschärft.

Der erste Schritt besteht darin, zu lernen, **auf seinen Körper und seinen Geist** zu **hören**. Sich bewusst zu machen, wann der Stress steigt (z. B. vor einem komplexen Eingriff, während einer Notsituation oder angesichts einer Arbeitsüberlastung), hilft, das eigene Verhalten entsprechend anzupassen. Diese Arbeit des Erkennens ist grundlegend, um zu verhindern, dass der Stress chronisch wird oder auf die Arbeitsbeziehungen übergreift.

Techniken zur persönlichen Stressbewältigung

Wenn man Stress erst einmal erkannt hat, ist es wichtig, **sich** Techniken anzueignen, um **ihn** zu **lindern und** im Alltag zu **bewältigen**. Zu den wirksamsten Strategien gehören **Atemtechniken**, die das Nervensystem sofort beruhigen und den Fokus neu ausrichten. Beispielsweise hilft die **Herzkohärenz**, bei der man einige Minuten lang 5 Sekunden lang einatmet und dann

5 Sekunden lang ausatmet, den Herzschlag zu regulieren und die innere Anspannung zu verringern.

Auch **bewusste Pausen** sind von entscheidender Bedeutung. In einem Pflegeumfeld, in dem Pflegerinnen und Pfleger ständig gefordert sind, kann es leicht passieren, dass man sich selbst vergisst und nie einen Schritt zurücktritt. Doch selbst kurze Pausen von wenigen Minuten, um sich zu strecken, ein Glas Wasser zu trinken oder einfach nur tief durchzuatmen, helfen, **den Druck abzubauen und** konzentrierter und gelassener weiterzumachen. Diese Momente sollten nicht als Zeitverlust angesehen werden, sondern als notwendige **Aufladung**, um leistungsfähig zu bleiben und Überanstrengung zu vermeiden.

Das **Setzen von Prioritäten** ist ein weiterer Pfeiler der Stressbewältigung. Wenn Sie Ihren Tag danach einteilen können, was wirklich dringend und wichtig ist, fühlen Sie sich nicht von den anstehenden Aufgaben überwältigt. Es ist hilfreich, eine **Aufgabenliste zu** erstellen und die Maßnahmen nach ihrer unmittelbaren Auswirkung auf die Patientenversorgung zu priorisieren. Dies hilft, einen klaren Überblick zu behalten und sich nicht von der Menge der Arbeit überwältigen zu lassen.

Regelmäßige körperliche Betätigung ist ebenfalls wichtig, um den angestauten Stress abzubauen. Bei körperlicher Betätigung werden Endorphine, die Hormone des Wohlbefindens, freigesetzt und stressbedingte Muskelverspannungen abgebaut. Ob Walking, Yoga, Schwimmen oder Laufen - eine Aktivität zu finden, bei der man sich körperlich auspowern kann, hilft dabei, das seelische Gleichgewicht zu bewahren.

Sich um sich selbst kümmern, um sich besser um andere kümmern zu können

Ein wichtiger Aspekt der Stressbewältigung ist die Vorstellung, dass ein Pfleger zuerst **auf sich selbst achten** muss, **bevor er** anderen eine gute Pflege bieten kann. Dazu gehört ein

ausgewogener Lebensstil: gut schlafen, sich gesund ernähren und auch außerhalb der Arbeit Zeit zum Entspannen haben.

Der **Schlaf** spielt beispielsweise eine entscheidende Rolle bei der Fähigkeit, mit Stress umzugehen. Zu wenig oder schlechte Nächte können die Müdigkeit verstärken, die Konzentrationsfähigkeit verringern und anfälliger für die Belastungen des Tages machen. Daher ist es von entscheidender Bedeutung, einen **regelmäßigen Schlafrhythmus** einzuhalten, auch wenn die Arbeitszeiten verschoben werden. Eine gute Schlafroutine sorgt dafür, dass Sie ausgeruht aufwachen und bereit sind, die Herausforderungen des Tages zu bewältigen.

Es ist auch wichtig, sich Momente des **Abschaltens** zu bewahren, fernab des beruflichen Umfelds. Wenn Sie sich Zeit für sich selbst nehmen, sei es durch Hobbys, kreative Aktivitäten oder einfach nur ruhige Momente, können Sie sich geistig regenerieren. Diese Zeiten des Abschaltens ermöglichen es, Abstand von den Spannungen am Arbeitsplatz zu gewinnen und emotionale Erschöpfung zu vermeiden.

Kollegen bei der Stressbewältigung unterstützen

In einem so anspruchsvollen Umfeld wie dem Gesundheitswesen ist die Unterstützung unter Kollegen von grundlegender Bedeutung. In einem Klima des **Wohlwollens und der Solidarität** zu arbeiten, schafft einen Rahmen, in dem sich jeder Einzelne auch in Zeiten hohen Drucks unterstützt fühlt. Der vom Team geteilte Stress kann gemildert werden, wenn er gemeinsam angegangen wird.

Gegenseitige Unterstützung beginnt mit kleinen, alltäglichen Aufmerksamkeiten, z. B. einen Kollegen nach seinem Befinden zu fragen, seine Hilfe anzubieten, wenn er überlastet ist, oder einfach nur zuzuhören, wenn er jemanden zum Reden braucht. Diese Gesten sind zwar einfach, stärken aber die Bindung zwischen den Teammitgliedern und schaffen eine Atmosphäre des **Vertrauens und der Zusammenarbeit**.

Es ist auch wichtig, **die Anzeichen von Stress** bei anderen zu **erkennen**. Manchmal kann ein Kollege überfordert sein, ohne es zu bemerken, oder er traut sich nicht, um Hilfe zu bitten. Das Erkennen von Erschöpfungszeichen (Reizbarkeit, sichtbare Müdigkeit, Isolation) und das Anbieten proaktiver Unterstützung hilft, Situationen zu entschärfen, die zu einem Burnout führen könnten.

Die Förderung **gemeinsamer Pausen**, insbesondere in intensiven Zeiten, ist eine Möglichkeit, sich einen Moment Zeit zu nehmen, um gemeinsam zu verschnaufen, zu diskutieren und Druck abzubauen. Diese gemeinsamen Pausen stärken den Zusammenhalt des Teams und erinnern daran, dass jeder da ist, um den anderen zu unterstützen.

Kommunikation als Hebel zur Unterstützung

Eine **offene** und urteilsfreie **Kommunikation** ist für die Unterstützung von Kollegen von entscheidender Bedeutung. Wenn man seine Gefühle ausdrückt, seine Erfahrungen mit anderen teilt und Schwierigkeiten bespricht, kann man nicht nur den eigenen Stress abbauen, sondern auch anderen helfen, sich mit ihren Schwierigkeiten weniger allein zu fühlen. Momente der Nachbesprechung nach schwierigen Einsätzen oder stressigen Situationen sind wertvoll, da sie jedem die Möglichkeit geben, über seine Gefühle zu sprechen, und so den Aufbau von unausgesprochenen Spannungen verringern.

Es ist auch wichtig, **Urteile oder Kritik zu vermeiden**, wenn ein Kollege Anzeichen von Müdigkeit oder Stress zeigt. Das Ziel sollte sein, eine Umgebung zu schaffen, in der sich die Pflegenden sicher fühlen, ihre Verletzlichkeit auszudrücken, ohne befürchten zu müssen, schwach zu erscheinen. Dies geschieht durch **aktives**

Zuhören, echte Aufmerksamkeit für das, was der andere ausdrückt, und bestätigende verbale Unterstützung: "Du leistest gute Arbeit", "Zögere nicht, um Hilfe **zu** bitten, wenn du sie brauchst".

Kollektive Widerstandsfähigkeit fördern

Kollektive Resilienz ist die Fähigkeit eines Teams, Herausforderungen gemeinsam zu bewältigen und gestärkt daraus hervorzugehen. Indem der **Pflegehelfer** seine Kollegen aktiv unterstützt, trägt er zur Schaffung einer **Kultur der gegenseitigen** Unterstützung bei, in der sich jeder für das Wohlergehen des anderen verantwortlich fühlt. Dies führt zu einer Dynamik, bei der die Teammitglieder bei Arbeitsüberlastung oder in Krisensituationen die Aufgaben flexibel und anpassungsfähig untereinander aufteilen.

Ein resilientes Arbeitsumfeld entsteht auch durch die Einrichtung **kollektiver** Reflexionsmomente, in denen sich das Team über Stressbewältigungspraktiken austauschen, Tipps weitergeben und sich gegenseitig zu Verhaltensweisen ermutigen kann, die das Wohlbefinden fördern. Diese Diskussionen stärken den Zusammenhalt und das gemeinsame Engagement für die Erhaltung einer guten psychischen und physischen Gesundheit.

Kapitel 8

Der Einsatz von Technologien und Medizinprodukten in der Gastroenterologie

1 Verstehen und Handhabung von Geräten, die in der Gastroenterologie verwendet werden

- Pumpen für enterale und parenterale Ernährung: Betrieb und Überwachung

Pumpen für die enterale und parenterale Ernährung spielen eine entscheidende Rolle bei der Behandlung von Patienten, die aufgrund von Verdauungsstörungen, schweren Erkrankungen oder Operationen keine orale Ernährung erhalten können. Diese Geräte ermöglichen eine auf die spezifischen Bedürfnisse des Patienten zugeschnittene Ernährung und verringern gleichzeitig das Risiko von Komplikationen, die durch Unterernährung oder eine unangemessene Nährstoffzufuhr entstehen können. Das Verständnis ihrer Funktionsweise und der Überwachungsprinzipien ist für die Sicherheit und das Wohlbefinden der Patienten unerlässlich.

Enterale Ernährung: Prinzipien und Funktionsweise von Pumpen

Bei der enteralen Ernährung werden Nährstoffe über eine Sonde (nasogastrisch, naso-jejunal oder Gastrostomie) direkt in den verabreicht Verdauungstrakt. Sie wird bevorzugt, wenn der Verdauungstrakt zwar funktionstüchtig ist, der Patient aber nicht normal essen kann, sei es aufgrund von Schluckstörungen, Erkrankungen des Verdauungstrakts oder Zuständen, die eine intensive Ernährungsunterstützung erfordern.

Funktionsweise von Pumpen für enterale Ernährung

Enterale Ernährungspumpen sind Geräte, mit denen Nährstoffe kontinuierlich oder intermittierend über eine Verdauungssonde zugeführt werden können. Sie sorgen für eine kontrollierte Zufuhr in Bezug auf Fluss und Volumen und vermeiden so das Risiko einer **Rückaspiration** oder einer **Überlastung des Verdauungstrakts**.

Diese Pumpen funktionieren, indem sie die in Beuteln oder Behältern zubereitete flüssige Nahrung direkt durch die in den Magen oder Darm des Patienten eingeführte Sonde abgeben. Die Durchflussrate der Pumpe kann an die individuellen Bedürfnisse des Patienten angepasst werden, sodass eine langsame und gleichmäßige Verabreichung über einen längeren Zeitraum oder zu bestimmten Tageszeiten möglich ist.

Der Vorteil dieser Pumpen ist, dass sie genau programmiert werden können, um die Verabreichungsgeschwindigkeit anzupassen (normalerweise in Millilitern pro Stunde) und bei Problemen (Blockierung der Sonde, Ende der Ernährung, Funktionsstörung) zu warnen. So kann das Pflegepersonal die Nahrungsaufnahme zuverlässig überwachen und die Parameter entsprechend der Entwicklung des klinischen Zustands des Patienten anpassen.

Überwachung von Patienten mit enteraler Ernährung

Die Überwachung ist wichtig, um Komplikationen vorzubeugen und sicherzustellen, dass die Ernährung gut vertragen wird. Mehrere Aspekte müssen überwacht werden:

1. **Überwachung der Sondenstelle**: Es ist sehr wichtig, den Zustand der Einführstelle der Sonde regelmäßig zu überprüfen, insbesondere bei Gastrostomien oder Jejunostomien. Sie sollten auf Anzeichen einer Irritation oder Infektion (Rötung, Hitze, Ausfluss) achten und sicherstellen, dass die Sonde richtig fixiert ist, um Zug oder Verschiebung zu vermeiden.

2. Verdauungstoleranz: Es ist wichtig, auf Symptome zu achten, die auf eine Unverträglichkeit der enteralen Ernährung hindeuten könnten, wie z. B. Übelkeit, Erbrechen, Blähungen oder Durchfall. Eine regelmäßige Überwachung des **Restmagens** (durch vorsichtiges Saugen durch die Sonde, um die Menge des Mageninhalts

zu messen) kann ebenfalls durchgeführt werden, um zu beurteilen, ob der Patient die Nahrung verträgt, insbesondere in den ersten Tagen der Verabreichung.

3. **Hydratation und** Diurese: Obwohl die enterale Ernährung Flüssigkeit liefert, muss unbedingt sichergestellt werden, dass der Patient ausreichend hydratisiert bleibt. Die Pflegekraft sollte den Zustand der Schleimhäute, die Diurese und das Auftreten von Anzeichen einer Dehydratation überwachen.

4. **Überwachung der Vitalparameter**: Veränderungen der Vitalparameter, wie Tachykardie oder Hypotonie, können auf eine metabolische oder infektiöse Komplikation hinweisen, die eine schnelle Behandlung erfordert.

5. **Wartung der Pumpe**: Es ist wichtig, die ordnungsgemäße Funktion der Pumpe zu überwachen und sicherzustellen, dass die Sonde nicht **blockiert** ist, dass die Ernährungsbeutel richtig angeschlossen sind und dass die Nahrung mit der vorgeschriebenen Rate verabreicht wird. Wenn die Pumpe einen Alarm ausgibt, muss sie sofort überprüft werden, um das Problem zu beheben (schwache Batterie, geknickte oder falsch platzierte Sonde usw.).

Parenterale Ernährung: Prinzipien und Funktionsweise von Pumpen

Die parenterale Ernährung wird eingesetzt, wenn das Verdauungssystem des Patienten nicht funktionsfähig ist oder nicht genutzt werden kann, wie bei **Malabsorptionssyndromen**, Darmverschluss oder nach bestimmten größeren Operationen. Bei ihr werden Nährstoffe direkt in den Blutkreislauf gegeben, häufig über einen zentralen Zugang (wie einen zentralen Venenkatheter) oder einen peripheren Zugang.

Funktionsweise von Pumpen für parenterale Ernährung

Parenterale Ernährungspumpen verabreichen Nährstoffmischungen aus Proteinen, Kohlenhydraten, Fetten, Elektrolyten und Vitaminen direkt in den Blutkreislauf und sorgen so für eine vollständige Versorgung mit Nährstoffen.

Mithilfe dieser Pumpen können die Menge und die Geschwindigkeit der Infusion dieser Nährlösungen genau gesteuert werden. Wie bei der enteralen Ernährung gewährleistet die Verwendung einer Pumpe eine **gleichmäßige und sichere** Verabreichung mit der Möglichkeit, die Flussraten an die Bedürfnisse des Patienten anzupassen. Pumpen für die parenterale Ernährung müssen auch so konfiguriert werden, dass Infusionsfehler vermieden werden, wie z. B. eine zu schnelle Infusion, die zu gefährlichen metabolischen Ungleichgewichten (Hyperglykämie, Lipidüberladung usw.) führen könnte.

Überwachung von Patienten mit parenteraler Ernährung

Die parenterale Ernährung ist zwar in bestimmten Situationen lebensrettend, birgt aber ein höheres Risiko für **metabolische und infektiöse Komplikationen**, was eine strenge Überwachung erfordert.

1. **Überwachung von Infektionen** : Bei Patienten, die über einen Zentralkatheter parenteral ernährt werden, besteht ein Risiko für schwere Infektionen, wie z. B. **Sepsis**. Es ist entscheidend, die Temperatur des Patienten sowie den Zustand der Einstichstelle des Katheters zu überwachen, um Anzeichen einer Infektion (Rötung, Hitze, Schmerzen) frühzeitig zu erkennen. Der Umgang mit dem Katheter muss rigoros sein: Strenge Hygieneprotokolle (Händewaschen, Desinfektion der Zugangsstellen) müssen eingehalten werden, um das Infektionsrisiko zu minimieren.

2. **Überwachung von Stoffwechselungleichgewichten**: Die parenterale Ernährung kann zu Ungleichgewichten führen, insbesondere zu Hyperglykämie, Hypokaliämie oder Hyperlipidämie. Der Patient sollte daher **regelmäßig biologisch untersucht** werden, insbesondere um den Blutzuckerspiegel, die Elektrolyte sowie die Leber- und Nierenwerte zu überwachen.

3. **Infusionstoleranz**: Es ist von entscheidender Bedeutung, die Infusionstoleranz des Patienten zu überwachen, insbesondere indem sichergestellt wird, dass die Ernährung ohne Komplikationen verabreicht wird (keine lokalen Schwellungen oder Infiltrationen an der Injektionsstelle). Jede Änderung der Infusionsrate kann zu schwerwiegenden Komplikationen wie volämischer Überladung oder metabolischen Störungen führen.

4. **Überwachung der Vitalparameter**: Eine genaue Überwachung der Vitalparameter (Herzfrequenz, Blutdruck, Temperatur) ist entscheidend für die Erkennung von Anzeichen einer Komplikation, einschließlich infektiöser Reaktionen oder einer metabolischen Destabilisierung.

5. **Betrieb und Wartung der Pumpe**: Die Pumpe für die parenterale Ernährung muss regelmäßig überprüft werden, um sicherzustellen, dass sie ordnungsgemäß funktioniert, die Infusionsleitungen frei sind und die vorgeschriebene Durchflussrate eingehalten wird. Jede Anomalie oder jeder Alarm muss sofort überprüft und behoben werden.

- Nasogastrale Sonde und Gastrostomie-Sonde: Platzierung und Pflege

Nasogastrische Sonden und Gastrostomie-Sonden sind wichtige Hilfsmittel, die zur Verabreichung von Nährstoffen, Medikamenten oder zur Ableitung von Flüssigkeit verwendet werden, wenn eine orale Nahrungsaufnahme nicht möglich ist.

Sie sind besonders wichtig bei der Behandlung von Patienten mit Schluckstörungen, chronischen Erkrankungen des Verdauungssystems oder nach bestimmten chirurgischen Eingriffen. Obwohl das Prinzip ihrer Verwendung ähnlich ist, unterscheiden sich diese Sonden in der Art ihrer Platzierung und der Dauer ihrer Verwendung. Das Verständnis ihrer Funktionsweise, der Platzierungstechniken und der erforderlichen Wartung ist grundlegend für die Sicherheit und das Wohlbefinden der Patienten und die Verringerung des Risikos von Komplikationen.

Nasogastrale Sonden: Platzierung und Pflege

Die nasogastrale Sonde (NGS) ist ein flexibler Schlauch, der durch die Nase in den Magen eingeführt wird, um die Verabreichung von Nahrung oder Medikamenten zu ermöglichen oder den Mageninhalt abzusaugen. Diese Sonde wird häufig in vorübergehenden Situationen verwendet, bei der enteralen Ernährung oder der Magendrainage, insbesondere nach Operationen, bei einer Lähmung des Verdauungssystems oder wenn eine Magenentlastung erforderlich ist.

Platzierung einer nasogastrischen Sonde

Das Legen einer nasogastrischen Sonde ist ein heikler Eingriff, der mit großer Vorsicht durchgeführt werden muss, um Komplikationen wie Nasenverletzungen, Reizungen der Speiseröhre oder eine Fehlpositionierung in den Atemwegen zu vermeiden. Vor dem Einführen ist es wichtig, dem Patienten das Verfahren zu erklären, um seine Angst zu verringern und seine Mitarbeit sicherzustellen.

1. **Vorbereitung**: Die Pflegekraft oder der Krankenpfleger **misst** zunächst die erforderliche Länge der Sonde, indem er sie entlang des Gesichts des Patienten vom Nasenloch zum Ohr und dann hinunter bis zur Basis des Brustbeins

führt. Diese Messung hilft, die Einführtiefe abzuschätzen, um sicherzustellen, dass die Sonde den Magen erreicht.

2. **Einführen**: Nachdem die Sonde zur Erleichterung der Passage geschmiert wurde, wird sie durch eines der Nasenlöcher eingeführt. Der Patient wird ermutigt, während des Einführens zu **schlucken**, um das Vorankommen der Sonde in der Speiseröhre zu unterstützen. Es ist sehr wichtig, auf Anzeichen von Atembeschwerden (Husten, Ersticken) zu achten, die darauf hindeuten könnten, dass die Sonde nicht richtig in den Atemwegen liegt.

3. **Überprüfung der Lage**: Sobald die Sonde platziert ist, muss **ihre Lage** im Magen vor der Verwendung unbedingt **überprüft** werden. Die gängigste Methode ist das **Absaugen von Mageninhalt**, um zu überprüfen, ob die entnommene Flüssigkeit sauer ist (pH-Wert unter 5,5). Die andere, sicherere Methode ist eine **Röntgenaufnahme**, um die Lage im Magen zu bestätigen, insbesondere wenn die Sonde zum ersten Mal gelegt wird oder wenn Zweifel bestehen.

Pflege der nasogastrischen Sonde

Die regelmäßige Pflege der nasogastrischen Sonde ist entscheidend, um Verstopfungen und Infektionen zu vermeiden und eine gute Verträglichkeit zu gewährleisten.

1. **Überwachung der nasalen Stelle**: Es ist wichtig, die **Einführstelle** regelmäßig auf Reizungen oder Ulzerationen im Nasenloch zu überwachen. Das ständige Reiben der Sonde kann zu Hautverletzungen und lokalen Infektionen führen. Die Sonde muss gut befestigt werden, um übermäßige Bewegungen zu vermeiden, und eine Nasenpflege (Auftragen von Feuchtigkeitscremes) kann empfohlen werden, um die Reizung zu begrenzen.

2. **Aufrechterhaltung der Durchgängigkeit** der **Sonde**: Es ist entscheidend, die Sonde regelmäßig mit sterilem Wasser oder einer Kochsalzlösung zu spülen, um **Verstopfungen** zu vermeiden. Dies ist besonders wichtig nach der Verabreichung von Medikamenten oder dickflüssiger Nahrung. Bei Verstopfungen kann ein leichtes Absaugen oder die Verwendung von Enzymprodukten helfen, die Verstopfung der Sonde zu beseitigen.

3. **Überwachung von Komplikationen**: Es ist sehr wichtig, auf Anzeichen einer Unverträglichkeit der enteralen Ernährung zu achten, wie z. B. **Übelkeit, Erbrechen, Blähungen** oder Bauchschmerzen. Der Patient sollte auch auf Anzeichen eines **falschen** Weges überwacht werden, insbesondere bei Risikopatienten, die darauf hindeuten könnten, dass sich die Sonde in den Atemwegen verschoben hat.

4. **Entfernen der Sonde**: Die nasogastrale Sonde kann entfernt werden, wenn die normale Ernährung wiederhergestellt ist oder wenn sie nicht mehr benötigt wird. Das Entfernen sollte vorsichtig erfolgen, nachdem jegliche Nahrungszufuhr oder Absaugung abgetrennt wurde, und immer so, dass keine Verletzungen der Nase oder der Speiseröhre verursacht werden.

Gastrostomie-Sonde: Platzierung und Pflege

Die Gastrostomie-Sonde ist eine dauerhaftere Ernährungsvorrichtung als die SNG, die durch die Bauchdecke direkt in den Magen eingeführt wird. Sie wird bei Patienten eingesetzt, die über einen längeren Zeitraum (mehrere Wochen bis Monate) enterale Ernährung benötigen, z. B. bei Patienten mit schweren neurologischen Erkrankungen oder Krebs im Kopf- und Halsbereich, bei denen das Schlucken nicht möglich ist.

Platzierung der Gastrostomie-Sonde

Die Platzierung einer Gastrostomie-Sonde erfolgt in der Regel endoskopisch (perkutane endoskopische Gastrostomie oder **PEG**) oder manchmal chirurgisch. Das Verfahren wird je nach Zustand des Patienten unter örtlicher Betäubung oder Vollnarkose durchgeführt.

1. **Endoskopie**: Ein Endoskop wird durch den Mund des Patienten bis in den Magen eingeführt, um das Innere zu betrachten und das Einführen der Sonde zu steuern. Ein kleiner Schnitt wird in die Bauchdecke gemacht und die Sonde wird durch diese Öffnung direkt in den Magen eingeführt.

2. **Fixierung der Sonde**: Nach dem Einführen wird die Sonde im Magen mit einer Platte oder einem Ballon **fixiert**, während außen eine Fixierscheibe die Sonde auf der Haut festhält.

Pflege der Gastrostomie-Sonde

Die Pflege einer Gastrostomie-Sonde ist von entscheidender Bedeutung, um lokale Infektionen, eine Verlagerung der Sonde oder Verstopfungen zu vermeiden.

1. **Pflege der** Einführstelle: Die Einführstelle muss regelmäßig mit Kochsalzlösung oder sterilem Wasser gereinigt werden, um Infektionen zu vermeiden. Es ist entscheidend, den Bereich um die Sonde herum auf Anzeichen von Reizungen, Entzündungen oder Magenaustritt zu überwachen. Bei Rötung, Schmerzen oder Nässen sollte eine Infektion vermutet und schnell behandelt werden.

2. Vermeidung **von Verstopfungen**: Wie bei nasogastrischen Sonden muss auch die Gastrostomie-Sonde nach jedem Gebrauch regelmäßig mit sterilem Wasser gespült werden, um Verstopfungen zu vermeiden. Außerdem sollten Sie regelmäßig überprüfen, ob die Sonde richtig liegt und nicht geknickt oder verstopft ist.

3. **Überwachung von Komplikationen**: Es ist wichtig, auf Anzeichen von Magenleckagen, einer Infektion der Einführstelle oder einer Verstopfung der Sonde zu achten. Wenn sich die Sonde verschiebt, ist häufig eine professionelle Wiedereinführung erforderlich, um Komplikationen zu vermeiden. Außerdem sollte auf Übelkeit, Bauchschmerzen oder Anzeichen einer Malabsorption geachtet werden, um die enterale Ernährung entsprechend anzupassen.

4. **Wechsel der Sonde**: Die Gastrostomie-Sonde muss in regelmäßigen Abständen gewechselt werden, je nach Art des Geräts in der Regel alle 6 bis 12 Monate. Dieser Wechsel wird von einer medizinischen Fachkraft unter strengen aseptischen Bedingungen durchgeführt, um Infektionen zu vermeiden.

- Überwachungsgeräte (Pulsoximeter, Blutdruckmessgeräte) Überwachungsgeräte wie Pulsoximeter und Blutdruckmessgeräte spielen eine entscheidende Rolle bei der Überwachung des Gesundheitszustands von Patienten, indem sie kontinuierlich oder intermittierend lebenswichtige Informationen liefern. Besonders verbreitet ist ihr Einsatz auf Intensivstationen, in Notaufnahmen und am Krankenbett von Patienten, deren Zustand eine engmaschige Überwachung erfordert. Diese Geräte ermöglichen eine Echtzeitbewertung der Herz-Kreislauf- und Atemwegsfunktionen, was die Früherkennung von Komplikationen erleichtert und medizinische Entscheidungen unterstützt. Ein umfassendes Verständnis ihrer Funktionsweise,

Interpretation und Wartung ist entscheidend für eine sichere und effektive Versorgung.

Pulsoximeter: Funktionsweise und Überwachung

Das Pulsoximeter, auch Pulsoximeter genannt, ist ein Gerät, das die **Sauerstoffsättigung** im Blut misst, d. h. den Anteil des sauerstoffhaltigen Hämoglobins. Außerdem liefert es einen Messwert für die **Herzfrequenz**. Das Gerät wird häufig zur Überwachung von Patienten mit Atemwegs- oder Herzerkrankungen oder bei chirurgischen Eingriffen eingesetzt, um in Echtzeit die Fähigkeit des Blutes zu beurteilen, Sauerstoff in das Gewebe zu transportieren.

Funktionsweise des Pulsoximeters

Ein Pulsoximeter funktioniert über eine Sonde, die normalerweise an einem Finger, einer Zehe oder am Ohrläppchen angebracht wird. Das Gerät verwendet eine **Lichtabsorptionstechnologie**, um die Sauerstoffsättigung zu messen. Zwei Lichtstrahlen (rot und infrarot) durchdringen das Gewebe, und es wird analysiert, wie viel Licht vom sauerstoffhaltigen und sauerstofffreien Hämoglobin absorbiert wird. Durch den Vergleich dieser beiden Absorptionsarten wird der Prozentsatz der Sauerstoffsättigung berechnet. Eine normale Sättigung liegt in der Regel zwischen 95% und 100%, während eine Sättigung unter 90% auf eine **Hypoxämie** hinweist, die eine Intervention erfordert.

Überwachung mit dem Pulsoximeter

Die Überwachung mit einem Pulsoximeter ist eine schnelle und nichtinvasive Methode, um **Hypoxie** oder eine Verschlechterung der Atmung zu **erkennen**. Sie ist besonders nützlich in Notfallsituationen, nach Operationen oder bei akuten Atemwegsinfektionen wie Lungenentzündung oder COPD-Exazerbationen.

1. **Interpretation der Werte**: Es ist wichtig, den normalen Sauerstoffsättigungswert für jeden Patienten zu kennen, da dieser aufgrund von Vorerkrankungen, wie z. B. bei chronischen Lungenerkrankungen, variieren kann. Ein schneller Abfall der Sättigung sollte die Pflegekraft auf eine mögliche **Gefährdung der Atmung** aufmerksam machen, die eine Sauerstoffgabe, eine schnelle medizinische Intervention oder eine Neubewertung der Beatmung erforderlich macht.

2. **Patientenverträglichkeit und Anpassungen** : Bestimmte Bedingungen, wie eine schlechte periphere Perfusion (aufgrund von Kälte, niedrigem Blutdruck oder einem Schock), können die Zuverlässigkeit der Oximeter-Messungen beeinträchtigen. In diesen Fällen kann die Platzierung der Sonde angepasst werden, um genauere Werte zu erhalten (an einem anderen Körperteil), oder es kann ein anderes Gerät verwendet werden, um die Ergebnisse zu bestätigen.

3. **Alarme und kontinuierliche Überwachung**: Das Pulsoximeter kann so programmiert werden, dass es bei niedriger Sättigung oder abnormaler Herzfrequenz Alarme ausgibt. Diese Funktion ist für Patienten auf der Intensivstation oder für beatmete Patienten von entscheidender Bedeutung, bei denen ein schneller Abfall der Sättigung auf **Atemnot** hindeuten könnte.

Blutdruckmessgeräte: Funktionsweise und Überwachung

Ein Blutdruckmessgerät ist ein Gerät, das zur Messung des **Blutdrucks** verwendet wird, der ein Schlüsselindikator für die Gesundheit des Herz-Kreislauf-Systems ist. Der Blutdruck spiegelt die Kraft wider, die das Blut gegen die Wände der Arterien ausübt, und wird normalerweise in Millimeter Quecksilbersäule (mmHg) gemessen. Es werden zwei Werte erfasst: der **systolische** Druck (wenn sich das Herz zusammenzieht) und der **diastolische** Druck (wenn sich das Herz zwischen den Schlägen entspannt).

Funktionsweise von Blutdruckmessgeräten

Es gibt zwei häufig verwendete Arten von Blutdruckmessgeräten: **manuelle** und **automatische**.

1. **Manuelles Blutdruckmessgerät**: Diese Art von Gerät erfordert die Verwendung einer aufblasbaren Manschette, eines Stethoskops und eines Manometers. Die Manschette wird um den Oberarm des Patienten gelegt und aufgeblasen, um die Arteria brachialis zu komprimieren. Während die Pflegekraft mit dem Stethoskop auf arterielle Geräusche hört, entleert sie die Manschette allmählich, und die ersten wahrgenommenen Geräusche entsprechen dem **systolischen Druck**. Wenn die Geräusche aufhören, weist dies auf den **diastolischen Druck** hin.

2. **Automatisches Blutdruckmessgerät**: Wird häufiger verwendet und funktioniert ähnlich, erfordert aber kein Stethoskop. Das Gerät bläst die Manschette automatisch auf und verwendet einen Sensor, um arterielle Oszillationen zu erkennen, wodurch ein schnelles und genaues Ablesen des Blutdrucks ermöglicht wird. Diese Geräte sind häufig so programmiert, dass sie den Blutdruck in regelmäßigen Abständen überwachen, was sie für die kontinuierliche Überwachung von Patienten besonders nützlich macht.

Überwachung mit Blutdruckmessgeräten

Die regelmäßige Messung des Blutdrucks ermöglicht es, den hämodynamischen Zustand des Patienten zu überwachen und **Anomalien** zu erkennen, die auf eine klinische Verschlechterung hindeuten können.

1. **Interpretation der Werte**: Ein normaler Blutdruck liegt bei 120/80 mmHg. Ein niedriger Blutdruck(**Hypotonie**) kann auf einen Schock, schwere Dehydrierung oder ein Herzproblem hinweisen, während ein hoher Blutdruck (**Hypertonie**) ein erhöhtes Risiko für Schlaganfälle, Herzinfarkte oder Herzinsuffizienz anzeigen kann. Die Werte sollten im Hinblick auf den Allgemeinzustand des Patienten und seine Krankengeschichte interpretiert werden.

2. **Messhäufigkeit**: Je nach klinischem Zustand kann der Blutdruck in regelmäßigen Abständen (z. B. stündlich bei Intensivpatienten) oder bei stabilen Patienten in größeren Abständen gemessen werden. In kritischen Fällen ist oft eine kontinuierliche Überwachung mit einem **automatisierten Blutdruckmessgerät** erforderlich, um die schnellen Blutdruckschwankungen zu verfolgen.

3. **Anpassen der Manschette**: Es ist wichtig, darauf zu achten, dass die **Manschette** die richtige Größe hat und richtig sitzt, um eine genaue Messung zu erhalten. Eine zu große oder zu kleine Manschette kann zu falschen Messwerten führen. Die Manschette sollte oberhalb des Ellenbogens angelegt werden, wobei der Sensor auf die Arteria brachialis zentriert sein sollte.

Überwachung von Patienten mit Oximetern und Blutdruckmessgeräten

Pulsoximeter und Blutdruckmessgeräte liefern Echtzeitdaten, die bei der Beurteilung des hämodynamischen und respiratorischen Zustands von Patienten helfen. Eine kontinuierliche oder häufige Überwachung mit diesen Geräten ermöglicht es, Anomalien zu erkennen, bevor sie schwerwiegend werden, was bei Patienten in der kritischen Pflege besonders wichtig ist.

1. **Frühzeitige Erkennung von Komplikationen** : Ein Abfall der Sauerstoffsättigung in Verbindung mit einem

niedrigen Blutdruck kann auf einen **Schock** oder ein Multiorganversagen hinweisen. Umgekehrt kann ein schwerer Bluthochdruck, der mit einer hohen Herzfrequenz einhergeht, auf **hämodynamischen Stress** oder eine unangemessene Reaktion auf eine Behandlung hinweisen.

2. **Therapieanpassungen**: Anhand der gemessenen Werte kann das Pflegepersonal die Sauerstoffzufuhr, die Infusion von Flüssigkeiten oder die blutdrucksenkende Medikation anpassen und so sicherstellen, dass die Behandlung an die klinische Entwicklung des Patienten angepasst bleibt.

3. **Kommunikation und Dokumentation**: Es ist wichtig, alle Messungen genau zu **dokumentieren** und die Mitglieder des medizinischen Teams über signifikante Veränderungen zu informieren. Ein rascher Abfall der Sauerstoffsättigung z. B. muss sofort gemeldet werden, da er möglicherweise dringende Maßnahmen erfordert (Intubation, künstliche Beatmung).

Pflege und richtige Nutzung von Geräten

Um ihre Zuverlässigkeit zu gewährleisten, müssen Monitoring-Geräte richtig gewartet werden.

1. **Reinigung von Sonden und Manschetten**: Das Pulsoximeter und die Blutdruckmessgeräte kommen in direkten Kontakt mit der Haut des Patienten. Daher ist es entscheidend, die Sonden und Manschetten **regelmäßig** zu **desinfizieren**, um eine Kreuzkontamination zu vermeiden.

2. **Überprüfung der Kalibrierung**: Die Geräte müssen regelmäßig kalibriert werden, um genaue Messungen zu gewährleisten. Wenn ein Gerät selbst bei einem stabilen Patienten inkonsistente oder abnormale Messwerte zu liefern scheint, sollte es überprüft oder ausgetauscht werden.

3. **Alarmüberwachung**: Das Pflegepersonal sollte sicherstellen, dass die Alarme von Oximetern und Blutdruckmessgeräten **aktiviert und** für jeden Patienten auf geeignete Schwellenwerte **eingestellt** sind, damit jede Anomalie sofort erkannt wird.

2 Telemedizin und ihre Auswirkungen auf die Gastroenterologie

• Der Beitrag der Telemedizin bei der Betreuung von Patienten zu Hause

Die Telemedizin hat die Art und Weise, wie Patienten betreut und gepflegt werden, revolutioniert, vor allem zu Hause. Dank technologischer Fortschritte ermöglicht sie eine Verlängerung der Pflege über die Krankenhausmauern hinaus, bietet eine persönliche medizinische Betreuung und verbessert gleichzeitig die Lebensqualität der Patienten. Dieser Ansatz ist besonders vorteilhaft für Menschen mit chronischen Krankheiten, Patienten in der Rekonvaleszenzphase oder in abgelegenen geografischen Gebieten. Durch die Erleichterung der Kommunikation zwischen Patient und medizinischem Fachpersonal reduziert die Telemedizin unnötige Reisen, optimiert medizinische Eingriffe und fördert ein besseres Krankheitsmanagement.

Erleichterter Zugang zur Gesundheitsversorgung und Kontinuität der medizinischen Betreuung

Einer der wichtigsten Beiträge der Telemedizin ist der **erleichterte Zugang zur Gesundheitsversorgung**. Patienten, insbesondere solche, die Schwierigkeiten haben, sich zu bewegen, können nun eine medizinische Betreuung in Anspruch nehmen, ohne ihr Zuhause verlassen zu müssen. Für ältere Menschen, Patienten mit chronischen Krankheiten wie Herzinsuffizienz, Diabetes oder Lungenerkrankungen ist dies ein großer Vorteil. Sie können regelmäßige Konsultationen in Anspruch nehmen, ohne eine Praxis aufsuchen zu müssen, was ihren Alltag erleichtert und das Risiko einer Verschlechterung ihres Zustands aufgrund anstrengender oder unerreichbarer Wege verringert.

Die Telemedizin gewährleistet auch eine optimale **Kontinuität der Versorgung**, insbesondere in kritischen Zeiten. Beispielsweise können Patienten nach einem Krankenhausaufenthalt weiterhin regelmäßig per Videokonsultation betreut werden, wodurch wiederholte oder unnötige Krankenhausaufenthalte vermieden werden. Durch diese Fernüberwachung können Anzeichen eines Rückfalls oder von Komplikationen frühzeitig erkannt werden, was eine frühzeitige Behandlung erleichtert. Die Patienten können so besser überwacht werden, während sie bequem zu Hause bleiben.

Fernüberwachung und Monitoring der Vitalparameter

Einer der Schlüsselaspekte der Telemedizin ist die **Fernüberwachung** von Patienten, die es dem Gesundheitspersonal ermöglicht, entscheidende Vitalparameter wie Blutdruck, Blutzucker, Herzfrequenz oder Sauerstoffsättigung in Echtzeit zu überwachen. Mithilfe von vernetzten Geräten (Oximeter, Blutdruckmesser, Blutzuckermesser usw.) werden die Daten automatisch an den Arzt oder das Pflegepersonal übermittelt, ohne dass der Patient sich dazu bewegen muss.

Diese Echtzeitüberwachung ermöglicht es dem Pflegepersonal, **Anomalien** oder **Verschlechterungen des Gesundheitszustands**, wie z. B. einen abnormalen Anstieg des Blutzuckerspiegels oder einen Abfall der Sauerstoffsättigung, frühzeitig zu erkennen. Dies führt zu frühzeitigeren Interventionen, oft bevor sich die Symptome so weit verschlechtern, dass ein Krankenhausaufenthalt erforderlich wird. Patienten mit chronischen Erkrankungen wie Bluthochdruck oder Herzinsuffizienz profitieren so von einer strengeren Überwachung, die schwere Komplikationen wie Herzinfarkte oder Schlaganfälle verhindern kann.

Darüber hinaus verbessert die **Fernüberwachung** das **Behandlungsmanagement**. Beispielsweise kann bei einem Diabetespatienten die Behandlung aufgrund der beobachteten Blutzuckerwerte schnell angepasst werden, ohne dass er auf die nächste Konsultation in der Praxis warten muss. Dies ermöglicht ein feineres und reaktionsschnelleres Management chronischer Krankheiten.

Bessere Einbeziehung des Patienten in seine Behandlung

Die Telemedizin fördert eine größere **Autonomie der Patienten** und eine bessere Einbindung in das Management ihrer Gesundheit. Dank digitaler Hilfsmittel haben Patienten oftmals in Echtzeit Zugang zu ihren Gesundheitsdaten, was ihnen hilft, die Auswirkungen ihrer Behandlung zu verstehen und ihr tägliches Verhalten anzupassen, z. B. in Bezug auf ihre Ernährung, körperliche Aktivität oder den Umgang mit ihren Symptomen.

Dieses Empowerment ist besonders vorteilhaft bei der Behandlung **chronischer Krankheiten**, bei denen der Patient eine aktive Rolle spielt. Beispielsweise kann ein Patient mit Bluthochdruck seinen Blutdruck täglich mit einem vernetzten Blutdruckmessgerät überwachen und seinen Lebensstil entsprechend den beobachteten Ergebnissen anpassen. Außerdem kann er diese Informationen über eine telemedizinische Plattform mit seinem Arzt teilen und so eine genaue Anpassung seiner Behandlung ermöglichen.

Die Einbeziehung des Patienten in seine Behandlung, die durch die Telemedizin erleichtert wird, stärkt auch die **Therapietreue**. Regelmäßige Videokonsultationen und das sofortige Feedback des Pflegepersonals tragen dazu bei, dass der Patient motiviert bleibt, seine Behandlung zu befolgen, sich an die ärztlichen Empfehlungen zu halten und gesunde Lebensgewohnheiten zu pflegen. Der Patient fühlt sich stärker als Akteur seiner Gesundheit, was die Therapietreue fördert und die langfristigen Ergebnisse verbessert.

Weniger Krankenhausaufenthalte und Komplikationen

Ein weiterer wichtiger Vorteil der Telemedizin bei der Betreuung von Patienten zu Hause ist die **Verringerung von Krankenhauseinweisungen** und Besuchen in der Notaufnahme. Die Fernüberwachung ermöglicht eine frühzeitige Erkennung von Anzeichen einer klinischen Verschlechterung, was unnötige Krankenhauseinweisungen oder längere Aufenthalte verhindern kann. Bei Herzinsuffizienz beispielsweise kann durch die Überwachung des Blutdrucks und der Herzfrequenz eine Verschlechterung erkannt werden, bevor die Situation kritisch wird. Eine einfache Anpassung der Fernbehandlung kann dann einen Krankenhausaufenthalt vermeiden.

Telemonitoring trägt auch dazu bei, **schwere Komplikationen zu verhindern**, insbesondere bei gefährdeten oder immungeschwächten Patienten. Durch die Reduzierung von Reisen in Krankenhausumgebungen oder Arztpraxen minimiert die Telemedizin das Risiko einer Exposition gegenüber nosokomialen oder gemeinschaftlichen Infektionen, was in Zeiten von Pandemien wie der COVID-19-Pandemie besonders wichtig ist. Darüber hinaus können Patienten medizinische Konsultationen aus der Ferne in Anspruch nehmen, ohne dass die Behandlung aufgrund geografischer Unzugänglichkeit oder Mobilitätsproblemen verzögert wird.

Verbesserung der Beziehung zwischen Pfleger und Patient

Entgegen der landläufigen Meinung isoliert die Telemedizin den Patienten nicht, sondern kann im Gegenteil die **Beziehung zwischen dem Patienten und** seinem **Arzt** oder Pflegeteam stärken. Regelmäßige Videokonsultationen oder der Austausch über sichere Plattformen ermöglichen einen **häufigeren Kontakt**, ohne dass physische Sprechstunden angesetzt werden müssen.

Dadurch entsteht eine flüssigere Beziehung, in der sich der Patient kontinuierlich unterstützt fühlt.

Darüber hinaus bietet die Telemedizin dem Pflegepersonal die Möglichkeit, das Umfeld, in dem sich der Patient zu Hause bewegt, besser zu verstehen. Während der Videokonsultationen kann der Arzt das Lebensumfeld des Patienten beobachten, Faktoren erkennen, die seine Gesundheit beeinflussen könnten (Lebensbedingungen, Stress, Organisation der häuslichen Pflege), und entsprechende Ratschläge erteilen.

Gleichheit und Zugänglichkeit der Gesundheitsversorgung

Die Telemedizin trägt auch dazu bei, den **Zugang** zu medizinischer Versorgung für Bevölkerungsgruppen zu verbessern, denen diese oftmals verwehrt bleibt. Patienten, die in ländlichen oder abgelegenen Gebieten leben, in denen der Zugang zu Fachärzten eingeschränkt ist, können Ärzte aus der Ferne konsultieren, ohne lange Wege zurücklegen zu müssen. Ebenso können Menschen mit eingeschränkter Mobilität oder Menschen mit schweren Krankheiten eine regelmäßige Behandlung in Anspruch nehmen, ohne ihr Zuhause verlassen zu müssen, und vermeiden so die mit Reisen verbundenen Ermüdungserscheinungen und Risiken.

Schließlich kann die Telemedizin auch **Ungleichheiten beim Zugang** zu bestimmten medizinischen Fachgebieten **ausgleichen**. Beispielsweise können Konsultationen in den Bereichen Dermatologie, Psychiatrie oder Endokrinologie, die in manchen Regionen schwer zugänglich sind, über telemedizinische Plattformen durchgeführt werden, wodurch sich die Wartezeiten verkürzen.

- Die Rolle der Pflegekraft bei der Fernüberwachung von Vitalparametern

Die Rolle der Pflegekraft bei der Fernüberwachung von Vitalparametern gewinnt mit dem Aufschwung der Telemedizin und der vernetzten Gesundheitstechnologien zunehmend an Bedeutung. Obwohl sie häufig mit der Pflege vor Ort in Verbindung gebracht wird, nimmt die Pflegekraft auch bei der Fernüberwachung eine Schlüsselfunktion ein. Sie arbeitet mit anderen Mitgliedern des medizinischen Teams zusammen, um eine **kontinuierliche und sichere Patientenversorgung** zu gewährleisten und gleichzeitig die Qualität der häuslichen Pflege zu optimieren. Mit ihren Überwachungs- und Pflegekompetenzen sorgt die Pflegekraft für die Übermittlung und Interpretation von Vitaldaten und ist gleichzeitig ein unverzichtbares Bindeglied zwischen dem Patienten und dem Pflegeteam.

Fernüberwachung von Vitalparametern: eine Schlüsselrolle in der Telemedizin

Im Rahmen der Telemedizin beruht die Fernüberwachung von Vitalparametern auf der Verwendung von vernetzten medizinischen Geräten wie **Pulsoximetern**, **Blutdruckmessgeräten**, **Blutzuckermessgeräten** und **medizinischen Waagen**. Diese Geräte ermöglichen es, die Entwicklung von Schlüsselindikatoren für die Gesundheit des Patienten wie Herzfrequenz, Blutdruck, Blutzucker, Sauerstoffsättigung oder Körpergewicht in Echtzeit zu verfolgen.

Die Rolle der Pflegekraft besteht darin, **den Patienten bei der Anwendung dieser Geräte zu begleiten**, ihre ordnungsgemäße Funktion zu gewährleisten und die erzielten Ergebnisse zu überwachen. Er fungiert auch als **Verbindungsglied** zwischen dem Patienten und dem medizinischen Team, indem er das medizinische Fachpersonal bei Anomalien oder Anzeichen einer Verschlechterung des Gesundheitszustands schnell informiert.

Begleitung des Patienten bei der Nutzung von Fernüberwachungsgeräten

Eine der ersten Aufgaben der Pflegekraft besteht darin, **den Patienten** in der Verwendung von Fernüberwachungsgeräten zu **schulen und zu begleiten**. Viele Patienten, insbesondere ältere Menschen oder Menschen mit chronischen Erkrankungen, haben möglicherweise Schwierigkeiten, diese Geräte selbstständig zu bedienen. Die Pflegekraft übernimmt daher eine pädagogische Rolle, indem sie die **Funktionsweise der Geräte** erklärt, bei der Einrichtung der Überwachung hilft und sicherstellt, dass die Messungen korrekt und regelmäßig durchgeführt werden.

Bei einem Patienten mit chronischer Ateminsuffizienz kann der Pflegehelfer beispielsweise zeigen, wie man ein **Pulsoximeter** benutzt, erklären, wie oft Messungen durchgeführt werden müssen, und die normalen Werte für die Sauerstoffsättigung angeben. Er sorgt dafür, dass der Patient in der Lage ist, seine Parameter selbstständig zu überwachen, greift aber auch ein, um die Ergebnisse zu überprüfen oder bei technischen Schwierigkeiten zu helfen.

Daten sammeln und interpretieren

Ein weiterer wesentlicher Aspekt der Rolle des Pflegehelfers ist die **Erfassung und Überwachung der** von den telemedizinischen Geräten gesammelten **Daten**. Obwohl die Geräte so konzipiert sind, dass sie die Daten automatisch an die Plattformen für die Überwachung medizinische weiterleiten, bleibt die Pflegekraft eine Schlüsselfigur bei der **Interpretation** der Ergebnisse **auf erster Ebene** und bei der Erkennung von Anomalien.

Bei Hausbesuchen oder während des Fernaustauschs kann die Pflegekraft die gesammelten Parameter wie Blutdruck, Gewicht oder Blutzuckerspiegel einsehen und **Abweichungen** von den normalen oder erwarteten Werten **schnell erkennen**. Bei einem

Diabetespatienten kann beispielsweise ein plötzlicher Anstieg des Blutzuckerspiegels auf ein Ungleichgewicht in der Behandlung oder eine Dekompensation hindeuten. Die Pflegekraft ist dann in der Lage, das Pflegeteam zu alarmieren, damit dieses schnell eingreifen kann.

Durch diese strenge Überwachung können frühe Anzeichen einer Verschlechterung wie Hypotonie, Hyperglykämie oder Entsättigung erkannt werden, was schwere Komplikationen verhindern und unnötige Krankenhausaufenthalte vermeiden kann.

Kommunikation mit dem Pflegeteam

Die **Informationsübermittlung** ist eine der zentralen Funktionen des Pflegehelfers bei der Fernüberwachung. Die gesammelten Vitaldaten werden häufig von Ärzten oder koordinierenden Pflegekräften analysiert, aber es ist die Pflegekraft, die in kritischen Situationen oder bei besorgniserregenden Entwicklungen des Patientenzustands die direkte Verbindung herstellt.

Durch seine Rolle als **Schnittstelle** zwischen dem Patienten und dem medizinischen Team kann der Pflegehelfer das Gesundheitspersonal in Echtzeit alarmieren, wenn die Überwachungsergebnisse Anomalien zeigen. Er ist auch dafür verantwortlich, bei Hausbesuchen oder Interaktionen mit dem Patienten **einen detaillierten Bericht zu übermitteln**, der nicht nur die gemessenen Parameter, sondern auch die Gesamtbewertung des Zustands des Patienten (Müdigkeit, beobachtete klinische Anzeichen, Veränderungen der täglichen Gewohnheiten) einbezieht.

Durch die enge Zusammenarbeit mit Krankenpflegern, Ärzten und anderen Gesundheitsfachkräften trägt die Pflegekraft zu einer **kooperativen Betreuung** bei, die eine schnelle Anpassung der Behandlung oder ggf. die Einleitung einer Krankenhauseinweisung ermöglicht.

Sicherstellung einer vertrauensvollen und rückversichernden Beziehung für den Patienten

Über die technischen Aspekte hinaus spielt die Pflegekraft eine grundlegende Rolle bei der psychologischen und emotionalen Unterstützung des Patienten. Für viele Patienten, die aus der Ferne betreut werden, kann die Fernüberwachung eine Quelle der Angst darstellen, insbesondere wenn kein regelmäßiger physischer Kontakt mit dem medizinischen Team besteht. Die Pflegekraft wird dann zu einer **Vertrauensperson**, die dem Patienten versichert, dass die Fernüberwachung zuverlässig ist und dass das Pflegeteam bei Problemen schnell reagiert.

Indem die Pflegekraft verfügbar bleibt und zuhört, trägt sie dazu bei, **das Vertrauen des Patienten** in das telemedizinische System zu **stärken**, so dass er sich auch aus der Ferne betreut fühlen kann. Dies trägt dazu bei, dass sich der Patient besser an die Pflege hält, da er stärker in das Management seiner Gesundheit eingebunden wird. Ein Patient mit Bluthochdruck kann sich beispielsweise gelassener fühlen, wenn er weiß, dass er engmaschig überwacht wird und seine Blutdruckmessungen ständig von einer Fachkraft überprüft werden, auch wenn er seinen Arzt nicht täglich sieht.

Vermeidung von Komplikationen und Anpassung der Pflege

Durch die regelmäßige Überwachung der Vitalparameter und die Alarmierung des medizinischen Teams im Falle von Anomalien spielt die Pflegekraft eine entscheidende Rolle bei der **Vermeidung von Komplikationen**. Wenn eine Anomalie frühzeitig erkannt wird, ermöglicht dies ein **rasches Eingreifen** und eine Anpassung der Behandlung, bevor sich die Situation verschlechtert. Beispielsweise kann ein allmählicher Abfall der Sauerstoffsättigung bei einem COPD-Patienten rechtzeitig durch eine Erhöhung der Sauerstofftherapie behandelt werden, wodurch ein Krankenhausaufenthalt wegen akuter Ateminsuffizienz vermieden werden kann.

Die Pflegekraft kann auch eingreifen, um **die tägliche** Pflege anzupassen, wie z. B. die Förderung einer gesünderen Lebensweise, die Anpassung der Komfortpflege oder die Erinnerung daran, wie wichtig es ist, die Behandlung einzuhalten. Dadurch kann der Umgang mit chronischen Krankheiten optimiert und gleichzeitig das Risiko einer Dekompensation verringert werden.

Verwaltung der technischen Aspekte von Fernüberwachungsgeräten

Neben ihrer Rolle bei der Überwachung der Vitalparameter müssen Pflegehelferinnen und Pflegehelfer auch in der Lage sein, **die technischen Aspekte** im Zusammenhang mit der Verwendung von vernetzten medizinischen Geräten zu **verwalten**. Dazu gehört die regelmäßige Überprüfung, ob die Geräte ordnungsgemäß funktionieren, die Lösung kleinerer Probleme (Austausch von Batterien, Anpassung von Sensoren) und die Begleitung von Patienten bei technischen Schwierigkeiten.

Diese technische Unterstützung ist unerlässlich, um eine **optimale Kontinuität der Überwachung** ohne Unterbrechungen aufgrund von Fehlfunktionen zu gewährleisten. Durch schnelle Lösungen und die Schulung der Patienten im Umgang mit den Geräten gewährleistet die Pflegekraft eine qualitativ hochwertige Überwachung und minimiert Unterbrechungen bei der Erfassung von Vitaldaten.

3 Technologische Innovationen in der Gastroenterologie

- Einführung in die Kapselendoskopie: eine Technologie im Aufwind

Die **Kapselendoskopie** ist eine schnell wachsende Technologie, die die Art und Weise revolutioniert, wie Ärzte den Verdauungstrakt und insbesondere den Dünndarm erkunden, einen Bereich, der mit herkömmlichen endoskopischen Methoden nach wie vor schwer zugänglich ist. Dieser Fortschritt ermöglicht es, Teile des Gastrointestinaltrakts auf nicht-invasive Weise zu betrachten und zu beurteilen und bietet eine weniger eingreifende und komfortablere Alternative zu herkömmlichen endoskopischen Verfahren wie der Koloskopie oder der Gastroskopie.

Die in den 2000er Jahren eingeführte Kapselendoskopie hat sich schnell als wertvolles Hilfsmittel bei der **Diagnose von Magen-Darm-Erkrankungen** wie Blutungen unklarer Ursache, entzündlichen Darmerkrankungen (wie Morbus Crohn), Darmpolypen oder auch Tumoren etabliert. Diese Innovation hat die Möglichkeiten zur Untersuchung des Verdauungstrakts erweitert und gleichzeitig den Komfort und die Sicherheit der Patienten verbessert.

Funktionsprinzip der endoskopischen Kapsel

Die endoskopische Kapsel ist ein kapselgroßes Gerät, das in der Regel einen Durchmesser von etwa 11 mm und eine Länge von 26 mm hat. Sie ist mit einer kleinen Kamera, einem drahtlosen Sender, einer Batterie und manchmal mit Lichtquellen ausgestattet, um das Innere des Darms zu beleuchten. Der Patient schluckt die Kapsel, die den ganzen Tag über durch den Verdauungstrakt wandert und Bilder an einen externen Empfänger sendet, den der Patient trägt.

Dieser Empfänger nimmt Tausende von hochauflösenden Bildern auf, während die Kapsel durch den Verdauungstrakt wandert, so dass ein detailliertes Video der Darmschleimhaut erstellt werden kann. Nachdem die Kapsel ihren Weg vollendet hat, wird sie auf natürliche Weise mit dem Stuhl ausgeschieden, ohne dass eine Rückholung erforderlich ist. Die aufgezeichneten Daten werden dann auf einen Computer übertragen, wo sie vom Gastroenterologen auf Anomalien oder Anzeichen einer Erkrankung hin analysiert werden.

Einer der Hauptvorteile der Kapselendoskopie ist ihre Fähigkeit, **den Dünndarm** zu erkunden, einen Bereich, der mit herkömmlichen endoskopischen Methoden oft nur schwer zu erreichen ist. Der meterlange Dünndarm ist weder durch die obere Endoskopie (die die Speiseröhre, den Magen und den Zwölffingerdarm untersucht) noch durch die Koloskopie (die den Dickdarm erreicht) zugänglich. Mit der Kapsel wird es möglich, diesen Bereich sichtbar zu machen, was für die Diagnose bestimmter Krankheiten wie gastrointestinale Blutungen unbestimmten Ursprungs oder Morbus Crohn entscheidend ist.

Indikationen für die Kapselendoskopie

Die Kapselendoskopie wird zur **Beurteilung verschiedener Pathologien** des Verdauungstrakts eingesetzt, insbesondere wenn eine umfassendere Untersuchung erforderlich ist, als sie die herkömmliche Endoskopie bietet. Zu den Hauptindikationen gehören :

1. **Suche nach Blutungen im Verdauungstrakt** : Wenn ein Patient Anzeichen einer gastrointestinalen Blutung (Anämie, Blut im Stuhl) aufweist und die Quelle mit herkömmlichen Untersuchungen nicht identifiziert werden kann, kann die Kapsel verwendet werden, um eine aktive Blutung oder verantwortliche Läsionen im Dünndarm zu lokalisieren.

2. **Diagnose von Morbus Crohn**: Die Kapsel ist besonders nützlich, um die von Morbus Crohn betroffenen Abschnitte des Dünndarms zu untersuchen, insbesondere wenn der Morbus Crohn auf diesen Teil beschränkt ist und bei einer Darmspiegelung nicht sichtbar ist. Sie ermöglicht

die Darstellung von Geschwüren oder Entzündungen, die für die Krankheit charakteristisch sind.

3. **Erkennung von Polypen oder Tumoren**: Obwohl weniger häufig als beim Dickdarm, kann die Überwachung des Dünndarms manchmal das Vorhandensein von **Polypen** oder **Tumoren** in diesem schwer zugänglichen Bereich aufzeigen. Die Kapselendoskopie ist daher ein wertvolles Instrument zur Erkennung dieser Anomalien.

4. **Überwachung von Zöliakie**: Bei Patienten mit **Zöliakie** kann die Kapsel verwendet werden, um die Schädigung der Darmschleimhaut zu beurteilen und die Wirksamkeit der Behandlung zu überwachen.

Vor- und Nachteile der Kapselendoskopie

Die endoskopische Kapsel hat im Vergleich zu herkömmlichen endoskopischen Techniken mehrere **wichtige Vorteile**. Zunächst einmal ist sie **minimalinvasiv** und erfordert weder eine Sedierung noch einen schwerwiegenden medizinischen Eingriff zum Einsetzen der Kapsel. Der Patient kann die Kapsel selbstständig einnehmen, und der Untersuchungsprozess beeinträchtigt seine täglichen Aktivitäten nur geringfügig. Dies steht im Gegensatz zu Koloskopie- oder Gastroskopieverfahren, die aufgrund der Verwendung von Beruhigungsmitteln oder invasiven Geräten in der Regel eine längere Vorbereitungs- und Erholungszeit erfordern.

Zweitens ermöglicht die Kapsel eine **vollständige Untersuchung des Dünndarms**, ein Bereich, der für herkömmliche Methoden oft unzugänglich ist. Außerdem liefert sie **hochauflösende Bilder**, mit denen sich Anomalien präzise erkennen lassen, während gleichzeitig die Risiken invasiver Verfahren wie Perforationen oder Infektionen verringert werden.

Die Kapselendoskopie hat jedoch auch einige **Einschränkungen**. Im Gegensatz zu herkömmlichen Endoskopien können mit ihr keine Biopsien oder therapeutischen Eingriffe durchgeführt werden. Wenn eine verdächtige Läsion entdeckt wird, kann eine Endoskopie oder ein chirurgischer Eingriff erforderlich sein, um die Diagnose zu bestätigen oder die Pathologie zu behandeln. Außerdem könnte die Kapsel bei einigen Patienten, insbesondere bei Patienten mit Darmstenose (Verengung des Verdauungstrakts), blockiert bleiben, was zu Komplikationen führt. Daher werden vor der Anwendung der Kapsel häufig Voruntersuchungen durchgeführt, um das Risiko einer Blockade zu beurteilen.

Schließlich ist die Technologie zwar auf dem Vormarsch, aber die Kosten sind immer noch relativ hoch, was den Zugang in bestimmten Regionen oder für bestimmte Patienten einschränken kann.

Perspektiven und Innovationen

Das Feld der Kapselendoskopie entwickelt sich ständig weiter, und es gibt zahlreiche Innovationen, um ihre diagnostischen Fähigkeiten noch weiter zu verbessern. Beispielsweise beinhalten Kapseln der nächsten Generation **magnetische Navigationssysteme**, die eine bessere Steuerung der Kapsel im Körperinneren für eine gezieltere Untersuchung ermöglichen.

Es wird auch an der Entwicklung von Kapseln geforscht, die **Biopsien entnehmen** oder **minimalinvasive Eingriffe** durchführen können, was ihr therapeutisches Potenzial erheblich steigern würde. Darüber hinaus würde die Integration von **künstlicher Intelligenz** in die Analyse der von der Kapsel aufgenommenen Bilder die Erkennung von Anomalien erleichtern und die Genauigkeit der Diagnose verbessern.

- Neue Techniken zur Fernüberwachung und -diagnose

Neue Techniken zur Fernüberwachung und -diagnose verändern die Landschaft des Gesundheitswesens grundlegend. Dank der rasanten Entwicklung digitaler Technologien ist es heute möglich, den Gesundheitszustand von Patienten zu überwachen, Frühdiagnosen zu stellen und den Verlauf von Krankheiten zu verfolgen, ohne dass ein physischer Besuch in einer Arztpraxis oder einem Krankenhaus erforderlich ist. Diese Innovationen ermöglichen eine proaktivere Behandlung, indem sie den Umgang mit chronischen Krankheiten, die Prävention von Komplikationen und den Zugang zur Gesundheitsversorgung für abgelegene oder gefährdete Bevölkerungsgruppen verbessern. Diese Fortschritte, die unter dem Oberbegriff **Telemedizin** zusammengefasst werden, umfassen ein breites Spektrum an vernetzten Werkzeugen und Geräten, die die Beziehung zwischen Behandlern und Patienten neu definieren.

Geräte zur Fernüberwachung und -beobachtung

Einer der revolutionärsten Aspekte der neuen Fernüberwachungstechniken ist die Verwendung von **vernetzten medizinischen Geräten** zur **Überwachung von Vitalparametern** und anderen Gesundheitsindikatoren. Diese Geräte ermöglichen es dem Pflegepersonal, entscheidende Daten wie Herzfrequenz, Blutdruck, Blutzucker oder Sauerstoffsättigung in Echtzeit zu überwachen, ohne dass der Patient sein Zuhause verlassen muss.

Verbundene Oximeter, Blutdruckmessgeräte und Blutzuckermessgeräte

Vernetzte Pulsoximeter, **Blutdruckmessgeräte** und **Blutzuckermessgeräte** sind gängige Beispiele für diese Technologien. Diese Geräte sind mit Sensoren ausgestattet, die automatisch Daten sammeln und diese an sichere Plattformen übermitteln, wo sie von medizinischem Fachpersonal analysiert werden können. Dies ermöglicht eine **kontinuierliche Überwachung** von Patienten mit chronischen Krankheiten wie

Herzinsuffizienz, Diabetes oder Bluthochdruck. Bei einem Diabetespatienten beispielsweise kann ein vernetztes Blutzuckermessgerät die Blutzuckerwerte in Echtzeit überwachen und die Behandlung reaktionsschneller anpassen. Ebenso kann ein COPD-Patient mit einem verbundenen Oximeter ausgestattet werden, das das Pflegeteam bei einem gefährlichen Abfall der Sauerstoffsättigung alarmiert.

Diese Geräte können **Krankenhauseinweisungen verhindern,** indem sie Anzeichen einer Verschlechterung lange vor dem Auftreten schwerwiegender Symptome erkennen. Sie bieten somit eine **präventive Pflege**, die die Ergebnisse für die Patienten verbessert und gleichzeitig die Kosten für die Pflege senkt.

Angeschlossene medizinische Waagen und Bewegungssensoren

Angeschlossene medizinische Waagen, die häufig zur Überwachung von Patienten mit Herzinsuffizienz eingesetzt werden, ermöglichen die frühzeitige Erkennung von Wassereinlagerungen, die mit einer Verschlechterung der Krankheit in Verbindung stehen. Das Gewicht ist ein indirekter Indikator für den Gesundheitszustand des Herzens, und jede signifikante Veränderung kann eine Anpassung der Behandlung erforderlich machen. In Verbindung mit anderen Geräten wie **Bewegungssensoren** bieten diese Waagen einen umfassenden Überblick über den Gesundheitszustand des Patienten und ermöglichen es, nicht nur die Vitalzeichen, sondern auch die körperliche Aktivität zu überwachen - ein wichtiger Indikator für Patienten, die sich in der Rehabilitation befinden oder sturzgefährdet sind.

Verbundene Uhren und Armbänder

Immer mehr Patienten verwenden auch **vernetzte Uhren oder Armbänder**, die kontinuierlich Daten wie die Herzfrequenz, den Grad der körperlichen Aktivität, die Schlafqualität und sogar das Elektrokardiogramm (EKG) messen. Diese Geräte können sowohl den Patienten als auch den Pfleger bei Anomalien wie Herzrhythmusstörungen oder Tachykardie-Episoden alarmieren. Diese Technologie ermöglicht eine **proaktive Erkennung** von Gesundheitsproblemen, noch bevor ernsthafte Symptome auftreten, was besonders für Patienten mit einem erhöhten Risiko für Herz-Kreislauf-Ereignisse nützlich ist.

Telekonsultation und medizinische Betreuung aus der Ferne

Die **Telekonsultation** ist zu einem der Grundpfeiler der Fernbehandlung geworden, insbesondere seit der COVID-19-Pandemie, die ihre breite Einführung beschleunigt hat. Die Telekonsultation ermöglicht es Patienten, **ihren Arzt** über eine sichere Plattform **aus der Ferne zu konsultieren**, ohne selbst vor Ort **sein** zu müssen. Dies ist besonders vorteilhaft für ältere Menschen, Patienten, die in ländlichen Gebieten leben oder deren Gesundheitszustand es nicht ohne weiteres zulässt, eine physische Sprechstunde aufzusuchen.

Diese Art der Überwachung ist besonders nützlich für die Behandlung **chronischer Krankheiten**, bei denen der Patient regelmäßige Konsultationen mit seinem Hausarzt oder einem Facharzt in Anspruch nehmen kann, um seine Behandlung anzupassen oder den Verlauf seiner Krankheit zu besprechen. Da die **Daten** von den vernetzten Geräten **in Echtzeit übertragen** werden, hat der Arzt bei der Konsultation einen genauen Überblick über den Gesundheitszustand des Patienten.

Parallel dazu gibt es Plattformen für **Teleexpertise**, auf denen Angehörige der Gesundheitsberufe bei komplexen Fällen aus der Ferne die Meinung von Spezialisten einholen können, wodurch die **medizinische Zusammenarbeit** erleichtert und die Wartezeiten für bestimmte Diagnosen verkürzt werden.

Künstliche Intelligenz und prädiktive Analyse

Die Technologien **der künstlichen Intelligenz (KI)** verleihen der Fernüberwachung und -diagnose eine zusätzliche Dimension. Durch die Integration von KI-Algorithmen in Fernüberwachungsplattformen wird es möglich, die gesammelten Gesundheitsdaten in Echtzeit zu analysieren und **Trends oder Anomalien** zu erkennen, die das menschliche Auge möglicherweise nicht sofort erkennt. Beispielsweise kann KI zur Analyse von **Telemedizindaten** eingesetzt werden, um eine Verschlechterung des Gesundheitszustands eines Patienten vorherzusagen, bevor diese klinisch sichtbar wird.

Ein konkretes Beispiel für diese Anwendung ist die Analyse von **EKG-Daten aus** der **Ferne**. Durch die Kombination der Daten mehrerer Patienten kann die KI lernen, Herzrhythmusstörungen mit höherer Genauigkeit zu erkennen, was ein schnelleres Eingreifen ermöglicht. Ebenso können KI-Systeme bei der Überwachung chronischer Krankheiten wie Diabetes dabei helfen, die Insulindosen auf der Grundlage von über mehrere Tage hinweg festgestellten Blutzuckermustern anzupassen.

Kapseln und Ferndiagnosegeräte

Zu den jüngsten Innovationen gehören Geräte, die **Ferndiagnosen durchführen** können, wie z. B. **endoskopische Kapseln**. Diese kleinen Kapseln, die vom Patienten eingenommen werden, enthalten eine Miniaturkamera, die Bilder aus dem Inneren des Magen-Darm-Trakts aufnimmt. Diese Bilder werden dann aus der Ferne an das medizinische Team übertragen, um den Zustand der Darmschleimhaut zu beurteilen und nach Anzeichen von Blutungen, Entzündungen oder Polypen zu suchen. Mit dieser Art von Technologie können gründliche Untersuchungen durchgeführt werden, ohne dass sich der Patient einem invasiven Verfahren unterziehen oder ins Krankenhaus gehen muss.

Innovationen wie **vernetzte Pflaster** oder **Hautsensoren** ermöglichen es auch, kontinuierlich physiologische Daten (wie Körpertemperatur, elektrische Herzaktivität oder Schweißpegel) zu sammeln und aus der Ferne zu übertragen. Diese diskreten und minimalinvasiven Geräte erleichtern eine kontinuierliche Überwachung, insbesondere für Patienten mit chronischen Krankheiten.

Vorteile und Herausforderungen von Fernbeobachtungstechniken

Die neuen Techniken der Fernüberwachung und -diagnose bieten zahlreiche **Vorteile**. Sie ermöglichen eine **kontinuierliche** und reaktionsschnelle **Überwachung** mit Echtzeitdaten, die die **Früherkennung von Komplikationen** erleichtern. Dies führt zu weniger Krankenhausaufenthalten, einer Optimierung der Behandlung und einer allgemeinen Verbesserung der Lebensqualität der Patienten. Für Angehörige der Gesundheitsberufe bieten diese Technologien einen breiteren Zugang zu den Gesundheitsinformationen der Patienten und stärken so die **medizinischen Entscheidungen**.

Diese Innovationen bringen jedoch auch **Herausforderungen** mit sich. Eine der größten Herausforderungen ist das **Datenmanagement**. Die enorme Menge an Daten, die von diesen Geräten gesammelt werden, erfordert eine robuste Infrastruktur, um ihre Speicherung, Analyse und Sicherheit zu gewährleisten. Der Schutz der **persönlichen Daten** von Patienten unter Wahrung der Vertraulichkeit ist ebenfalls ein wichtiges Anliegen, insbesondere angesichts der zunehmenden Bedeutung von digitalen Gesundheitsplattformen.

Eine weitere Herausforderung ist die **Zugänglichkeit der Technologien**. Obwohl vernetzte Geräte immer häufiger eingesetzt werden, stellen die Kosten für einige Patienten immer noch ein Hindernis dar, insbesondere in Gebieten, in denen der Zugang zu Pflege und Technologie begrenzt ist. Daher ist es von entscheidender Bedeutung, dass diese Innovationen mit

Maßnahmen zur **Verringerung von Ungleichheiten beim Zugang** zur Gesundheitsversorgung einhergehen.

Kapitel 9

Das Arbeitsumfeld und die Risikoprävention in der Gastroenterologie

1 Management von Infektionsrisiken: eine tägliche Herausforderung

- Vermeidung von nosokomialen Infektionen in der Gastroenterologie

Die Prävention **nosokomialer Infektionen** in der Gastroenterologie ist für die Sicherheit der Patienten in Krankenhäusern und die Qualität der Pflege von größter Bedeutung. Diese Infektionen, die während eines Krankenhausaufenthalts erworben werden, können in allen Abteilungen des Gesundheitswesens auftreten, doch der Bereich der Gastroenterologie weist Besonderheiten auf, die das Infektionsrisiko erhöhen. So sind Patienten mit gastrointestinalen Erkrankungen, die häufig immunsupprimiert sind oder endoskopische Eingriffe benötigen, anfälliger für Infektionen. Darüber hinaus sind häufige medizinische Manipulationen am Verdauungstrakt, die Verwendung von Sonden und Kathetern oder endoskopische Verfahren Faktoren, die das Auftreten von Infektionen begünstigen. Daher ist es wichtig, strenge und rigorose Präventionsmaßnahmen einzuführen, um diese Risiken zu minimieren und die Patienten zu schützen.

Die wichtigsten nosokomialen Infektionen in der Gastroenterologie

In der Gastroenterologie sind die häufigsten nosokomialen **Infektionen Infektionen**, die **durch invasive Geräte** (zentrale Venenkatheter, nasogastrale Sonden, Drainagen) oder durch **endoskopische Verfahren** hervorgerufen werden. Die Infektionen können bakteriell, viral oder durch Pilze verursacht sein und verschiedene Organe des Verdauungssystems betreffen.

Infektionen durch Sonden und Katheter

Nasogastrische Sonden und zentrale Venenkatheter werden häufig zur Ernährung, Behandlung oder Drainage des Verdauungstraktes verwendet. Ihre Verwendung birgt jedoch ein erhöhtes Risiko für nosokomiale Infektionen, insbesondere wenn die Geräte schlecht gepflegt oder aseptische Maßnahmen nicht befolgt werden. Diese Infektionen können den Verdauungstrakt betreffen, bei bakterieller Kontamination aber auch zu schweren **Septikämien** führen.

Postendoskopische Infektionen

Endoskopische Verfahren (Gastroskopie, Koloskopie, endoskopische retrograde Cholangiopankreatikographie - ERCP) sind häufige Eingriffe in der Gastroenterologie zur Diagnose oder Behandlung von Erkrankungen. Wenn sie schlecht durchgeführt werden oder die Instrumente nicht ausreichend desinfiziert werden, können sie Krankheitserreger in den Verdauungstrakt einschleppen. Zu den nosokomialen Infektionen nach einer Endoskopie gehören bakterielle Infektionen wie **Infektionen mit Clostridioides difficile** (C. difficile) oder Infektionen mit multiresistenten Erregern.

Infektionen im Zusammenhang mit Immunsuppression

Viele Patienten, die in der Gastroenterologie behandelt werden, leiden an **chronisch-entzündlichen Darmerkrankungen**(IBD) wie Morbus Crohn oder Colitis ulcerosa. Diese Patienten werden häufig mit Immunsuppressiva (Kortikosteroiden, Biotherapien) behandelt, was sie anfälliger für nosokomiale Infektionen macht, einschließlich **Pilz-** oder Virusinfektionen (Herpes, Cytomegalievirus). Die Prävention dieser Infektionen erfordert erhöhte Aufmerksamkeit, insbesondere im Hinblick auf Hygiene und die Überwachung von Anzeichen einer Infektion.

Maßnahmen zur Verhütung von nosokomialen Infektionen

Die Prävention nosokomialer Infektionen beruht auf einer Kombination aus **strengen Hygienemaßnahmen**, **aseptischen** Verfahren, **kontinuierlicher Schulung des** Pflegepersonals und einer **aktiven Überwachung** der Infektionen. In der Gastroenterologie muss die Prävention an die Besonderheiten der Abteilung und die Art der betreuten Patienten angepasst werden.

Handhygiene und aseptische Gesten

Die **Händehygiene** ist nach wie vor eine der einfachsten und wirksamsten Maßnahmen zur Vermeidung nosokomialer Infektionen. Es ist von entscheidender Bedeutung, dass alle Pflegekräfte die Protokolle zum Händewaschen vor und nach jedem Patientenkontakt sowie vor invasiven Eingriffen oder der Handhabung von Medizinprodukten strikt einhalten. Die Verwendung von **hydroalkoholischen Lösungen** wird empfohlen, da sie eine schnelle und wirksame Desinfektion ermöglichen und somit das Risiko der Übertragung von Krankheitserregern verringern.

Aseptische Handlungen müssen auch bei der Handhabung von invasiven Vorrichtungen wie nasogastrischen Sonden, Venenkathetern und Drainagen beachtet werden. Jede Einführung oder Handhabung dieser Geräte muss unter streng aseptischen Bedingungen, mit sterilem Material und geeigneten Techniken erfolgen, um die Einschleppung von Keimen zu verhindern.

Desinfektion von endoskopischen Instrumenten

In der Gastroenterologie ist die Desinfektion von **Endoskopen** ein kritischer Punkt bei der Vermeidung nosokomialer Infektionen. Diese Instrumente, die von einem Patienten zum anderen wiederverwendet werden, müssen nach jeder Verwendung einem strengen Desinfektionsverfahren unterzogen werden. Die Desinfektion sollte in mehreren Schritten durchgeführt werden, einschließlich einer mechanischen Reinigung zur Entfernung organischer Rückstände, gefolgt von einer chemischen Desinfektion auf hohem Niveau.

Die Desinfektionsverfahren müssen regelmäßig überprüft und validiert werden, um ihre Wirksamkeit zu gewährleisten. Die **Automatisierung** der Reinigungs- und Desinfektionsprozesse von Endoskopen wird ebenfalls gefördert, um menschliche Fehler zu minimieren und eine vollständige Sterilisation der Instrumente zu gewährleisten.

Vorsichtsmaßnahmen bei invasiven Geräten

Invasive Geräte wie **Sonden, Drainagen und Katheter** stellen potenzielle Eintrittspforten für Infektionen dar. Daher ist es entscheidend, ihre Verwendung auf die unbedingt notwendigen Fälle zu beschränken und sie zu entfernen, sobald ihre Funktion nicht mehr unerlässlich ist. Wenn sie angelegt sind, ist eine tägliche Überwachung der Einstichstelle erforderlich, um frühzeitig Anzeichen einer Infektion (Rötung, Hitze, Ausfluss) oder lokale Komplikationen zu erkennen.

Das Pflegepersonal sollte auch darauf achten, dass **die Verbände** um Katheter oder Sonden **regelmäßig gewechselt** werden und dass bei der Verabreichung von Nährstoffen oder Medikamenten über diese Geräte spezielle Protokolle befolgt werden, um eine Kontamination zu verhindern.

Überwachung und Isolierung von infizierten Patienten

Die **aktive Überwachung** nosokomialer Infektionen ermöglicht es, Infektionsfälle frühzeitig zu erkennen und Maßnahmen zu ergreifen, um die Ausbreitung von Infektionen einzudämmen. Diese Überwachung beruht auf der Einrichtung von **Meldesystemen** für Infektionen mit regelmäßigen epidemiologischen Analysen zur Ermittlung von Infektionsquellen und Risikobereichen im Krankenhaus.

In gastroenterologischen Abteilungen ist es oft notwendig, **Isolationsmaßnahmen** für Patienten zu ergreifen, die Träger von ansteckenden Krankheitserregern, wie z. B. Infektionen mit C. difficile, oder von multiresistenten Erregern sind. Durch die Isolierung wird die Ausbreitung dieser Keime auf andere Patienten und das Pflegepersonal eingeschränkt. Einzelzimmer und spezielle Protokolle (Tragen von Handschuhen, Masken, Kitteln) müssen bei der Pflege dieser Patienten beachtet werden.

Weiterbildung und Präventionskultur

Die kontinuierliche Schulung des Pflegepersonals ist für eine wirksame Prävention nosokomialer Infektionen von entscheidender Bedeutung. Die Teams müssen in den **besten Hygienepraktiken**, Techniken für den Umgang mit invasiven Geräten und Protokollen für die Desinfektion medizinischer Geräte geschult werden.

Die **Sensibilisierung für die Infektionsprävention** muss ebenfalls Teil der Abteilungskultur sein. Die Ermutigung des Personals, Nichtkonformitäten zu melden, Barrieregesten einzuhalten und sich über neue Empfehlungen zu informieren, ist entscheidend für die Einführung einer Kultur der Sicherheit und der Prävention von Infektionsrisiken.

- Aseptische Techniken und Handhygiene: eine entscheidende Erinnerung

Aseptische Techniken und **Handhygiene** sind unverzichtbare Säulen der Infektionsprävention in Krankenhäusern, auch in der Gastroenterologie. Diese Praktiken sind entscheidend, um die Sicherheit der Patienten zu gewährleisten und die Übertragung von nosokomialen Infektionen zu reduzieren. Obwohl ihre Bedeutung weithin anerkannt wird, ist eine regelmäßige Erinnerung an diese Techniken entscheidend für die Aufrechterhaltung hoher Pflegestandards und die wirksame

Bekämpfung von Infektionen. Jede Pflegehandlung, selbst die einfachste, muss unter strikter Einhaltung der hygienischen und aseptischen Maßnahmen durchgeführt werden, um Patienten und Pflegepersonal zu schützen.

Handhygiene: eine einfache, aber lebenswichtige Geste

Die **Händehygiene** ist die wirksamste und einfachste Maßnahme, um die Übertragung von Infektionen in einem medizinischen Umfeld zu verhindern. Durch das Waschen oder Desinfizieren der Hände wird der Großteil der potenziell pathogenen Mikroorganismen, die das Pflegepersonal durch den Kontakt mit Patienten, Oberflächen oder medizinischen Instrumenten erwerben kann, abgetötet. Dennoch wird dieses Verfahren manchmal immer noch nicht ausreichend befolgt, wodurch nosokomiale Infektionen häufiger auftreten. Eine regelmäßige Erinnerung an die Bedeutung und gute Praxis der Händehygiene ist daher von grundlegender Bedeutung.

Wann sollte man Handhygiene betreiben?

Die **Weltgesundheitsorganisation (WHO)** hat die fünf entscheidenden Momente definiert, in denen die Händehygiene in einem medizinischen Umfeld durchgeführt werden sollte:

1. **Vor jedem Kontakt mit dem Patienten** : Um die Übertragung von Keimen von den Händen der Pflegekraft auf den Patienten zu verhindern.
2. **Vor einer aseptischen Maßnahme**: Beim Umgang mit sterilen medizinischen Geräten, bei der Durchführung invasiver Behandlungen (Legen von Kathetern, Sonden) oder bei der Zubereitung von Medikamenten.
3. **Nach einem möglichen** Kontakt **mit biologischen Flüssigkeiten**: Zum Beispiel nach dem Berühren von Blut, Sekreten, Exkrementen oder verschmutzten Verbänden.

4. **Nach dem Berühren des Patienten** : Um zu verhindern, dass Keime von einem Patienten zum anderen oder in die Krankenhausumgebung übertragen werden.

5. **Nach Berührung der Umgebung des Patienten**: Dazu gehören Oberflächen und Gegenstände in der Umgebung des Patienten, z. B. medizinische Geräte, Bettwäsche oder Möbel im Zimmer.

Wenn das Pflegepersonal diese fünf Momente beachtet, kann es die Verbreitung von nosokomialen Infektionen erheblich reduzieren.

Techniken des Händewaschens

Es gibt zwei Hauptmethoden, um eine gute Handhygiene zu gewährleisten: das **Waschen mit Wasser und Seife** und die **Verwendung von hydroalkoholischen Lösungen** (HAW). Jede Methode hat ihre spezifischen Indikationen und muss sorgfältig durchgeführt werden, um eine optimale Keimbeseitigung zu gewährleisten.

1. **Händewaschen mit Wasser und Seife**: Dieses Verfahren wird empfohlen, wenn die Hände sichtbar schmutzig sind, mit Körperflüssigkeiten verunreinigt sind oder nach der Pflege von Patienten, die mit resistenten Erregern infiziert sind. Das Händewaschen sollte mindestens **40-60 Sekunden** dauern und eine gründliche Reinigung aller Bereiche umfassen: Handflächen, Handrücken, Fingerzwischenräume, Daumen, Fingerspitzen und Handgelenke. Die Hände sollten mit einem Einwegpapierhandtuch getrocknet werden, und der Wasserhahn sollte mit diesem Handtuch geschlossen werden, um eine Rekontamination zu verhindern.

2. **Desinfektion mit einer hydroalkoholischen Lösung**: In den meisten Situationen ist die Verwendung von SHA schneller und genauso wirksam wie das herkömmliche Waschen, vorausgesetzt, die Hände sind nicht sichtbar verschmutzt. Das Einreiben sollte **20 bis 30 Sekunden**

dauern und einem standardisierten Verfahren folgen, um alle Teile der Hand einzubeziehen. Der Vorteil von SHA ist, dass es schnell zugänglich ist und zwischen zwei Behandlungen verwendet werden kann, ohne das Patientenzimmer zu verlassen.

Aseptische Techniken: Die Barriere gegen Infektionen

Aseptische Techniken sind eine Reihe von Verfahren, die verhindern sollen, dass Mikroorganismen in einen sterilen Bereich oder auf medizinische Geräte gelangen. In der Gastroenterologie, wo häufig invasive Geräte wie Sonden, Katheter und Endoskope verwendet werden, ist die Einhaltung aseptischer Regeln unerlässlich, um das Risiko von Infektionen zu verringern.

Grundprinzip der Asepsis

Die Asepsis beruht auf der Aufrechterhaltung der **Sterilität** von Instrumenten und Oberflächen, die bei der invasiven Pflege verwendet werden. Das Hauptziel besteht darin, eine Kontamination mit pathogenen Mikroorganismen zu vermeiden, die in der Umwelt, auf den Händen des Pflegepersonals oder auf der Haut des Patienten vorhanden sein können.

1. **Händewaschen und Tragen von Handschuhen** : Vor jedem invasiven Eingriff, wie dem Legen einer nasogastrischen Sonde, dem Einsetzen von Kathetern oder der Durchführung einer Endoskopie, muss die Händehygiene gemäß den Empfehlungen durchgeführt werden. Anschließend müssen **sterile** Handschuhe getragen werden, insbesondere bei allen Maßnahmen, die den Kontakt mit sterilen Medizinprodukten oder normalerweise von außen geschützten Körperbereichen beinhalten.

2. **Vorbereitung des Operationsfeldes**: Der Bereich, in dem die invasive Maßnahme durchgeführt werden soll, muss sorgfältig mit einem **Antiseptikum** (z. B. Chlorhexidin- oder Jodalkohol-Lösung) vorbereitet und mit sterilen Tüchern abgedeckt werden, um eine externe Kontamination zu vermeiden. Die Haut des Patienten sollte durch eine kreisförmige Reinigung von der Mitte zur Peripherie desinfiziert werden, um die mikrobielle Belastung zu verringern.

3. **Verwendung steriler Materialien**: Alle Materialien, die bei invasiven Verfahren verwendet werden, wie z. B. Katheter, Sonden, Nadeln oder Infusionsgeräte, müssen **steril** sein. Die Verpackungen müssen aseptisch geöffnet werden, wobei der Kontakt mit der Außenseite der Packung vermieden werden muss. Außerdem ist es bei langen oder komplexen Handlungen unbedingt erforderlich, regelmäßig zu überprüfen, ob das sterile Feld aufrechterhalten wird und das Material nicht versehentlich kontaminiert wurde.

4. **Desinfektion von wiederverwendbaren Geräten**: In der Gastroenterologie werden Geräte wie **Endoskope** oder Biopsieinstrumente nach jedem Patienten wiederverwendet. Ihre Desinfektion muss strengen Protokollen folgen, um alle Spuren von Mikroorganismen zu beseitigen. Die mechanische Reinigung geht einer chemischen Desinfektion auf hohem Niveau voraus, und die Einhaltung dieser Schritte ist unerlässlich, um die Kreuzübertragung von Infektionen zu verhindern.

Ständige Weiterbildung und tägliche Wachsamkeit

Die Aufrechterhaltung von Handhygiene und aseptischen Techniken hängt von der **täglichen Wachsamkeit** des Pflegepersonals und von **kontinuierlicher Schulung** ab, um sicherzustellen, dass jeder mit den besten Praktiken auf dem Laufenden ist. Nosokomiale Infektionen treten häufig aufgrund von Nachlässigkeit oder Müdigkeit auf. Daher ist es von entscheidender Bedeutung, regelmäßige Erinnerungen und Überprüfungen der Einhaltung der Hygieneverfahren in die Routinen des Pflegepersonals zu integrieren.

Gesundheitseinrichtungen können **regelmäßige Schulungen**, interne Audits und praktische Workshops organisieren, um die aseptische Kultur und die Bedeutung der Händehygiene zu stärken. Entscheidend ist auch, **die Versorgung** mit hydroalkoholischen Lösungen, sterilen Handschuhen und Desinfektionsmaterial zu **überwachen**, um sicherzustellen, dass das Pflegepersonal stets Zugang zu den für die Einhaltung der Hygienevorschriften erforderlichen Hilfsmitteln hat.

- Pflege von immunsupprimierten Patienten: spezifische Vorsichtsmaßnahmen

Die **Pflege von immungeschwächten Patienten** erfordert eine besonders gründliche und sorgfältige Vorgehensweise, da diese Patienten viel anfälliger für Infektionen sind als die Allgemeinbevölkerung. Die Immunsuppression, die durch chronische Krankheiten (wie HIV oder Krebs), Behandlungen (Chemotherapie, Immunsuppressiva, Kortikosteroide) oder genetische Erkrankungen verursacht wird, schwächt die natürlichen Abwehrkräfte des Körpers und erschwert so die Bekämpfung von Krankheitserregern. Spezifische Vorsichtsmaßnahmen bei ihrer Pflege sind unerlässlich, um das Risiko von Infektionen, die in diesem Zusammenhang schwerwiegend oder sogar tödlich sein können, zu minimieren. Dazu gehören **verstärkte Hygienemaßnahmen**, eine **kontinuierliche Überwachung** auf Anzeichen einer Infektion und eine **Anpassung der Pflege**, um eine unnötige Exposition gegenüber Infektionserregern zu verhindern.

Verstärkte Hygienemaßnahmen

Immunsupprimierte Patienten sind extrem anfällig für nosokomiale und opportunistische Infektionen, weshalb die

317

Hygiene ein wesentlicher Pfeiler ihrer Pflege ist. Die Standardhygienemaßnahmen müssen strikt eingehalten und manchmal noch verstärkt werden, um jedes Ansteckungsrisiko zu minimieren.

Handhygiene

Die **Händehygiene** ist die entscheidendste Maßnahme zur Verhinderung von Infektionen bei immungeschwächten Patienten. Das Pflegepersonal, Besucher und sogar die Patienten selbst müssen sich bei jedem direkten oder indirekten Kontakt gründlich und häufig die Hände waschen. Die Verwendung von **hydroalkoholischen Lösungen** wird aufgrund ihrer Wirksamkeit und der einfachen Anwendung zwischen zwei Behandlungen bevorzugt. Das Händewaschen mit Wasser und Seife ist nach jedem Kontakt mit biologischen Flüssigkeiten oder bei sichtbar schmutzigen Händen erforderlich.

Tragen von persönlichen Schutzmitteln

Bei der Pflege von immungeschwächten Patienten müssen häufig **Handschuhe, Masken** und manchmal auch **Kittel** getragen werden, insbesondere wenn das Personal mit biologischen Flüssigkeiten in Berührung kommt oder die Gefahr einer Übertragung von Krankheitserregern besteht. Diese persönliche Schutzausrüstung muss nach strengen Protokollen verwendet und nach jeder Pflege entsorgt werden, um das Risiko einer Kreuzkontamination zu vermeiden.

Kontrolle der Umwelt

Die Umgebung des immungeschwächten Patienten muss besonders überwacht werden, damit sie so **steril** wie möglich oder zumindest mit geringem Infektionsrisiko bleibt. Dazu gehört auch die regelmäßige Reinigung und Desinfektion von Oberflächen und medizinischen Geräten. Häufig sind für diese Patienten **Einzelzimmer** erforderlich, um ihre Exposition gegenüber Infektionen durch andere Patienten oder das Pflegepersonal zu begrenzen. Die Zimmer sollten nach bestimmten Protokollen und mit geeigneten Desinfektionsmitteln gereinigt werden.

Darüber hinaus können zusätzliche Maßnahmen zur Kontrolle der **Luftqualität** ergriffen werden, z. B. durch den Einsatz von HEPA-Luftfiltern in bestimmten Stationen, insbesondere bei Patienten, die sich Behandlungen wie Knochenmarktransplantationen unterziehen, bei denen sie einem erhöhten Risiko von Pilzinfektionen ausgesetzt sind.

Verstärkte klinische Überwachung

Bei immungeschwächten Patienten können sich Infektionen schnell und still entwickeln, ohne die klassischen Anzeichen (Fieber, Rötung, Schmerzen). Eine **verstärkte Überwachung** ist daher unerlässlich, um eine Verschlechterung des Gesundheitszustands frühzeitig zu erkennen.

Überwachung auf Anzeichen einer Infektion

Das Pflegepersonal sollte besonders auf **atypische Anzeichen einer Infektion** achten. Beispielsweise kann Fieber, das häufig ein frühes Anzeichen einer Infektion ist, bei Patienten unter immunsuppressiver Therapie ausbleiben. Leichte Veränderungen der Vitalparameter, wie eine erhöhte Atem- oder Herzfrequenz, können erste Anzeichen für eine zugrunde liegende Infektion sein. Jede Veränderung des klinischen Zustands (Müdigkeit, Verwirrung, unerklärliche Schmerzen, Appetitlosigkeit) sollte sofort gemeldet und behandelt werden.

Opportunistische Infektionen, die diese Patienten in einem Stadium betreffen, in dem ihre Immunabwehr geschwächt ist, werden häufig durch Krankheitserreger verursacht, die einen gesunden Menschen nicht befallen würden, wie bestimmte Bakterien, Viren (Herpes, Cytomegalievirus) oder Pilze (Aspergillose, Candidose). Eine regelmäßige **biologische Überwachung** (Blutbild, Blutkulturen) ist ebenfalls entscheidend, um eine Infektion frühzeitig zu erkennen, bevor klinische Anzeichen auftreten.

Überwachung von invasiven Geräten

Invasive medizinische Geräte wie **zentrale Venenkatheter**, **Harnwegskatheter** oder **nasogastrale Sonden** sind potenzielle Eintrittspforten für Infektionen bei immungeschwächten Patienten. Diese Geräte sollten nur bei Bedarf verwendet werden, und bei ihrer Handhabung sollten **strenge aseptische** Regeln eingehalten werden. Die Einführstellen sollten täglich auf Rötung, Schmerzen, Ausfluss oder andere Anzeichen einer lokalen Infektion überwacht werden.

Besondere Vorsichtsmaßnahmen für die spezielle Pflege

Die Pflege von immungeschwächten Patienten erfordert häufig **Anpassungen**, um das Infektionsrisiko zu minimieren, sei es bei der Behandlung, dem Ernährungsmanagement oder der Prävention von Komplikationen.

Prävention von opportunistischen Infektionen

Immunsupprimierte Patienten, insbesondere solche, die eine Chemotherapie oder biologische Therapien erhalten, haben ein erhöhtes Risiko für **opportunistische Infektionen**. Daher ist häufig eine **antimikrobielle Prophylaxe**(Antibiotika, Antimykotika, antivirale Mittel) erforderlich, die auf das spezifische Infektionsrisiko des Patienten abgestimmt ist. Beispielsweise können Transplantationspatienten Antibiotika erhalten, um Lungeninfektionen mit Pneumocystis jirovecii vorzubeugen, oder antivirale Medikamente, um Herpesreaktivierungen zu verhindern.

Ernährungsmanagement

Die **Ernährung** spielt eine entscheidende Rolle bei der Behandlung von immungeschwächten Patienten. Patienten, die sich einer Chemotherapie unterziehen oder an chronischen Magen-Darm-Erkrankungen leiden, können unterernährt sein, wodurch ihr Immunsystem weiter geschwächt wird. Eine **sichere Ernährung**, die häufig frei von rohen oder unzureichend gekochten Produkten ist, wird empfohlen, um das Risiko zu verringern, dass Bakterien oder Parasiten in den Körper gelangen.

Wenn eine enterale oder parenterale Ernährung erforderlich ist, müssen die Sonden oder Katheter unter strengen aseptischen Vorsichtsmaßnahmen gehandhabt werden, und die Ernährungsbeutel müssen unter sterilen Bedingungen vorbereitet werden, um eine Kontamination zu vermeiden.

Aufklärung des Patienten und seiner Angehörigen

Immunsupprimierte Patienten und ihre Angehörigen sollten über die Vorsichtsmaßnahmen zur Vermeidung von Infektionen **informiert und geschult** werden. Dazu gehört auch eine Beratung zur Handhygiene, zur Atemwegshygiene (ggf. Tragen einer Maske) und zum Besuchsmanagement. In manchen Fällen können Besuchsbeschränkungen eingeführt werden, um die Exposition gegenüber Krankheitserregern zu verringern.

Die Patienten sollten auch wissen, auf welche Anzeichen einer Infektion sie bei sich selbst achten müssen und wann sie schnell ihren Arzt aufsuchen sollten. Die Aufklärung bezieht sich auch auf die Einnahme prophylaktischer Behandlungen und die Wichtigkeit, die Empfehlungen ihres Behandlungsteams genau zu befolgen.

Schützende Isolation

In manchen Fällen kann es notwendig sein, eine **Schutzisolierung** für immunsupprimierte Patienten einzurichten, insbesondere in den kritischsten Phasen ihrer Behandlung, wie z. B. nach einer Knochenmarktransplantation. Ziel der Isolierung ist es, den Patienten vor potenziellen Infektionsquellen zu schützen. Die Zimmer sind dann speziell ausgestattet, um eine keimarme Umgebung aufrechtzuerhalten, mit **HEPA-Luftfiltern** und strengen Desinfektionsprotokollen.

2 Sicherheit am Arbeitsplatz: Schutz der Pflegekraft und der Patienten

• Sicherer Umgang mit schweren Patienten: Vermeidung von Muskel-Skelett-Erkrankungen

Der **sichere Umgang mit schweren Patienten** ist ein wichtiges Thema in Gesundheitseinrichtungen, da er die Gesundheit und Sicherheit sowohl der Patienten als auch des Pflegepersonals gefährdet. Das Heben, Bewegen oder Umlagern eines schweren Patienten kann für Pflegekräfte und Krankenschwestern eine große körperliche Anstrengung bedeuten, die ein erhebliches Risiko für **Muskel-Skelett-Erkrankungen (MSD)** mit sich bringt. Diese Erkrankungen, die vor allem den Rücken, die Schultern und die oberen Gliedmaßen betreffen, sind eine häufige Ursache für Arbeitsausfälle im Gesundheitssektor. Daher ist es von entscheidender Bedeutung, geeignete Techniken für den Umgang mit diesen Patienten einzuführen, wobei die körperliche Unversehrtheit des Pflegepersonals zu wahren und die Sicherheit der Patienten zu gewährleisten ist.

Verständnis der Risiken von Muskel-Skelett-Erkrankungen bei Pflegekräften

Muskel- und Skeletterkrankungen sind Erkrankungen, die Gelenke, Muskeln, Sehnen oder Nerven als Folge von sich wiederholenden Bewegungen oder übermäßiger Anstrengung betreffen. In Krankenhäusern werden -Skelett-Muskel Erkrankungen vor allem durch falsche Handgriffe oder häufiges

Hantieren mit schweren Lasten verursacht. In diesem Fall handelt es sich um Patienten, die Hilfe beim Aufstehen, Drehen oder Positionswechsel benötigen.

Zu den Hauptursachen für Muskel-Skelett-Erkrankungen bei Pflegekräften gehören :

- **Abrupte** oder unangemessene **Bewegungen** beim Bewegen von Patienten ;
- Das **Tragen von übermäßigen Lasten**, insbesondere in Situationen, in denen es an Personal oder geeigneter Ausrüstung mangelt ;
- **Unbequeme** oder lang andauernde Körperhaltungen, wie Bücken oder Hocken, um einen Patienten hochzuheben ;
- **Repetitive Bewegungen** ohne Pausen oder wechselnde Aufgaben, z. B. das Umlagern bettlägeriger Patienten.

Die am stärksten betroffenen Bereiche sind in der Regel der **Rücken**, insbesondere die Lendenwirbelsäule, sowie **Schultern** und **Knie**, was auf Zwangshaltungen und Dauerbelastung zurückzuführen ist.

Grundprinzipien für den sicheren Umgang mit Patienten

Um Muskel- und Skeletterkrankungen vorzubeugen, ist es von entscheidender Bedeutung, die Grundsätze des **sicheren Umgangs** zu beachten. Diese Grundsätze zielen darauf ab, die körperliche Anstrengung zu begrenzen und die Gelenke und Muskeln der Pflegekraft zu schützen, während sie gleichzeitig den Komfort und die Sicherheit des Patienten gewährleisten.

Vorherige Bewertung

Vor jeder Manipulation ist es unerlässlich, die Situation unter Berücksichtigung des Gewichts, der Größe und der körperlichen Fähigkeiten des Patienten zu beurteilen. Anhand dieser Einschätzung lässt sich feststellen, ob eine Neupositionierung oder ein Hebevorgang manuell durchgeführt werden kann oder ob der Einsatz **mechanischer Hilfsmittel** oder **spezieller Techniken** erforderlich ist. Es ist wichtig, die Belastung durch einen Patienten niemals zu unterschätzen, auch wenn er kooperativ zu sein scheint.

Auch die **Kommunikation mit dem Patienten** vor der Manipulation ist von entscheidender Bedeutung, um sicherzustellen, dass er versteht und mitarbeitet. Der Patient kann manchmal zu seiner eigenen Mobilität beitragen, indem er sich aktiv an der Bewegung beteiligt und so die Belastung für die Pflegekraft verringert.

Verwendung ergonomischer Körperhaltungen

Beim Umgang mit einem Patienten ist eine **ergonomische Körperhaltung** von entscheidender Bedeutung, um das Verletzungsrisiko zu verringern.

1. **Den Rücken gerade halten** : Es ist wichtig, den Rücken immer gerade zu halten und sich nicht nach vorne zu beugen. Wiederholtes Beugen oder Verdrehen der Wirbelsäule kann zu Muskel- oder Gelenkschäden führen.
2. **Kniebeugen**: Um einen Patienten anzuheben oder neu zu positionieren, müssen die Pflegekräfte die Knie beugen und dabei hauptsächlich die Beinmuskeln und nicht die Rückenmuskeln einsetzen. Dadurch wird eine stabile Körperhaltung aufrechterhalten und die Anstrengung auf stärkere und weniger anfällige Muskeln verteilt.
3. **Nähe zum Patienten**: Die Pflegekraft sollte bei der Handhabung so nah wie möglich am Patienten bleiben, um die Hebelwirkung zu vermeiden, die die Belastung auf Rücken und Schultern erhöht.
4. **Koordination der Bewegungen** : Wenn mehrere Pflegekräfte tätig sind, ist es entscheidend, die Bewegungen zu koordinieren, um unausgewogene Belastungen zu vermeiden. Durch klare Anweisungen und Teamarbeit kann die körperliche Belastung für jeden Einzelnen verringert werden.

Verwendung von technischen und mechanischen Hilfsmitteln

Um die körperliche Belastung zu verringern, ist es von entscheidender Bedeutung, geeignete **technische Hilfsmittel** zu verwenden, insbesondere beim Umgang mit schweren oder unselbstständigen Patienten. Mechanische Hilfsmittel ermöglichen das Heben, Bewegen oder Umlagern von Patienten, indem sie die manuellen Anstrengungen des Pflegepersonals verringern.

1. **Patientenlifter** : **Mechanische oder elektrische Patientenlifter** sind Vorrichtungen, die dazu bestimmt sind, einen Patienten aus dem Bett in einen Stuhl zu heben oder ihn im Bett neu zu positionieren. Sie reduzieren die körperliche Anstrengung beim Heben erheblich und gewährleisten gleichzeitig die Sicherheit des Patienten. Die Verwendung dieser Geräte muss angemessen geschult werden, um eine korrekte und sichere Verwendung zu gewährleisten.

2. **Gleitlaken** : **Gleitlaken** oder Gleitsysteme erleichtern den seitlichen Transfer oder die Neupositionierung im Bett. Sie verringern die Reibung und den Kraftaufwand beim Drehen oder Aufrichten eines Patienten und reduzieren so die Belastung des Rückens und der Schultern des Pflegepersonals.

3. **Lagerungskissen** : **Ergonomische Kissen** können verwendet werden, um Patienten sicher neu zu positionieren, indem das Körpergewicht gleichmäßig verteilt und abrupte Bewegungen vermieden werden. Diese Kissen helfen auch dabei, den Patienten in einer bequemen Haltung zu halten, wodurch die Notwendigkeit häufiger Manipulationen verringert wird.

4. **Stützgriffe und Mobilisierungshilfen**: Das Anbringen von Stützgriffen oder anderen Hilfsmitteln rund um das Bett oder im Badezimmer kann dem Patienten

ermöglichen, sich aktiv an seinen Bewegungen zu beteiligen. Diese technischen Hilfen fördern die Selbstständigkeit und verringern die Muskelbelastung für die Pflegekraft.

Ausbildung und Teamarbeit

Ein Schlüssel zur Vermeidung von Muskel-Skelett-Erkrankungen liegt in der **Schulung** des Pflegepersonals in guten Handhabungspraktiken. Regelmäßige Schulungen zu Hebetechniken, dem Umgang mit technischen Hilfsmitteln und ergonomischen Körperhaltungen tragen dazu bei, sichere Verhaltensweisen zu verankern.

Darüber hinaus ist **Teamarbeit** bei der Handhabung schwerer Pflegebedürftiger von entscheidender Bedeutung. Oft ist es sicherer und effektiver, mehrere Pflegekräfte für eine Bewegung zu mobilisieren, als das Heben oder die Repositionierung einer einzelnen Fachkraft zu überlassen. Durch die Zusammenarbeit kann die Last verteilt und das Verletzungsrisiko verringert werden. **Briefings** vor jeder komplexen Mobilisierung können dabei helfen, die Anstrengungen zu koordinieren und sicherzustellen, dass alle Beteiligten auf die Vorgehensweise abgestimmt sind.

Die Umgebung anpassen, um die Handhabung zu erleichtern

Die **Raumgestaltung** ist ein entscheidender Faktor, um den sicheren Umgang mit schweren Pflegebedürftigen zu fördern. Patientenzimmer sollten so gestaltet sein, dass sie einen einfachen Zugang zu Pflegegeräten und mechanischen Hilfsmitteln ermöglichen. Ein höhenverstellbares Bett beispielsweise ermöglicht es der Pflegekraft, ihre Körperhaltung an die jeweilige Handhabung anzupassen, was die körperliche Belastung reduziert. Ebenso können angepasste Stühle mit Mechanismen, die das

Hinsetzen oder Aufrichten des Patienten erleichtern, die Anzahl der erforderlichen manuellen Eingriffe verringern.

Überwachung auf Anzeichen von Muskel-Skelett-Erkrankungen und Schmerzmanagement

Trotz der Anwendung der besten Handhabungstechniken müssen Pflegekräfte auf **frühe Anzeichen von Muskel-Skelett-Erkrankungen** achten, wie z. B. Rückenschmerzen, Schulterverspannungen oder steife Gelenke. Eine frühzeitige Behandlung ist wichtig, um eine Verschlimmerung der Muskel-Skelett-Erkrankungen zu verhindern. Treten Schmerzen oder Beschwerden auf, ist es wichtig, diese Symptome sofort zu melden und die Aufgaben entsprechend anzupassen, um wiederholte Überlastungen zu vermeiden.

Schmerzmanagement durch Dehnübungen, Muskelaufbau oder den Besuch bei einem Physiotherapeuten kann dazu beitragen, Muskel-Skelett-Erkrankungen vorzubeugen und das Personal gesund zu halten.

- Verwendung von persönlicher Schutzausrüstung (PSA) in der Gastroenterologie

Die **Verwendung von persönlicher Schutzausrüstung (PSA)** in der Gastroenterologie ist von entscheidender Bedeutung, um sowohl das Pflegepersonal als auch die Patienten vor Infektionen und Kontaminationen zu schützen. In dieser Abteilung, die sich auf die Diagnose und Behandlung von Erkrankungen des Verdauungssystems konzentriert, ist das Personal häufig Krankheitserregern ausgesetzt, die durch Körperflüssigkeiten wie Stuhl, Blut und Magen-Darm-Sekrete übertragen werden. Darüber hinaus erhöhen häufige Eingriffe wie Endoskopien, Biopsien und der Umgang mit invasiven Geräten das Risiko, mit potenziell infektiösen biologischen Substanzen in Kontakt zu kommen. Der Einsatz von PSA ist daher ein Schlüsselelement bei der Prävention von nosokomialen Infektionen und der Reduzierung von Berufsrisiken.

Die Rolle der PSA in der Gastroenterologie

Persönliche Schutzausrüstungen sind Geräte oder Kleidungsstücke, die Gesundheitspersonal vor der direkten Exposition gegenüber gefährlichen oder infektiösen Substanzen schützen sollen. In der Gastroenterologie, wo das Pflegepersonal häufig mit Patienten in Kontakt kommt, die Krankheitserreger in sich tragen können, bildet die PSA eine wesentliche Barriere gegen Infektionen. Ihr Einsatz ist besonders entscheidend bei invasiven Verfahren wie Endoskopien des Verdauungstrakts, bei denen ein hohes Risiko der Kontamination durch Körperflüssigkeiten besteht.

PSA besteht aus mehreren Komponenten, wie z. B. **Handschuhen**, **Kitteln**, **Masken** (einschließlich Atemschutzmasken), **Schutzbrillen** und manchmal auch **Gesichtsschirmen** oder **Überschuhen**. Jede Ausrüstung hat eine spezifische Funktion, und ihre kombinierte Verwendung in risikoreichen Umgebungen wie dem endoskopischen OP führt zu einem optimalen Schutz.

Die verschiedenen Arten von PSA und ihre Verwendung in der Gastroenterologie

Je nach Verfahren und den spezifischen Risiken, denen man begegnet, kann die Verwendung von PSA variieren. Es ist wichtig, die richtige Ausrüstung entsprechend der Art der Pflege, der Art des Kontakts mit Körperflüssigkeiten und dem erforderlichen Schutzgrad auszuwählen.

Handschuhe

Handschuhe sind eine der Grundausstattungen in der Gastroenterologie. Sie werden in fast allen Pflegesituationen verwendet, in denen das Pflegepersonal mit Körperflüssigkeiten oder potenziell kontaminierten Oberflächen in Berührung kommen kann. In der Gastroenterologie sind Handschuhe beim

Umgang mit **Endoskopen, Sonden** oder bei der Pflege von Patienten mit gastrointestinalen Infektionen unverzichtbar.

Handschuhe sollten **Einweghandschuhe** sein, die nach jedem Kontakt mit dem Patienten oder seiner Umgebung entsorgt und bei Rissen sofort ersetzt werden. Es ist wichtig, Handschuhe auszuwählen, die für die Art der Pflege geeignet **sind: Sterile Handschuhe sind** für invasive Verfahren erforderlich, während **unsterile Handschuhe** für die Routinepflege oder für Manipulationen ohne das Risiko einer direkten Kontamination ausreichen können.

Blusen

Schutzkittel sind wichtig, um die Kleidung des Pflegepersonals und ihre Haut vor Spritzern von Körperflüssigkeiten zu schützen. In der Gastroenterologie werden sie besonders bei Verfahren eingesetzt, bei denen das Risiko von Spritzern hoch ist, wie bei **Endoskopien, Biopsieentnahmen** oder Eingriffen mit invasiven Geräten. Die Kittel sollten angemessen getragen werden, mit einem vollständigen Verschluss auf der Rückseite, und sorgfältig ausgezogen werden, um eine Kontamination über die Außenseite des Kittels zu vermeiden.

Je nach Bedarf können **Einwegkittel** oder **waschbare Kittel** verwendet werden. In Fällen, in denen das Kontaminationsrisiko hoch ist, werden Einwegkittel aus undurchlässigem Material empfohlen.

Masken und Atemschutzgeräte

Operationsmasken und **Atemschutzmasken** (wie FFP2 oder N95) spielen eine Schlüsselrolle beim Schutz der Atemwege. In der Gastroenterologie ist das Pflegepersonal dem Risiko einer **Übertragung durch Luft** oder **Tröpfchen** ausgesetzt, insbesondere bei Verfahren, bei denen gastrointestinale Sekrete aerosolisiert werden können, wie bei Gastroskopien oder Bronchialendoskopien.

OP-Masken schützen vor allem vor Tröpfchen, während FFP2- oder N95-Masken einen erhöhten Schutz vor potenziell infektiösen Aerosolen bieten. Sie werden bei Eingriffen mit hohem Risiko verwendet, insbesondere in Situationen, in denen Patienten Träger von über die Atemwege übertragenen Infektionskrankheiten sein können (wie **Clostridioides difficile** oder bestimmte gastrointestinale Virusinfektionen).

Schutzbrillen und Gesichtsschilde

Schutzbrillen oder **Gesichtsschirme** sind erforderlich, um Augen und Gesicht vor Spritzern von Körperflüssigkeiten zu schützen, die bei Verfahren wie der Koloskopie oder der Gastroskopie auftreten können. Diese Ausrüstungen sind unerlässlich, um eine Kontamination der Augenschleimhäute mit Krankheitserregern zu verhindern, die durch Körperflüssigkeiten übertragen werden, und werden häufig mit dem Tragen von Masken kombiniert, um eine vollständige Abdeckung der möglichen Eintrittspfade von Infektionen zu gewährleisten.

Gesichtsschilde können auch vor größeren Spritzern schützen, insbesondere bei Verfahren, bei denen Aerosole entstehen, oder bei der Verwendung von Geräten wie endoskopischen Saugern.

Überschuhe und Mützen

Obwohl sie seltener als andere PSA verwendet werden, können **Überschuhe** und **Mützen** in stark kontrollierten Umgebungen wie Operationssälen oder Räumen für sterile Verfahren erforderlich sein, um eine Kreuzkontamination durch Schuhe oder Haare zu vermeiden.

Schlüsselmomente für das Tragen von PSA in der Gastroenterologie

Die Verwendung der PSA muss **systematisch** erfolgen und den spezifischen Risiken jedes Eingriffs angepasst sein. In der

Gastroenterologie gibt es mehrere Schlüsselmomente, die besondere Aufmerksamkeit erfordern:

1. **Endoskopische Verfahren**: Bei der Durchführung von Gastroskopien, Koloskopien oder ERCP ist das Pflegepersonal Verdauungsflüssigkeiten ausgesetzt, die potenziell infektiöse Erreger enthalten. Zum Schutz vor Spritzern und Tröpfchen ist das Tragen von Handschuhen, OP- oder FFP2-Masken, Brillen oder Gesichtsschirmen sowie Kitteln unerlässlich.

2. **Umgang mit invasiven Geräten** : Das Legen oder Entfernen von **nasogastrischen Sonden**, **Drainagen** oder Kathetern **erfordert** ebenfalls besondere Vorsichtsmaßnahmen. Handschuhe und manchmal auch Kittel und Masken sind erforderlich, um eine Ansteckung der Pflegekraft zu vermeiden und das Infektionsrisiko für den Patienten zu begrenzen.

3. **Pflege infizierter Patienten**: Patienten mit gastrointestinalen Infektionen, wie Infektionen mit **Clostridioides difficile**, erfordern verstärkte Vorsichtsmaßnahmen, um die Verbreitung von Krankheitserregern zu verhindern. Das Tragen einer vollständigen PSA (Handschuhe, Kittel, Masken) ist entscheidend, verbunden mit strengen Isolationsmaßnahmen, um das Risiko einer Übertragung zu minimieren.

Entfernung und Entsorgung von PSA

Ein oft vernachlässigter, aber ebenso wichtiger Punkt wie das Tragen der PSA ist das **Ablegen** und **Entsorgen** der PSA. Das Ausziehen der PSA muss vorsichtig erfolgen, um eine Kontamination durch Kontakt mit der Außenseite der Handschuhe, des Kittels oder der Maske zu vermeiden. Es müssen genaue Handgriffe befolgt werden, wobei zuerst die Handschuhe ausgezogen werden, ohne die Haut zu berühren, der

Kittel so ausgezogen wird, dass die kontaminierte Außenseite nicht berührt wird, und dann als letztes die Brille und die Maske abgenommen werden.

Einweg-PSA sollte in speziellen Behältern für gefährliche biologische Abfälle gemäß den Protokollen für die Entsorgung von infektiösen Abfällen entsorgt werden. Was wiederverwendbare Ausrüstungen (wie Schutzbrillen) betrifft, so müssen sie nach jeder Verwendung mit geeigneten Lösungen desinfiziert werden, um ihre Sicherheit bei der nächsten Verwendung zu gewährleisten.

Bildung und Wachsamkeit

Die Schulung des Personals in der **richtigen Verwendung von PSA** ist entscheidend für einen optimalen Schutz. Jede Pflegekraft muss in der Lage sein, die für die jeweilige Situation geeignete PSA auszuwählen, sie korrekt anzulegen und sie unter Einhaltung der Hygienevorschriften auszuziehen, um eine Kreuzkontamination zu vermeiden. Die tägliche Wachsamkeit bei der Verwendung der PSA trägt dazu bei, eine **Sicherheitskultur** in der gastroenterologischen Abteilung zu etablieren, die sowohl das Pflegepersonal als auch die Patienten schützt.

- Umgang mit den Risiken der Exposition gegenüber Körperflüssigkeiten (Blutungen im Verdauungstrakt, Erbrechen)

Der Umgang mit **Risiken durch die Exposition gegenüber Körperflüssigkeiten**, wie z. B. Blutungen **aus dem** Verdauungstrakt und Erbrechen, ist in der Gastroenterologie eine Priorität. Diese Flüssigkeiten, die häufig Träger von Bakterien, Viren oder anderen Krankheitserregern sind, können das Pflegepersonal und Oberflächen leicht kontaminieren und so das Risiko der Übertragung von nosokomialen Infektionen erhöhen. Blutungen aus dem Verdauungstrakt, Erbrechen und andere Ausscheidungen aus dem Verdauungstrakt sind ein integraler Bestandteil der Behandlung in diesem Bereich und erfordern daher besondere Wachsamkeit. Der Umgang mit diesen Risiken beruht auf einer Kombination aus Präventivmaßnahmen, **persönlicher Schutzausrüstung (PSA)** und **Aufklärung** des Gesundheitspersonals, um die Sicherheit von Patienten und Pflegepersonal zu gewährleisten.

Verständnis der Risiken von Körperflüssigkeiten in der Gastroenterologie

Patienten, die in der Gastroenterologie behandelt werden, leiden häufig an **Erkrankungen des Verdauungstrakts**, die zu **Blutungen** oder **Erbrechen** führen können, insbesondere im Zusammenhang mit schweren Magen-Darm-Erkrankungen wie Geschwüren, Ösophagusvarizen, Verdauungskrebs oder chronisch entzündlichen Darmerkrankungen (IBD). Bei diesen Episoden können Körperflüssigkeiten freigesetzt werden, die infektiöse Erreger wie Bakterien (z. B. **Clostridioides difficile**), Leberviren (Hepatitis B oder C) oder gastrointestinale Parasiten enthalten.

Das Risiko für das Pflegepersonal besteht in der **Ansteckung durch direkten Kontakt** mit diesen Flüssigkeiten, aber auch durch die Exposition gegenüber **Tröpfchen** oder **Aerosolen**, die beim Erbrechen oder bei der Behandlung einer aktiven Blutung entstehen. Wenn diese Flüssigkeiten mit **Schleimhäuten** oder **verletzter Haut** in Berührung kommen oder als Aerosole eingeatmet werden, können sie potenziell schwere Infektionen übertragen. Daher ist es unerlässlich, strenge Protokolle zu befolgen, um diese Exposition zu begrenzen.

Schutzmaßnahmen bei Blutungen im Verdauungstrakt

Blutungen im **Verdauungstrakt** sind in der Gastroenterologie häufig und können sich durch Bluterbrechen (Hämatemesis), rektale Blutungen (Rektorragien) oder das Vorhandensein von verdautem Blut im Stuhl (Melena) bemerkbar machen. Diese Situationen, die kritisch sein können, erfordern eine schnelle und wirksame Behandlung, wobei das Pflegepersonal vor Expositionsrisiken geschützt werden muss.

Tragen von persönlicher Schutzausrüstung (PSA)

Das Tragen von **PSA** ist die erste Verteidigungslinie gegen die Exposition gegenüber Körperflüssigkeiten bei Blutungen im Verdauungstrakt. **Handschuhe, Kittel, Masken** und **Schutzbrillen** oder **Gesichtsschirme** sind unerlässlich, um die Haut, die Schleimhäute und die Atemwege des Pflegepersonals zu schützen.

1. **Handschuhe**: Sie sollten bei jedem Kontakt mit dem Patienten oder Körperflüssigkeiten routinemäßig getragen werden. **Sterile Handschuhe** werden für invasive Eingriffe empfohlen, während für weniger riskante Manipulationen (z. B. Anpassung der Infusion, Kontrolle der Vitalparameter) auch **unsterile Handschuhe** ausreichen können.

2. **Kittel: Undurchlässige Kittel** sind erforderlich, um eine Kontamination der Kleidung zu vermeiden, wenn Blut oder andere Verdauungsflüssigkeiten verspritzt werden. Sie sollten Arme und Oberkörper vollständig bedecken und sorgfältig ausgezogen werden, um zu verhindern, dass kontaminierte Außenseiten berührt werden.

3. **Masken und Schutzbrillen: OP-Masken** und **Schutzbrillen** (oder Gesichtsschirme) schützen vor **Tröpfchen** und **Aerosolen**, die bei der Behandlung von Blutungen im Verdauungstrakt versprüht werden können. Diese Ausrüstung ist besonders wichtig, wenn Manipulationen im Bereich der Atemwege oder des oberen Verdauungstrakts erforderlich sind, wie z. B. bei endoskopischen Notfallverfahren.

Behandlung von Blutungen im Verdauungstrakt

Wenn ein Patient eine **Blutung im Verdauungstrakt** hat, ist es entscheidend, seinen Zustand schnell zu stabilisieren und gleichzeitig das Risiko einer Exposition für das Pflegepersonal zu minimieren. Ein teamorientierter Ansatz mit gut verteilten Aufgaben hilft, die Situation geordnet zu bewältigen.

1. **Umgang mit invasiven Geräten** : Im Rahmen einer aktiven Verdauungsblutung können Vorrichtungen wie **nasogastrale Sonden** verwendet werden, um Blut oder gastrointestinale Sekrete abzusaugen. Beim Umgang mit diesen Vorrichtungen sind **aseptische Vorsichtsmaßnahmen** unerlässlich, um eine Kreuzkontamination zu vermeiden und die Pflegekraft vor Spritzern zu schützen.

2. **Vorsichtsmaßnahmen bei endoskopischen Eingriffen**: Bei **Notfall-Endoskopien**, bei denen Blutungen möglicherweise sichtbar gemacht und behandelt werden müssen, besteht ein hohes Risiko, dass Blut und Flüssigkeiten verspritzt werden. Zusätzlich zur PSA sollten geeignete **Absaugtechniken** eingesetzt werden, um die Verbreitung von Flüssigkeiten zu begrenzen. Endoskope und wiederverwendbares Material müssen nach strengen Protokollen desinfiziert werden, um die Übertragung von Krankheitserregern zu verhindern.

3. **Kontrolle der Umgebung**: Es ist wichtig, dass **die unmittelbare Umgebung** des Patienten **geschützt** wird, um die Ausbreitung von Flüssigkeiten zu begrenzen. Oberflächen sollten nach einem hämorrhagischen Vorfall schnell gereinigt und desinfiziert werden, um zu verhindern, dass Blut andere Patienten oder Mitarbeiter kontaminiert.

Umgang mit Erbrechen und Vorsichtsmaßnahmen gegen Aerosole

Erbrechen ist in der Gastroenterologie weit verbreitet, insbesondere bei Patienten mit Darmverschluss, schwerer Gastritis oder nach bestimmten chirurgischen Eingriffen. Erbrochenes kann Infektionserreger enthalten, und die dabei entstehenden Spritzer oder Aerosole stellen ein großes Risiko für das Pflegepersonal dar.

PSA und Atemschutz

Neben **undurchlässigen Handschuhen** und **Kitteln** sind FFP2- oder **N95-Masken** besonders empfehlenswert beim Umgang mit Patienten, die erbrechen können, insbesondere wenn sie mit luftübertragenen oder fäkal-oral übertragenen Krankheitserregern infiziert sind. **Schutzbrillen** oder **Gesichtsschirme** sollten verwendet werden, um Spritzer in die Augen zu vermeiden, die einen potenziellen Übertragungsweg darstellen.

Umgang mit Erbrechensvorrichtungen

Vorrichtungen wie **Erbrochenesbeutel oder -becken** sollten mit Vorsicht gehandhabt werden. Handschuhe sollten nach dem Umgang mit diesen Vorrichtungen sofort gewechselt werden, und die Vorrichtungen sollten gemäß den Protokollen für die Entsorgung biologischer Abfälle entsorgt oder gereinigt werden.

1. **Belüftung von Räumen**: Wenn ein Patient erbricht, ist es entscheidend, für eine gute **Belüftung** des Raums zu sorgen, um die Konzentration von Aerosolen zu begrenzen. Wenn möglich, sollten Luftfiltersysteme eingesetzt werden, insbesondere in Stationen, in denen sich mehrere Patienten einen Raum teilen.

2. **Isolierung infektiöser Patienten**: Wenn sich ein Patient aufgrund einer Magen-Darm-Infektion (z. B. einer

Infektion mit **Clostridioides difficile**) erbricht, muss er unbedingt von anderen Patienten **isoliert** werden, um das Risiko einer Ausbreitung zu verringern. Auch Besucher müssen sich an strenge Hygiene- und Schutzprotokolle halten.

Reinigung und Abfallentsorgung

Die **Entsorgung von Abfällen** aus der Pflege von Patienten mit Blutungen im Verdauungstrakt oder Erbrechen ist entscheidend, um die Verbreitung von Krankheitserregern zu verhindern.

1. **Kontaminierte Abfälle** : Kontaminierte **Kittel**, **Handschuhe**, **Masken** und andere Materialien sollten in **Abfalleimern für infektiöse Abfälle** entsorgt werden, nicht in herkömmlichen Abfalleimern. Wiederverwendbare Vorrichtungen, wie z. B. Schutzbrillen, sollten nach jedem Gebrauch gründlich mit geeigneten Mitteln desinfiziert werden.

2. **Oberflächenreinigung**: Mit Blut oder Erbrochenem kontaminierte Oberflächen sollten sofort mit **Breitbanddesinfektionsmitteln** gereinigt werden, die gegen Krankheitserreger wirksam sind, die durch Körperflüssigkeiten übertragen werden, einschließlich hepatotroper Viren und resistenter Darmbakterien. Desinfektionsmittel, die Natriumhypochlorit (Bleichmittel) enthalten, werden häufig für Bereiche mit hohem Kontaminationsrisiko empfohlen.

3 Management von medizinischen Abfällen in der gastroenterologischen Abteilung

- Umgang mit und Entsorgung von infektiösen und scharfen Abfällen

Die **Handhabung und Entsorgung von infektiösem und scharfkantigem Abfall** in Krankenhäusern ist eine kritische Aufgabe, um die Sicherheit des Pflegepersonals, der Patienten und des Reinigungspersonals zu gewährleisten. In der Gastroenterologie, wo man bei Eingriffen und Behandlungen häufig mit Körperflüssigkeiten, biologischem Gewebe und spitzen oder scharfen Instrumenten in Berührung kommt, ist eine sorgfältige Abfallentsorgung von entscheidender Bedeutung. Diese Abfälle, ob infektiös (potenziell kontaminierende Inhalte wie Blut oder Verdauungssekrete) oder scharfkantig (Nadeln, Skalpelle usw.), müssen nach strengen Protokollen entsorgt werden, um das Risiko von Verletzungen und nosokomialen Infektionen zu minimieren. Die Einhaltung dieser Protokolle ist nicht nur zum Schutz des medizinischen Personals, sondern auch zur Verhinderung der Verbreitung gefährlicher Krankheitserreger in der Krankenhausumgebung von entscheidender Bedeutung.

Kennzeichnung von infektiösen und scharfen Abfällen

Infektiöse und **scharfkantige Abfälle** werden als **infektiöse Abfälle aus der Gesundheitsfürsorge (DASRI)** klassifiziert. In der Gastroenterologie gehören dazu :

1. **Infektiöser Abfall**: Alle Materialien, die mit Körperflüssigkeiten verunreinigt sind (Verbände, Kompressen, Handschuhe, Katheter usw.), sowie biologische Rückstände (Gewebeproben, Stuhl, Blut). Wiederverwendbare Instrumente (z. B. Endoskope) müssen nach dem Gebrauch streng desinfiziert werden.
2. **Scharfe und spitze Abfälle** : Hierzu gehören **Nadeln**, **Skalpelle**, **Klingen** und alle anderen medizinischen Einwegprodukte, die ein Schnitt- oder Stichrisiko bergen, wie z. B. Katheter.

Einer der ersten Schritte in der Abfallwirtschaft ist die Fähigkeit, diese beiden Abfallarten **richtig zu identifizieren,** damit sie nach den richtigen Protokollen gehandhabt und entsorgt werden können.

Umgang mit infektiösem Abfall

Infektiöser Abfall, der übertragbare Krankheitserreger (wie Viren, Bakterien oder Pilze) enthalten kann, erfordert eine **vorsichtige Handhabung**, um eine Kreuzkontamination oder versehentliche Exposition zu vermeiden.

Persönliche Schutzausrüstung (PSA)

Beim Umgang mit infektiösem Abfall ist es von entscheidender Bedeutung, **Handschuhe, Kittel** und ggf. **Schutzmasken** und **-brillen** zu tragen. Diese PSA schafft eine Barriere zwischen der Pflegekraft und dem kontaminierten Abfall und minimiert das Risiko einer Exposition durch direkten Kontakt mit Körperflüssigkeiten oder verunreinigten Oberflächen. Handschuhe sollten nach jedem Umgang mit infektiösem Abfall gewechselt werden, um eine Ausbreitung zu verhindern.

Geeignete Taschen und Behälter

Infektiöse Abfälle müssen in **speziellen**, oft gelben oder roten **Säcken** gesammelt werden, die für DASRI ausgewiesen sind. Diese Beutel sind so konzipiert, dass sie durchstich- und auslaufsicher sind. Sie müssen nach Gebrauch ordnungsgemäß verschlossen werden, um ein versehentliches Verschütten zu verhindern. Es ist wichtig, die Säcke nie zu überfüllen, da dies das Risiko eines Risses und einer Kontamination erhöht.

In Abteilungen wie der Gastroenterologie, in denen das Pflegepersonal mit Abfällen umgehen kann, die biologische Flüssigkeiten enthalten, wie z. B. mit Blut verunreinigte Magen-Nasen-Sonden oder Verbände, sollten diese Abfälle sofort nach Gebrauch in DASRI-Beuteln ohne längeren Kontakt mit den Pflegeoberflächen gelagert werden.

Umgang mit scharfen und spitzen Abfällen

Scharfkantige Abfälle stellen ein besonderes Risiko dar, sich zu verletzen und durch **versehentliche Stiche** oder **Schnitte** direkt mit Krankheitserregern **in Kontakt** zu kommen. Für den sicheren Umgang mit ihnen gibt es spezielle Praktiken, die strikt eingehalten werden müssen.

Verwendung von Behältern für scharfe Gegenstände

Nadeln, Skalpellklingen, Katheter und andere spitze Instrumente müssen sofort nach Gebrauch in **festen Behältern** entsorgt werden, die speziell für scharfe Abfälle vorgesehen sind. Diese oft gelben Behälter sind dicht, durchstichfest und mit einem sicheren Verschlusssystem versehen, um Unfälle zu vermeiden. Die Behälter sollten immer in der Nähe der Pflegestelle aufgestellt werden, um den Transport der scharfen Gegenstände zu begrenzen und das Verletzungsrisiko bei der Entsorgung zu minimieren.

Es ist sehr wichtig, dass Sie **die Nadeln** nach dem Gebrauch **niemals wieder mit einer Kappe verschließen**, da dies das Risiko eines versehentlichen Stichs erhöht. Die Nadeln sollten nach der Injektion oder Blutentnahme sofort in den Behälter gelegt werden.

Vorsichtsmaßnahmen beim Transport von scharfkantigem Abfall

Behälter für scharfkantige Abfälle sollten nicht über ihre maximale Kapazität hinaus gefüllt werden. Wenn sie zu drei Vierteln gefüllt sind, sollten sie versiegelt und zur Verbrennung oder Sonderbehandlung geschickt werden. Die Behälter sollten vorsichtig transportiert und nicht umgekippt werden, um ein Auslaufen oder Durchstechen zu vermeiden.

Sichere Entsorgung von infektiösen und scharfen Abfällen

Nachdem der Abfall ordnungsgemäß gesammelt und gehandhabt wurde, folgt seine **Entsorgung** streng geregelten Verfahren, um sicherzustellen, dass er keine Bedrohung mehr für die öffentliche Gesundheit oder die Umwelt darstellt.

Behandlung von infektiösem Abfall

Infektiöser Abfall wird vor der Entsorgung in der Regel einer speziellen Behandlung unterzogen. Dazu gehören **Desinfektions-** oder **Sterilisationsverfahren** (wie der Autoklav, bei dem Dampf unter Druck eingesetzt wird, um Krankheitserreger abzutöten) oder auch **Verbrennungsmethoden**. Bei der Hochtemperaturverbrennung werden die im Abfall enthaltenen Infektionserreger vollständig abgetötet, während gleichzeitig das Gesamtvolumen des entsorgten Abfalls verringert wird.

Gesundheitseinrichtungen sind verpflichtet, mit Unternehmen zusammenzuarbeiten, die sich auf die Behandlung von **DASRI** spezialisiert haben. Diese sammeln die gefüllten Säcke und Behälter ein und transportieren sie zu zugelassenen Behandlungsanlagen. Dort wird der Abfall dann gemäß den Gesundheits- und Umweltstandards behandelt.

Umgang mit scharfkantigem Abfall

Scharfe/spitze Instrumente durchlaufen nach der Sammlung in ihren festen Behältern ebenfalls einen Verbrennungs- oder Spezialbehandlungsprozess, um Infektionsrisiken auszuschließen. Diese Behälter müssen sorgfältig versiegelt und nach speziellen Verfahren transportiert werden, um eine Exposition zu vermeiden, während sie zu den Behandlungsanlagen gebracht werden.

Schulung und Sensibilisierung der Mitarbeiter

Die Handhabung und Entsorgung von infektiösem und scharfkantigem Abfall erfordert eine **kontinuierliche Schulung** der Pflegeteams. Das Pflegepersonal sollte regelmäßig über die Risiken von Bioabfällen und über bewährte Verfahren für den sicheren Umgang mit ihnen informiert werden. Dazu gehören Erinnerungen an die korrekte Verwendung von PSA, die Identifizierung der verschiedenen Abfallarten und Verfahren zur sicheren Entsorgung.

Auch für nicht-pflegerisches Personal wie Reinigungs- oder Wartungspersonal, das mit gefährlichen Abfällen in Berührung kommen kann, können **Sensibilisierungssitzungen** organisiert werden. Ein gutes Verständnis der Abfallentsorgungsprotokolle ist unerlässlich, um Unfälle zu verhindern und die Übertragung von Infektionen zu verringern.

- Einhaltung der Protokolle zur Sortierung von Krankenhausabfällen

Die **Einhaltung von Protokollen zur Sortierung von Krankenhausabfällen** ist ein wichtiger Schritt, um die Sicherheit von Patienten, Pflegepersonal und Reinigungskräften zu gewährleisten und gleichzeitig die Umwelt zu schonen. In Krankenhäusern fällt eine Vielzahl von Abfällen an, darunter auch potenziell gefährliche Stoffe wie biologische Abfälle, abgelaufene Medikamente, scharfe Gegenstände und mit Krankheitserregern kontaminierte Materialien. Eine sorgfältige Abfalltrennung hilft, das Risiko von Infektionen, Verletzungen und der Exposition gegenüber schädlichen Substanzen zu minimieren, und erleichtert die ordnungsgemäße Behandlung des Abfalls. Die Nichteinhaltung dieser Protokolle kann schwerwiegende Folgen haben, die von der Verbreitung nosokomialer Infektionen bis hin zur Umweltverschmutzung reichen.

Arten von Krankenhausabfällen und ihre Klassifizierung

Der erste entscheidende Aspekt bei der Einhaltung der Protokolle für die Sortierung von Krankenhausabfällen ist das **Verständnis der verschiedenen Kategorien** von Abfällen, **die** in Gesundheitseinrichtungen anfallen. Jede Kategorie erfordert eine spezifische Behandlung, und die korrekte Sortierung an der Quelle ermöglicht es, die mit ihrer Handhabung und Entsorgung verbundenen Risiken effektiv zu managen.

1. Abfälle **aus medizinischen Tätigkeiten mit Infektionsrisiko (DASRI)**: Hierbei handelt es sich um Abfälle, die ein Infektionsrisiko darstellen, z. B. Abfälle, die mit Blut, Körperflüssigkeiten oder Ausscheidungen verunreinigt sind, sowie biologische Abfälle (Gewebe, Proben). Diese Abfälle werden als **gefährliche Abfälle** eingestuft, da sie Infektionen oder Krankheitserreger übertragen können. Sie umfassen auch **scharfe Abfälle** (Nadeln, Skalpelle, Katheter), die eine besondere Entsorgung erfordern, um Verletzungen und Kontamination zu vermeiden.

2. **Ungefährliche medizinische Abfälle**: Diese Abfälle stellen kein infektiöses oder chemisches Risiko dar und umfassen nicht kontaminierte Materialien wie Verpackungen, nicht verschmutzte Handschuhe, Speisereste oder auch Papier. Diese Abfälle werden oft auf die gleiche Weise wie Hausmüll behandelt, aber ihre Sortierung bleibt wichtig, um eine Verwechslung mit gefährlichen Abfällen zu vermeiden.

3. **Chemischer oder giftiger Abfall**: Diese Kategorie umfasst **abgelaufene Medikamente**, Laborchemikalien, Desinfektionsmittel und andere gefährliche Substanzen, die giftig oder ätzend sein können. Ihre Handhabung und Entsorgung erfordert besondere Sorgfalt, da sie bei

unsachgemäßer Behandlung schädlich für Personal und Umwelt sein können.

4. **Radioaktive Abfälle**: Diese Abfälle, die bei nuklearmedizinischen Untersuchungen oder strahlentherapeutischen Behandlungen anfallen, bedürfen aufgrund ihrer langfristigen Gefährlichkeit einer sehr speziellen Behandlung. Ihre Handhabung und Lagerung muss strengen Protokollen folgen, um sowohl den Einzelnen als auch die Umwelt zu schützen.

Bedeutung der Sortierung an der Quelle

Die **Sortierung von Krankenhausabfällen an der Quelle** ist ein entscheidender Schritt, um ihre sichere Entsorgung zu gewährleisten. Das Gesundheitspersonal muss in der Lage sein, die Art des anfallenden Abfalls **sofort** zu **erkennen** und ihn in den richtigen Behälter zu geben, wodurch das Risiko einer Kreuzkontamination oder einer nachgeschalteten gefährlichen Handhabung vermieden wird. Dies erfordert nicht nur eine **angemessene Schulung** des Pflegepersonals und des Reinigungspersonals, sondern auch die Einrichtung von Sammelsystemen, die leicht zu bedienen und zu verstehen sind.

Spezielle Behälter und klare Beschilderung

Um die Sortierung zu erleichtern, müssen die Gesundheitseinrichtungen für jede Abfallkategorie **eindeutig identifizierbare Behälter** bereitstellen. **DASRI-Behälter** sind in der Regel gelb und mit einer speziellen Kennzeichnung versehen, die darauf hinweist, dass sie für Abfälle mit infektiösem Risiko bestimmt sind. **Behälter für scharfe Abfälle**, die so konzipiert sind, dass sie nicht durchstochen werden können, bestehen häufig aus festem Kunststoff mit einer kleinen Öffnung, um versehentlichen Kontakt zu vermeiden. Diese Behälter sollten in allen Pflegeeinrichtungen verteilt sein, um eine sofortige Sortierung zu ermöglichen.

Hausmüll und ungefährliche **Abfälle** sollten in verschiedenfarbigen Säcken oder Behältern (oft grau oder schwarz) entsorgt werden, die sich von DASRI unterscheiden, um Verwechslungen zu vermeiden. **Chemische Abfälle** müssen in speziellen Behältern entsorgt werden, die versiegelt und mit der Art des Produkts, seiner Gefährlichkeit und den Anweisungen für eine sichere Entsorgung beschriftet sind.

Fortlaufende Ausbildung und Sensibilisierung

Die Einhaltung der Protokolle für die Sortierung von Krankenhausabfällen beruht auch auf einer **ständigen Weiterbildung** und **Sensibilisierung** des Personals. Jeder Mitarbeiter sollte regelmäßig in guten Praktiken der Mülltrennung und -entsorgung geschult werden, wobei er auch an die Gefahren erinnert werden sollte, die mit der unsachgemäßen Entsorgung bestimmter Abfälle verbunden sind. Deutliche **Aushänge** in der Nähe von Pflegebereichen und Behältern können an bewährte Verfahren erinnern und die Identifizierung der verschiedenen Abfallarten erleichtern.

Fehler bei der Sortierung können schwerwiegende Folgen haben: Ein infektiöser Abfall, der mit ungefährlichem Abfall entsorgt wird, kann andere Materialien kontaminieren und Reinigungskräfte gefährden, während ein falsch entsorgter scharfkantiger Abfall zu schweren Verletzungen führen kann.

Sichere Abfallentsorgung

Nach der Sortierung muss der Krankenhausabfall ordnungsgemäß **entsorgt** werden, wobei für jede Abfallart spezielle Verfahren gelten. Die Einhaltung dieser Protokolle ist entscheidend, um zu verhindern, dass gefährliche Abfälle bei der Behandlung oder dem Transport Menschen oder die Umwelt gefährden.

DASRI: Behandlung durch Verbrennung oder Desinfektion

SARI (einschließlich infektiöser und scharfer Abfälle) müssen in der Regel in speziellen Anlagen **verbrannt** werden, wo hohe Temperaturen die Krankheitserreger abtöten und das Risiko einer Ansteckung verringern. Einige Einrichtungen setzen vor der Verbrennung auch **Desinfektionsverfahren** ein, wie z. B. die Verwendung von Autoklaven, die den Abfall mit Dampfdruck sterilisieren.

Die Sammlung dieser Abfälle muss unter strengen Sicherheitsbedingungen erfolgen, und die Säcke oder Behälter müssen vor dem Transport zu zugelassenen Behandlungszentren versiegelt werden. Behälter für Nadeln und scharfe/spitze Instrumente sollten nie mehr als zu drei Vierteln gefüllt werden, um Unfälle zu vermeiden, und müssen vorsichtig transportiert werden.

Chemische Abfälle: Spezialisierte Entsorgung

Chemische und giftige Abfälle, wie z. B. abgelaufene Medikamente oder Desinfektionsmittel, müssen speziell entsorgt werden. Diese Abfälle werden oft von spezialisierten Unternehmen behandelt, die mithilfe geeigneter Verfahren gefährliche Stoffe abbauen, ohne die Umwelt oder die menschliche Gesundheit zu gefährden. Beispielsweise können Chemikalien in geeigneten Anlagen neutralisiert oder zerstört werden, bevor sie entsorgt werden.

Hausmüll: getrennte Entsorgung

Ungefährliche Abfälle durchlaufen nach ihrer Sortierung ähnliche Entsorgungswege wie gewöhnliche Haushaltsabfälle. Sie werden von den Reinigungsdiensten der Krankenhäuser eingesammelt und in herkömmlichen Behandlungszentren entsorgt, wobei je nach Art des Abfalls Recycling- oder Deponieverfahren zur Anwendung kommen. Es ist wichtig, dass diese Abfälle nicht mit Risikomüll vermischt werden, um die Sicherheit des Reinigungspersonals zu gewährleisten.

Überwachung und Prüfung der Abfallwirtschaft

Die Einhaltung der Protokolle zur Sortierung von Krankenhausabfällen darf sich nicht auf die Erstausbildung des Personals beschränken. **Regelmäßige Audits** sind unerlässlich, um die Effektivität der Mülltrennung zu bewerten und mögliche Schwachstellen im Prozess zu identifizieren. Diese Audits ermöglichen es, den Grad der Einhaltung zu messen und unangemessene Praktiken schnell zu korrigieren. Korrekturmaßnahmen können zusätzliche Schulungen oder Änderungen in der Organisation der Sortierbereiche umfassen.

Gesundheitseinrichtungen müssen außerdem **Aufzeichnungen über die Verfolgung** von Abfällen führen, um sicherzustellen, dass diese von der Quelle bis zur Entsorgung zurückverfolgt werden können. So kann sichergestellt werden, dass der Abfall gemäß den geltenden Vorschriften entsorgt wird, und es kann schnell gehandelt werden, wenn es zu einem Zwischenfall kommt.

Folgen der Nichteinhaltung von Protokollen

Die Nichteinhaltung der Protokolle für die Sortierung von Krankenhausabfällen kann **schwerwiegende Folgen** haben. Eine unsachgemäße Sortierung kann das Personal einem Infektions- oder Verletzungsrisiko aussetzen und zu Kreuzkontaminationen zwischen gefährlichem und nicht gefährlichem Abfall führen. Außerdem kann dies die nachgelagerte Abfallbehandlung erschweren, wodurch das Risiko der Umweltverschmutzung und der Exposition gegenüber toxischen Substanzen für die umliegenden Gemeinden steigt.

Darüber hinaus kann eine falsche Sortierung bei einer Kontrolle durch die Gesundheitsbehörden zu Sanktionen für die Gesundheitseinrichtung führen. Vorfälle, bei denen die

Vorschriften nicht eingehalten werden, können nicht nur den Ruf der Einrichtung schädigen, sondern auch die öffentliche Gesundheit gefährden.

Kapitel 10

Die psychologische und ethische Dimension der Pflege in der Gastroenterologie

1 Begleitung von Patienten mit chronischen Krankheiten

- Betreuung von Patienten mit chronischen Krankheiten (Morbus Crohn, chronische Hepatitis)

Die **Behandlung von Patienten mit chronischen Erkrankungen** wie **Morbus Crohn** oder **chronischer Hepatitis** stellt eine große Herausforderung für die Gastroenterologie dar. Diese Erkrankungen erfordern einen mehrdimensionalen Behandlungsansatz, der eine kontinuierliche Pflege, eine umfassende Patientenaufklärung und eine individuelle Betreuung beinhaltet. Patienten mit chronischen Erkrankungen müssen sich mit Langzeitbehandlungen, akuten Schüben und ständigen Anpassungen ihrer Lebensweise auseinandersetzen. Ziel der Betreuung ist es, die Symptome zu kontrollieren, Komplikationen zu verhindern und die Lebensqualität des Patienten zu verbessern.

Merkmale chronischer Krankheiten in der Gastroenterologie

Chronische Krankheiten wie **Morbus Crohn** und **chronische Hepatitis** beeinträchtigen das Leben der Betroffenen tiefgreifend. Diese Erkrankungen unterscheiden sich zwar in ihrer Art, haben aber einen progressiven Charakter und die Fähigkeit, Episoden von Rückfällen zu verursachen, die von Remissionsphasen unterbrochen werden, gemeinsam.

1. **Morbus Crohn**: Dies ist eine chronisch-entzündliche Darmerkrankung (CED), die jeden Teil des Verdauungstrakts betreffen kann, in der Regel jedoch den Dünndarm und den Dickdarm befällt. Sie verursacht **Entzündungen**, die zu Bauchschmerzen, Durchfall, starker Müdigkeit und manchmal zu schwerwiegenden Komplikationen wie Fisteln oder Stenosen führen. Die Krankheit verläuft in **Schüben** und Remissionen und erfordert häufige Anpassungen der Behandlung.

2. **Chronische Hepatitis**: Sie ist durch eine anhaltende Entzündung der Leber gekennzeichnet, die in der Regel

durch Virusinfektionen wie **Hepatitis B** oder **C**, aber auch durch andere Ursachen wie Alkoholkonsum oder bestimmte Autoimmunerkrankungen hervorgerufen wird. Wenn sie nicht richtig behandelt wird, kann sich die chronische Hepatitis zu einer **Leberzirrhose** oder zu **Leberkrebs** entwickeln. Patienten mit chronischer Hepatitis müssen regelmäßig überwacht werden, um diesen langfristigen Komplikationen vorzubeugen.

Die Ziele der Betreuung

Die Behandlung von Patienten mit chronischen Krankheiten verfolgt mehrere Ziele:

*   **Symptome lindern** und die Lebensqualität verbessern ;
*   Langfristigen **Komplikationen vorbeugen** ;
*   **Remissionsphasen verlängern** ;
*   **Den Patienten** erziehen, damit er zum Akteur seiner Gesundheit wird ;
*   **Anpassung der Behandlungen an** den Krankheitsverlauf und die Bedürfnisse des Patienten.

Diese Ziele erfordern einen multidisziplinären Ansatz, bei dem Gastroenterologen, Krankenschwestern, Ernährungswissenschaftler, Psychologen und andere Spezialisten je nach den individuellen Bedürfnissen des Patienten einbezogen werden.

Medizinische Behandlung und Therapieanpassung

Die Behandlung chronischer **Erkrankungen** in der Gastroenterologie beruht häufig auf dem Einsatz von Medikamenten, **die Entzündungen kontrollieren**, **Rückfällen vorbeugen** und **Komplikationen minimieren** sollen. Bei den beiden genannten Erkrankungen müssen die Behandlungen je nach Schwere der Symptome und dem Ansprechen des Patienten angepasst werden.

Crohn-Krankheit

Die Behandlung von Morbus Crohn zielt darauf ab, die Entzündung zu reduzieren und die Remission so lange wie möglich aufrechtzuerhalten. Die wichtigsten Medikamentenklassen, die verwendet werden, sind :

- **Entzündungshemmende Medikamente** (Aminosalicylate) und **Kortikoide** zur Behandlung von Entzündungsschüben.
- **Immunsuppressiva** und **Biotherapien** wie TNF-Inhibitoren (Infliximab, Adalimumab), die durch Modulation des Immunsystems Rückfällen vorbeugen sollen.
- **Antibiotika**, zur Behandlung von Infektionen oder Komplikationen wie Abszessen.

Die Nachsorge des Patienten beruht auf einer regelmäßigen Überwachung der Symptome, aber auch der Nebenwirkungen der Medikamente, insbesondere der Immunsuppressiva, die ein erhöhtes Infektionsrisiko mit sich bringen können. Bei Stenosen oder Fisteln kann ein chirurgischer Eingriff erforderlich sein.

Chronische Hepatitis

Die Behandlung der chronischen Hepatitis hängt von der zugrunde liegenden Ursache der Krankheit ab.

- Bei **viraler Hepatitis** (B oder C) sind antivirale Medikamente die Grundbehandlung. Direkte antivirale Medikamente für Hepatitis C haben die Behandlung revolutioniert und bieten hohe Heilungsraten. Bei Hepatitis B können antivirale Medikamente wie Nukleosidanaloga helfen, die Infektion zu kontrollieren, auch wenn sie die Krankheit nicht immer heilen können.
- Bei **alkoholbedingter Hepatitis** oder **Autoimmunhepatitis** kann der Verzicht auf Alkohol oder die Verwendung von Kortikosteroiden und

Immunsuppressiva die Krankheit stabilisieren und das Fortschreiten zur Zirrhose verhindern.

Die Behandlung der chronischen Hepatitis umfasst auch die Überwachung von **Leberkomplikationen** wie Zirrhose mit regelmäßigem Screening auf **Leberkrebs** (Ultraschall und Alpha-Fetoprotein-Bestimmungen) und die Behandlung von Komplikationen wie Aszites oder Leberversagen.

Regelmäßige Beobachtung und Überwachung

Eine regelmäßige medizinische Betreuung ist unerlässlich, um die Behandlung anzupassen und den Verlauf chronischer Krankheiten zu überwachen. Sie umfasst häufige Arztbesuche, biologische Analysen und manchmal auch bildgebende Verfahren.

1. **Symptomüberwachung und Therapieanpassung**: Je nachdem, wie die Behandlung anschlägt, kann der Arzt die Medikamentendosis anpassen, bei Resistenzen oder Nebenwirkungen die Behandlung wechseln oder über weitere Eingriffe entscheiden, bei Morbus Crohn z. B. über eine Operation.

2. **Biologische Überwachung**: Mithilfe von Bluttests werden Leberwerte (Leberenzyme, Viruslast bei Virushepatitis) und Entzündungsmarker (wie CRP bei Morbus Crohn) überwacht und Anzeichen von Komplikationen wie Anämie oder Leberversagen erkannt. Diese regelmäßigen Untersuchungen sind unerlässlich, um die Behandlung anzupassen und Komplikationen vorzubeugen.

3. **Bildgebung und Endoskopie**: Bei Morbus Crohn werden Endoskopien und bildgebende Untersuchungen (MRT, Ultraschall) eingesetzt, um den Zustand der Darmschleimhaut zu überwachen und die Bildung von Stenosen, Fisteln oder krebsartigen Läsionen zu erkennen. Bei chronischer Hepatitis wird mit regelmäßigen

Ultraschalluntersuchungen auf verdächtige Knoten geachtet, die auf Leberkrebs hindeuten können.

Therapeutische Bildung und die aktive Rolle des Patienten

Ein grundlegender Aspekt bei der Behandlung von Patienten mit chronischen Krankheiten ist die **therapeutische Ausbildung**. Es ist von entscheidender Bedeutung, dass der Patient seine Krankheit, die Ziele seiner Behandlung und die Bedeutung der langfristigen Nachsorge versteht. Dies ermöglicht es ihm, besser mit seinen Symptomen umzugehen, sich an die Behandlung zu halten und sich aktiv an der Behandlung zu beteiligen.

1. **Über die Behandlungen informieren** : Die Patienten müssen die Vorteile der Behandlungen, aber auch ihre potenziellen Nebenwirkungen verstehen. Dazu gehört auch eine klare Erklärung der Risiken und Vorteile von Immunsuppressiva oder antiviralen Medikamenten sowie der Maßnahmen, die zur Vermeidung von Komplikationen ergriffen werden müssen.

2. **Lebensstil anpassen**: Chronische Krankheiten bedeuten oft eine Änderung des Lebensstils. Patienten mit Morbus Crohn können von einer angepassten Ernährungsberatung profitieren, um reizende Nahrungsmittel zu vermeiden und Schüben vorzubeugen. Für Patienten mit chronischer Hepatitis sind der **Verzicht auf Alkohol** und eine ausgewogene Ernährung **von** größter Bedeutung, um die Leber zu schützen. Auch die Aufgabe des Rauchens und die Gewichtskontrolle werden empfohlen, um langfristige Komplikationen zu vermeiden.

3. **Erkennen von Warnzeichen**: Es ist wichtig, dass der Patient in der Lage ist, die Anzeichen einer Komplikation oder eines Schubes (starke Bauchschmerzen, Fieber,

Gelbsucht, extreme Müdigkeit) zu erkennen und im Zweifelsfall schnell zum Arzt zu gehen.

Psychologische Begleitung und soziale Unterstützung

Chronische Krankheiten haben tiefgreifende Auswirkungen auf das tägliche Leben der Patienten, sowohl in physischer als auch in psychologischer Hinsicht. Psychologische Betreuung ist von entscheidender Bedeutung, um dem Patienten zu helfen, die emotionalen und sozialen Herausforderungen zu bewältigen, die der Umgang mit einer chronischen Krankheit mit sich bringt.

1. **Umgang mit Stress und Angst**: Die Schübe von Morbus Crohn beispielsweise können unvorhersehbar sein, und die Ungewissheit über den Krankheitsverlauf kann Stress und Angstgefühle erzeugen. Psychologische Unterstützung kann dem Patienten helfen, Strategien zu entwickeln, um mit diesen Emotionen besser umzugehen.

2. **Soziale Unterstützung**: Patientenorganisationen, Selbsthilfegruppen oder Online-Austauschplattformen können eine **wertvolle Hilfe** sein, um Erfahrungen auszutauschen, Ratschläge zu erhalten und die Isolation zu durchbrechen, die Patienten mit chronischen Krankheiten oft empfinden.

- Unterstützung der Patienten bei der Akzeptanz ihrer Krankheit und der Langzeitbehandlung

Die **Unterstützung der Patienten bei der Akzeptanz ihrer Krankheit und der Langzeitbehandlung** ist ein grundlegender Aspekt der gastroenterologischen Betreuung, insbesondere bei Patienten mit chronischen Erkrankungen wie Morbus Crohn, chronischer Hepatitis oder anderen Erkrankungen des Verdauungstrakts. Die Akzeptanz der Krankheit und die Bewältigung der langfristigen Behandlung sind keine unmittelbaren Prozesse; sie erfordern Zeit, Geduld und kontinuierliche Unterstützung durch das Pflegepersonal. Eine chronische Krankheit zu akzeptieren bedeutet, die damit verbundenen Einschränkungen zu verstehen, sich mit der Ungewissheit über den Verlauf der Krankheit auseinanderzusetzen und sich an die oftmals schweren und belastenden Behandlungen anzupassen. Die Rolle des Pflegepersonals besteht also darin, die Patienten auf diesem Weg zu begleiten, um ihnen zu helfen, besser mit ihrem Zustand zu leben.

Herausforderungen bei der Akzeptanz chronischer Krankheiten

Wenn bei einem Patienten eine chronische Krankheit diagnostiziert wird, ist es oft schwer, diese Nachricht zu akzeptieren. Im Gegensatz zu einer akuten Krankheit, die sich in relativ kurzer Zeit lösen lässt, erfordert eine chronische Krankheit eine lebenslange Betreuung mit Remissionsphasen und manchmal unvorhersehbaren Schüben. Dies kann bei den Patienten **Gefühle von Frustration, Wut, Ungerechtigkeit** und sogar **Depressionen** hervorrufen.

Die Patienten müssen auch mit **Veränderungen in ihrem Lebensstil** zurechtkommen, sei es in Bezug auf die Ernährung, die körperliche Aktivität oder die sozialen Interaktionen. Einigen Patienten fällt es vielleicht schwer, die durch die Krankheit auferlegten Einschränkungen (wie strenge Diäten oder berufliche Anpassungen) zu integrieren, während andere Schwierigkeiten haben, die oftmals schweren und belastenden medizinischen Behandlungen einzuhalten.

Die Akzeptanz einer chronischen Krankheit durchläuft mehrere Phasen:

- **Verleugnung**: Zu Beginn weigern sich viele Patienten, die Krankheit zu akzeptieren, oder spielen ihre Auswirkungen herunter, in der Hoffnung, dass sie schnell wieder verschwinden wird.

- **Wut und Frustration**: Die Erkenntnis, dass die Krankheit dauerhaft ist und ihr tägliches Leben beeinträchtigen wird, kann zu intensiven emotionalen Reaktionen führen.
- **Verhandeln**: Manche Patienten versuchen, Alternativen oder Lösungen zu finden, um die Einschränkungen ihrer Behandlung zu vermeiden.
- **Depression**: Die Aussicht, mit einer Langzeitbehandlung leben zu müssen, manchmal ohne Aussicht auf Heilung, kann zu Gefühlen der Entmutigung führen.
- **Akzeptanz**: Mit der Zeit und der richtigen Unterstützung integriert der Patient die Krankheit schließlich in sein Leben, indem er seinen Lebensstil anpasst und Wege findet, mit der Krankheit bestmöglich umzugehen.

Die Rolle der Pflegenden bei der emotionalen Begleitung

Eine der wichtigsten Aufgaben des Pflegepersonals besteht darin, **die Patienten bei diesem Prozess der Akzeptanz zu unterstützen**, indem es ihnen hilft, ihre Krankheit zu verstehen, sie ermutigt, ihre Ängste und Frustrationen zu äußern, und ihnen Werkzeuge an die Hand gibt, um mit der neuen Realität umzugehen. Das Zuhören, das Einfühlungsvermögen und die Präsenz des Pflegepersonals spielen eine entscheidende Rolle, wenn es darum geht, den Patienten zu helfen, den ersten Schock der Diagnose zu überwinden und sich allmählich an die Langzeitbehandlung anzupassen.

Therapeutische Bildung

Die **therapeutische Ausbildung** ist ein zentraler Pfeiler, um den Patienten zu helfen, ihre Krankheit zu akzeptieren und sich aktiv an ihrer Behandlung zu beteiligen. Diese Erziehung muss individuell auf den Patienten zugeschnitten sein und den Grad des Verständnisses des Patienten, seine Sorgen und seine Fähigkeit, sich an die neuen Anforderungen der Krankheit anzupassen, berücksichtigen.

1. **Die Krankheit und ihren Verlauf klar erklären**: Ein gut informierter Patient ist eher in der Lage, seine Krankheit zu akzeptieren. Das Pflegepersonal sollte die Art der Krankheit, ihren möglichen Verlauf und die Bedeutung der Behandlungen verständlich erklären. Bei Morbus Crohn beispielsweise kann eine Erklärung der Entzündungsschübe, der Auslöser und der Behandlungsziele dem Patienten helfen, sich auf die Unwägbarkeiten der Krankheit vorzubereiten.

2. **Die Behandlungen entschlüsseln** : Die Patienten müssen verstehen, warum sie sich bestimmten Behandlungen unterziehen, welche Schritte sie durchlaufen und welche Vorteile sie sich davon versprechen. Bei Langzeitbehandlungen wie Immunsuppressiva oder antiviralen Medikamenten bei chronischer Hepatitis ist es entscheidend, die Bedeutung der **Therapietreue** zu betonen. Nebenwirkungen sollten transparent angesprochen werden, ebenso wie die Möglichkeiten, mit ihnen umzugehen.

Zuhören und psychologische Unterstützung

Psychologische Unterstützung ist unerlässlich, um den Patienten zu helfen, die emotional schwierigen Phasen zu überwinden, die mit der Akzeptanz ihrer Krankheit verbunden sind. Die Betreuung kann durch einen **Psychologen** oder **Psychiater** oder durch Gesundheitsfachkräfte erfolgen, die im Umgang mit Emotionen geschult sind. Diese Betreuer können den Patienten helfen, ihre Ängste zu erkennen, Frustrationen zu verbalisieren und Strategien zur Bewältigung von Angstzuständen oder Depressionen zu entwickeln.

Außerdem kann es für Patienten **von** Vorteil sein, wenn **es** **Selbsthilfegruppen** oder Vereinsnetzwerke gibt. Der

Erfahrungsaustausch mit anderen Menschen, die sich in ähnlichen Situationen befinden, kann die oftmals empfundene Isolation angesichts der Krankheit durchbrechen und praktische Ratschläge zur besseren Bewältigung des Alltags erhalten.

Selbstständigkeit fördern

Sobald die Akzeptanzphase begonnen hat, ist es wichtig, **den Patienten zu ermutigen, seine Gesundheit selbst in die Hand zu nehmen**. Dies geschieht durch das Erlernen von Techniken zum Umgang mit der Krankheit)wie das Erkennen von Anzeichen für einen Schub oder die Anpassung der Ernährung), aber auch durch eine gewisse Autonomie bei der Verwaltung der Behandlungen.

Die Patienten müssen mit Hilfe ihres Arztes in die Entscheidungen über ihre Behandlung einbezogen werden, damit sie sich verantwortlich fühlen. Ihnen die Möglichkeit zu geben, sich aktiv am Management ihrer Krankheit zu beteiligen, indem sie z. B. ihre Symptome aufschreiben oder die Entwicklung bestimmter Biomarker verfolgen, hilft ihnen, ihren Zustand besser zu verstehen und Komplikationen vorauszusehen.

Den Patienten helfen, die Krankheit in ihren Alltag zu integrieren

Patienten mit chronischen Krankheiten müssen lernen, mit der Krankheit zu leben, ohne sie zum Mittelpunkt ihres Lebens zu machen. Dies bedeutet, den Patienten dabei zu helfen, **ihren Alltag anzupassen**, ohne das Gefühl zu haben, dass ihr Leben vollständig von der Krankheit kontrolliert wird.

Lebensgewohnheiten anpassen

Einige chronische Krankheiten wie Morbus Crohn oder chronische Hepatitis erfordern Anpassungen bei der Ernährung, dem Lebensstil oder der Stressbewältigung. Das Pflegepersonal kann mit Hilfe von **Diätassistenten** und **Ernährungswissenschaftlern** die Patienten dabei begleiten, ihre Gewohnheiten schrittweise zu ändern, wobei sie ihre Vorlieben respektieren und zu abrupte oder restriktive Veränderungen vermeiden sollten.

Bei Morbus Crohn können während der Schübe Ernährungsanpassungen erforderlich sein (z. B. rückstandsfreie Diät), aber in der Remissionsphase sollte eine abwechslungsreiche und ausgewogene Ernährung gefördert werden, um eine gute Lebensqualität aufrechtzuerhalten. Bei chronischer Hepatitis ist es entscheidend, Alkohol zu meiden und geeignete Ernährungsratschläge zu befolgen, um die Leber zu schützen.

Ein soziales und berufliches Leben aufrechterhalten

Die Akzeptanz der Krankheit sollte die Patienten nicht davon abhalten, ein **aktives Sozialleben** zu führen und ihre berufliche Tätigkeit nach Möglichkeit aufrechtzuerhalten. Das Pflegepersonal kann zu Anpassungen am Arbeitsplatz raten (wie flexible Arbeitszeiten oder Arbeitsplatzanpassungen), damit der Patient produktiv bleiben kann, während er mit seiner Krankheit umgeht. Die Ermutigung der Patienten, weiterhin an sozialen Aktivitäten teilzunehmen und Beziehungen zu ihren Mitmenschen aufrechtzuerhalten, ist für ihr psychologisches Wohlbefinden von entscheidender Bedeutung.

Entmutigungsphasen überwinden

Patienten mit chronischen Krankheiten erleben häufig Phasen der **Entmutigung**, insbesondere wenn sich die Krankheit verschlimmert oder ein Schub auftritt. Es ist wichtig, dass das Pflegepersonal in diesen schwierigen Zeiten eine wohlwollende und ermutigende Haltung einnimmt und daran erinnert, dass Remissionsphasen möglich sind und dass die Behandlungen angepasst werden können, um die Lebensqualität zu verbessern.

Behandlungen anpassen

Es ist entscheidend, die Behandlung **regelmäßig neu zu bewerten** und sie gegebenenfalls anzupassen, um den Bedürfnissen des Patienten besser gerecht zu werden. Dies kann einen Wechsel der Behandlung, eine Anpassung der Dosis oder auch die Einführung zusätzlicher Therapien zur Linderung bestimmter Symptome (wie Schmerzen oder Müdigkeit) beinhalten.

Das Pflegepersonal sollte den Patienten auch zuhören, wenn es darum geht, wie schwer es ihnen fällt, sich an die Behandlung zu halten. Wenn die Nebenwirkungen schlecht vertragen werden oder die Behandlung zu sehr in die Lebensqualität des Patienten eingreift, können alternative Optionen besprochen werden.

2 Die Ethik der Pflege in der Gastroenterologie: zwischen Wohlwollen und Achtung der Autonomie

*   Respekt vor den Entscheidungen des Patienten im Rahmen von Palliativmedizin und invasiven Behandlungen

Die **Achtung der Entscheidungen des Patienten** in der Palliativmedizin und bei invasiven Behandlungen ist ein Grundprinzip der Medizin, insbesondere wenn es um die Behandlung chronischer oder unheilbarer Krankheiten geht. In der Palliativmedizin steht der Patient oft vor schwierigen Entscheidungen über Maßnahmen, die das Leben verlängern oder Symptome lindern könnten, die aber manchmal auch schwere oder invasive Behandlungen mit sich bringen. Diese Situationen erfordern eine tiefgreifende Berücksichtigung seiner Werte, Wünsche und seiner Lebensqualität. Die Achtung der Autonomie und der Vorlieben des Patienten ist ein ethischer Grundpfeiler der modernen Medizin, und es ist von entscheidender Bedeutung, dass das Pflegepersonal den Patienten bei seinen Entscheidungen

361

wohlwollend und ohne Druck begleitet und gleichzeitig eine klare und umfassende Information gewährleistet.

Die Beziehung zwischen Pfleger und Patient: ein respektvoller Dialog

In der Palliativmedizin besteht die Rolle des Pflegepersonals nicht nur darin, Schmerzen zu lindern und die Lebensqualität zu verbessern, sondern auch darin, den Wünschen des Patienten bezüglich seiner Betreuung **aktiv zuzuhören**. Der Dialog zwischen Pfleger und Patient ist das Herzstück dieses Prozesses, da er dazu beiträgt, die Prioritäten des Patienten zu verstehen und sie in die medizinischen Entscheidungen einfließen zu lassen.

Die **Achtung der Wahlmöglichkeiten des Patienten** beruht auf einer offenen und transparenten Kommunikation. Es ist entscheidend, dass der Patient klar und deutlich über seinen Gesundheitszustand, die verfügbaren Behandlungsmöglichkeiten, den erwarteten Nutzen und die potenziellen Risiken informiert wird. Dazu gehört auch, die Konsequenzen jeder Entscheidung zu erläutern, sei es die Fortführung einer invasiven Behandlung, die Ablehnung eines Eingriffs oder die Bevorzugung der Palliativmedizin ohne therapeutische Eskalation.

Informieren, aber nicht aufzwingen

Ein wesentlicher Aspekt der Achtung der Wahlmöglichkeiten des Patienten besteht darin, sicherzustellen, dass der Patient alle **Informationen** erhält, die er **benötigt**, um eine fundierte Entscheidung zu treffen, und gleichzeitig zu vermeiden, dass ihm eine medizinische Wahl aufgezwungen wird. Das Pflegepersonal sollte darauf achten, dass die Entscheidung des Patienten nicht aufgrund von familiärem Druck oder medizinischen Erwägungen auf eine Behandlung gelenkt wird, ohne die Wünsche des Patienten zu berücksichtigen. In der Palliativmedizin wünschen sich manche Patienten möglicherweise invasive Behandlungen wie eine Chemotherapie oder eine palliative Operation, während andere einen Ansatz bevorzugen, der ausschließlich auf Komfort ausgerichtet ist, auch wenn dies eine kürzere Lebenserwartung bedeutet.

Pflegende sollten daher :

- **Optionen neutral darstellen**: Erklären Sie die Vor- und Nachteile jedes Ansatzes, ohne einen bestimmten medizinischen Standpunkt aufzudrängen.
- **Den Rhythmus des Patienten respektieren** : Lassen Sie dem Patienten die nötige Zeit, um über seine Entscheidungen nachzudenken, ohne ihn zu überstürzen. Manche Patienten benötigen möglicherweise mehrere Gespräche, um ihre Wünsche zu formulieren oder ihre Entscheidung anzupassen.

Die Autonomie des Patienten im Mittelpunkt der Entscheidung

Autonomie ist eines der grundlegenden ethischen Prinzipien der Medizin. Es besagt, dass der Patient das Recht hat, Entscheidungen über seine eigene Gesundheit zu treffen, wobei seine persönlichen Werte, Überzeugungen und seine Wahrnehmung der Lebensqualität berücksichtigt werden. Dieses Prinzip ist besonders wichtig in Situationen der Palliativmedizin, in denen das Überleben um jeden Preis nicht immer das oberste Ziel ist, sondern das Wohlbefinden und die Würde des Patienten zentral werden.

Ablehnung der Behandlung

Die **Ablehnung einer Behandlung** ist ein Grundrecht des Patienten, auch wenn es für das Pflegepersonal oder die Familie schwer zu akzeptieren sein kann. Manche Patienten, die sich im Endstadium befinden oder an einer fortgeschrittenen chronischen Krankheit leiden, entscheiden sich möglicherweise gegen eine invasive oder aggressive Behandlung und ziehen es vor, der Krankheit ihren natürlichen Lauf zu lassen. Diese Entscheidung sollte **respektiert** werden, solange sie aufgeklärt ist und nach bestem Wissen und Gewissen getroffen wird.

In diesen Situationen ist es entscheidend, dass die Pflegenden :

- **Respektieren die Entscheidung des Patienten**: Auch wenn die Ablehnung einer Behandlung dem medizinischen Ziel der Lebensverlängerung zu widersprechen scheint, muss die Entscheidung des Patienten, seine Lebensqualität in den Vordergrund zu stellen und invasive Eingriffe abzulehnen, respektiert werden.
- **Begleiten den Patienten bei dieser** Entscheidung: Sobald der Patient seine Entscheidung getroffen hat, ist es die Aufgabe des Pflegepersonals, Maßnahmen umzusetzen, die das Wohlbefinden des Patienten gewährleisten, indem sie sich an einer palliativen Betreuung orientieren, die seinen Wünschen entspricht.

Zustimmung zu invasiven Behandlungen

Umgekehrt möchten manche Patienten vielleicht **invasive** Behandlungen versuchen, in der Hoffnung, ihr Leben zu verlängern oder ihre Symptome zu verbessern, auch wenn die Erfolgsaussichten gering oder die Risiken hoch sind. Auch hier ist es entscheidend, dass die Entscheidungen des Patienten respektiert werden. Der Patient muss die Grenzen der Behandlung, ihre Risiken und die möglichen Auswirkungen auf seine Lebensqualität verstehen. Sobald er darüber informiert ist, muss seine Entscheidung, diese Behandlungen zu akzeptieren oder nicht, mit der gleichen Strenge und Rücksichtnahme berücksichtigt werden.

Die Rolle von Angehörigen und Betreuern bei der Begleitung von Entscheidungen

In der Palliativmedizin spielen die Angehörigen oft eine wichtige Rolle bei der Entscheidungsfindung, insbesondere wenn der Patient zu schwach wird, um sich selbst zu äußern. Es ist jedoch von entscheidender Bedeutung, dass der Wille des Patienten im Mittelpunkt der Entscheidungen bleibt und dass die Angehörigen **angeleitet** und **begleitet** werden, um die Entscheidungen des Patienten zu verstehen und zu respektieren.

Die Familie betreuen

Angehörige können manchmal versucht sein, auf aggressiveren Behandlungen zu bestehen oder umgekehrt bestimmte Maßnahmen zu unterlassen, wobei sie ihre Entscheidungen auf ihre eigenen Gefühle oder Überzeugungen stützen. Pflegende sollten :

- **Erleichterung eines ruhigen Dialogs** zwischen dem Patienten und seinen Angehörigen, damit jeder die tatsächlichen Wünsche des Patienten versteht.
- **Sicherstellen, dass der Wille des Patienten Vorrang** hat, auch wenn es für die Angehörigen schwierig zu akzeptieren sein kann.
- **Emotionale Unterstützung** der Familien, die sich angesichts des Leidens des Patienten möglicherweise hilflos oder ohnmächtig fühlen. Ihnen versichern, dass das Respektieren der Entscheidungen des Patienten die beste Art ist, ihm Respekt zu zollen und seine Würde zu wahren.

Patientenverfügungen antizipieren und respektieren

Die Verwendung von Patientenverfügungen ist ein wichtiger Schritt, der es Patienten ermöglicht, ihre Wünsche bezüglich ihres Lebensendes oder der Behandlungen, die sie akzeptieren oder ablehnen, klar zum Ausdruck zu bringen. Diese Dokumente, die im Vorfeld verfasst werden, wenn der Patient noch im Vollbesitz seiner geistigen Kräfte ist, helfen, ethische Dilemmas bei einer Verschlechterung des Gesundheitszustands zu vermeiden.

Pflegende sollten :

- **Ermutigen Sie den Patienten**, so bald wie möglich eine Patientenverfügung zu verfassen.
- **Halten Sie sich strikt an diese Richtlinien**, wenn der Patient nicht mehr in der Lage ist, seinen Willen zu äußern. Dadurch wird sichergestellt, dass die Entscheidungen des Patienten auch dann respektiert werden, wenn er keine aktive Entscheidung trifft.

Ein würdiges und beruhigtes Lebensende fördern

In der Palliativmedizin beschränkt sich der Respekt vor den Entscheidungen des Patienten nicht auf die Frage der invasiven Behandlung. Sie umfasst auch die mit dem **Lebensende** verbundenen Präferenzen wie den Sterbeort (zu Hause oder in einer Einrichtung), die Art der erhaltenen Pflege oder die Art der Symptombehandlung (z. B. Schmerzbehandlung durch Opioidtherapie).

Umgang mit Schmerzen und Symptomen

Die **Schmerzbehandlung** ist ein zentraler Aspekt der Palliativmedizin, und jeder Patient kann Präferenzen hinsichtlich des gewünschten Sedierungsgrads haben. Einige mögen eine leichte Sedierung wählen, um so lange wie möglich bei Bewusstsein und klaren Gedanken zu bleiben, während andere eine aggressivere Schmerzbehandlung bevorzugen, selbst wenn sie dafür eine tiefe Sedierung in Kauf nehmen müssen. Auch hier ist es entscheidend, dass das Pflegepersonal :

- **besprechen** mit dem Patienten **Optionen zur Symptombehandlung**.
- **Respektieren die Wünsche des Patienten** in Bezug auf Bequemlichkeit und Klarheit.

Achtung der Würde

Die Entscheidungen des Patienten am Lebensende zu respektieren, bedeutet auch, seine **Würde zu** gewährleisten. Das bedeutet, dass man ihm eine Pflege anbietet, die seinem Wohlbefinden entspricht (Hygiene, Ernährung, psychologische Unterstützung), und dafür sorgt, dass der Patient bis zuletzt mit Respekt behandelt wird. Das Pflegepersonal muss auch die spirituellen oder kulturellen Werte des Patienten respektieren, indem es seine religiösen oder philosophischen Vorlieben in die Pflege einbezieht.

- Das Dilemma der künstlichen Ernährung: ethische Aspekte und die Rolle der Pflegekraft

Das **Dilemma der künstlichen Ernährung** ist ein häufiges Thema in der Palliativmedizin und Gastroenterologie, insbesondere wenn sich Patienten in Situationen befinden, in denen sie nicht mehr in der Lage sind, sich selbst zu ernähren. Diese Art der Ernährung, sei es **enteral** (über eine Magensonde) oder **parenteral** (über eine intravenöse Infusion), ermöglicht die Aufrechterhaltung einer lebensnotwendigen Nährstoffzufuhr für Patienten, die nicht in der Lage sind, oral zu essen. Die Entscheidung, eine künstliche Ernährung einzuführen oder fortzusetzen, wirft jedoch komplexe **ethische Fragen** auf, insbesondere wenn sich die Lebensqualität des Patienten verschlechtert oder wenn er sich im Endstadium befindet. In diesem Zusammenhang spielt die **Pflegekraft** eine zentrale **Rolle**, sowohl bei der Bereitstellung der technischen Pflege im Zusammenhang mit der künstlichen Ernährung als auch bei der Begleitung der Patienten und ihrer Familien durch diese schwierige Prüfung.

Ethische Herausforderungen der künstlichen Ernährung

Die künstliche Ernährung ist zwar eine technische Lösung, um die Ernährung von Patienten sicherzustellen, die nicht in der Lage sind, sich selbst zu ernähren, wirft aber vor allem am Lebensende oder bei schweren chronischen Krankheiten tiefgreifende **ethische Dilemmata** auf. Diese ethischen Fragen drehen sich um die **Sinnhaftigkeit der Behandlung**, die **Achtung des Patientenwillens** und die **Lebensqualität**. Die wichtigsten ethischen Fragen sind folgende:

Das Leben verlängern oder das Leiden verlängern?

Eines der größten Dilemmas ist die Frage, ob die künstliche Ernährung dazu beiträgt, **das Leben** zu **verlängern** oder **das Leiden zu verlängern**. In einigen Fällen, z. B. bei Patienten im Endstadium einer unheilbaren Krankheit, kann die künstliche Nährstoffzufuhr das Überleben verlängern, ohne jedoch die Lebensqualität zu verbessern. Bei schwerkranken oder todkranken Patienten kann die künstliche Ernährung manchmal als **therapeutische Eskalation** empfunden werden, die eine Leidenssituation nur verlängert, anstatt ein friedliches Lebensende zu ermöglichen. In einigen Fällen der Rehabilitation oder Erholung von einer akuten Erkrankung kann die künstliche Ernährung hingegen vorübergehend von Vorteil sein und eine bessere Erholung ermöglichen.

Die Autonomie des Patienten respektieren

Die **Achtung der Autonomie** des Patienten ist ein Grundprinzip der medizinischen Ethik. Der Patient hat das Recht zu entscheiden, ob er eine künstliche Ernährung erhalten möchte oder nicht. Wenn der Patient noch in der Lage ist, sich zu äußern, müssen seine Wünsche berücksichtigt werden, unabhängig davon, ob er die künstliche Ernährung akzeptiert oder ablehnt. Wenn der Patient nicht mehr in der Lage ist, sich zu äußern, sollte die

Patientenverfügung oder die Entscheidung der Familie die Behandlung leiten.

Die Wahrung der Autonomie kann besonders schwierig sein, wenn die Wünsche des Patienten nicht eindeutig geäußert werden. In diesem Fall beruht die Entscheidung über die Einführung oder Beendigung der künstlichen Ernährung auf einer **Nutzen-Risiko-Abwägung**, wobei der mutmaßliche Wille des Patienten und seine Wertvorstellungen zu berücksichtigen sind. Die Frage, ob die künstliche Ernährung eine unverzichtbare **Grundversorgung** oder eine optionale **medizinische Behandlung** ist, ist eine anhaltende Debatte in der medizinischen Fachwelt, und die Antworten variieren je nach klinischer Situation und ethischen Überzeugungen.

Lebensqualität versus Lebensquantität

Bei Entscheidungen über künstliche Ernährung ist das Konzept der **Lebensqualität** von entscheidender Bedeutung. Die künstliche Aufrechterhaltung der Nährstoffzufuhr kann das Leben verlängern, aber sie kann auch zu einer **Verringerung der Lebensqualität** führen, insbesondere durch die Entstehung von Abhängigkeiten von Maschinen, Infektionsrisiken oder Unannehmlichkeiten durch medizinische Geräte wie Sonden oder Infusionen. In der Palliativmedizin geht es häufig darum, Komfort und Würde zu fördern, anstatt das Leben um jeden Preis zu verlängern. Daher ist es entscheidend zu beurteilen, ob die künstliche Ernährung den Zustand des Patienten tatsächlich verbessert oder ob sie nur eine bereits verschlechterte Situation verlängert.

Die Rolle der Pflegekraft beim Einsetzen und Verwalten der künstlichen Ernährung

Die Pflegekraft spielt eine **wesentliche Rolle** im täglichen Umgang mit der künstlichen Ernährung, sowohl in technischer Hinsicht als auch in Bezug auf die zwischenmenschlichen

Beziehungen. Er ist oft der **erste Ansprechpartner** für den Patienten und seine Familie, überwacht die Geräte und leistet wertvolle Unterstützung für den Komfort und das Wohlbefinden des Patienten.

Technische Verwaltung der künstlichen Ernährung

Auf technischer Ebene ist die Pflegekraft für mehrere Aspekte des Umgangs mit künstlicher Ernährung, sei es enterale oder parenterale Ernährung, verantwortlich.

1. **Überwachung von Sonden und Geräten** : Bei der **enteralen Ernährung** ist es Aufgabe der Pflegekraft, auf die richtige Positionierung der nasogastrischen Sonde oder des Gastrostomas zu achten und sicherzustellen, dass sie sich nicht verschiebt und dass es keine Komplikationen wie Reizungen oder Infektionen an der Einstichstelle gibt. Er sollte auch alle Beschwerden oder Schmerzen melden, die der Patient im Zusammenhang mit der Sonde äußert. Bei der **parenteralen Ernährung** überwacht er die Infusionen und Ernährungspumpen und stellt sicher, dass die Nährlösungen in dem vorgeschriebenen Rhythmus verabreicht werden.

2. **Vorbeugung von Infektionen** : Die künstliche Ernährung birgt ein hohes Infektionsrisiko, insbesondere bei invasiven Vorrichtungen wie Kathetern für die parenterale Ernährung oder Gastrostomien. Die Pflegekraft muss auf **sterile Handhabung** achten, die Einstichstellen sorgfältig behandeln und auf Anzeichen einer Infektion achten, wie z. B. Rötung, Ausfluss oder Fieber.

3. **Überwachung des Allgemeinzustands des Patienten** : Der Pflegehelfer muss die **Reaktionen des Patienten** auf die künstliche Ernährung überwachen, insbesondere auf Anzeichen von Verdauungsbeschwerden (Übelkeit,

Erbrechen, Durchfall), eine unterschiedliche Toleranz der Zufuhr oder Anzeichen von Unterernährung (kontinuierlicher Gewichtsverlust trotz Ernährung). Indem er diese Anomalien dem medizinischen Team schnell meldet, trägt er dazu bei, den Pflegeplan anzupassen.

Moralische und relationale Unterstützung

Der zwischenmenschliche und psychologische Aspekt der Arbeit eines Pflegehelfers ist ebenso wichtig wie die technische Verwaltung. Der Krankenpflegehelfer ist häufig der **tägliche Bezugspunkt** für Patienten und Familien. In dieser Rolle muss er viel **Einfühlungsvermögen** zeigen und **aktiv zuhören**, insbesondere wenn die Entscheidungen rund um die künstliche Ernährung weitreichende Konsequenzen haben und schwer zu akzeptieren sind.

1. **Den Patienten begleiten** : Der Pflegehelfer ist oft derjenige, der dem Patienten im Alltag am nächsten steht. Wenn es darum geht, die künstliche Ernährung zu erklären, den Patienten über das Verfahren zu beruhigen oder sich einfach seine Ängste und Frustrationen anzuhören, übernimmt der Pflegehelfer eine **Vermittlerrolle** zwischen dem Patienten und dem Rest des medizinischen Teams. Er kann auch eine beruhigende Präsenz für Patienten sein, die sich angesichts der zunehmenden Abhängigkeit, die die künstliche Ernährung mit sich bringen kann, isoliert fühlen oder ängstlich sind.

2. Angehörige **begleiten**: Angehörige können besonders besorgt sein, wenn es um die Einführung oder Fortsetzung einer künstlichen Ernährung geht. Die Pflegekraft kann eine wertvolle Unterstützung sein, um ihnen zu helfen, die Therapieentscheidungen zu verstehen, die Funktionsweise der Geräte zu erklären und ihre Fragen darüber zu beantworten, wie sich die künstliche Ernährung auf den

Komfort des Patienten auswirkt. Die Rolle der Pflegekraft ist hier von entscheidender Bedeutung, um **Vertrauen aufzubauen** und klare und wohlwollende Informationen zu vermitteln.

Respektieren der Entscheidungen des Patienten

In Situationen, in denen der Patient in der Lage ist, seinen Willen zu äußern, spielt der Pfleger eine wichtige Rolle dabei, **die Entscheidungen des** Patienten zu **respektieren**. Er muss sicherstellen, dass die Wünsche des Patienten in Bezug auf die künstliche Ernährung respektiert werden und seine Würde gewahrt bleibt. Wenn der Patient die künstliche Ernährung ablehnt oder den Wunsch äußert, sie zu beenden, muss die Pflegekraft diese Entscheidung respektieren und gleichzeitig dafür sorgen, dass der Patient den bestmöglichen Komfort erhält.

In Fällen, in denen der Patient nicht mehr in der Lage ist, sich selbst zu äußern, besteht **die** Aufgabe der Pflegekraft darin, **die Kommunikation zwischen** dem Pflegeteam und der Familie zu **erleichtern** und sicherzustellen, dass die Entscheidungen des Patienten, die in einer Patientenverfügung oder durch den Willen der Angehörigen zum Ausdruck gebracht wurden, respektiert werden.

- Vertraulichkeit und Schutz der Privatsphäre von Patienten

Die **Vertraulichkeit und der Schutz der Privatsphäre von Patienten** sind grundlegende Prinzipien der medizinischen Ethik und des Gesundheitswesens. Sie stellen sicher, dass persönliche und medizinische Informationen über einen Patienten streng vertraulich behandelt und nur mit den direkt an der Behandlung des Patienten beteiligten Gesundheitsfachkräften geteilt werden, und auch nur in dem Maße, wie es für eine angemessene Versorgung erforderlich ist. Diese Grundsätze sind für den Aufbau und die Aufrechterhaltung einer **vertrauensvollen Beziehung** zwischen Patient und Pflegepersonal von entscheidender Bedeutung, da sie dem Patienten versichern, dass seine Privatsphäre geschützt wird und sensible Informationen nicht ohne seine Zustimmung weitergegeben werden.

In einem medizinischen Umfeld, in dem Patienten häufig intime, manchmal komplexe und potenziell schwer anzusprechende Informationen mitteilen müssen, ist die Wahrung der Vertraulichkeit nicht nur eine gesetzliche Verpflichtung, sondern auch ein moralisches Gebot. Dies gilt sowohl für medizinische als auch für persönliche Aspekte des Lebens des Patienten, sei es sein Gesundheitszustand, seine Behandlungen, seine Familiengeschichte oder sein Sozialleben.

Der rechtliche Rahmen der Vertraulichkeit

Der Schutz der Privatsphäre von Patienten ist durch **nationale und internationale Vorschriften** geregelt. In Frankreich verpflichten das **Gesetz über Patientenrechte** und der **Code de la santé publique** die Angehörigen der Gesundheitsberufe zur **absoluten ärztlichen Schweigepflicht**. Dieser gesetzliche Rahmen steht in einer langen Tradition, die den **Schutz der Privatsphäre** in den Mittelpunkt der medizinischen Ethik stellt. Darüber hinaus bildet die EU-weit geltende **Datenschutz-Grundverordnung (DSGVO)** einen strengen Rahmen für die Verwendung personenbezogener Daten, auch im Gesundheitssektor.

Nach diesen Gesetzen dürfen nur Personen, die direkt an der Pflege des Patienten beteiligt sind, Zugang zu seinen medizinischen Daten haben, und zwar ausschließlich im Rahmen der Pflege. Jede andere Weitergabe ohne die ausdrückliche Zustimmung des Patienten ist verboten, außer in gesetzlich festgelegten Ausnahmefällen (ernsthafte Bedrohungen der öffentlichen Gesundheit, lebensbedrohliche Notsituationen usw.).

Wahrung der Vertraulichkeit in der täglichen Praxis

Die Wahrung der Privatsphäre des Patienten beinhaltet eine Reihe von **alltäglichen Praktiken**, die von allen medizinischen und paramedizinischen Fachkräften, einschließlich Pflegekräften, Krankenschwestern und Ärzten, umgesetzt werden. Jeder Angehörige des Gesundheitswesens muss unabhängig von seiner Rolle dafür sorgen, dass die Privatsphäre des Patienten in allen Aspekten der Pflege gewahrt wird.

Beschränkter Zugang zu medizinischen Informationen

Nur Personen, die an der direkten Pflege des Patienten beteiligt sind, dürfen Zugang zu seinen **Krankenakten** oder anderen vertraulichen Informationen haben. Das Pflegepersonal sollte es vermeiden, den Fall eines Patienten in Gegenwart von Kollegen oder Dritten zu besprechen, die nicht direkt an der Pflege beteiligt sind. Außerdem sollten Computersysteme, in denen medizinische Daten gespeichert werden, durch **Passwörter** und andere Sicherheitsmaßnahmen geschützt werden, um sicherzustellen, dass nur befugte Personen diese Informationen einsehen können.

Diskretion in Diskussionen

Medizinisches Personal muss **diskret** sein, wenn es über die Gesundheit eines Patienten spricht, insbesondere in öffentlichen Bereichen des Krankenhauses oder an Orten, an denen Dritte mithören könnten. Es ist entscheidend, sensible Informationen nicht in Fluren, Aufzügen oder anderen Gemeinschaftsbereichen zu besprechen, wo die Gespräche von unbeteiligten Personen mitgehört werden könnten. Alle Gespräche über den Gesundheitszustand eines Patienten sollten in einer vertraulichen Umgebung, z. B. in einem geschlossenen Büro, stattfinden, um die Privatsphäre des Patienten zu schützen.

Betreuung von Patienten

Die Privatsphäre muss auch bei der direkten Pflege des Patienten gewährleistet sein. Wenn medizinische oder pflegerische Maßnahmen wie körperliche Untersuchungen oder Toilettengänge durchgeführt werden, muss die Privatsphäre des Patienten so weit wie möglich gewahrt werden. Das bedeutet, dass **die Tür** geschlossen wird, in Mehrbettzimmern **Vorhänge verwendet werden** und **der Patient um seine Zustimmung gebeten** wird, bevor intime Handlungen vorgenommen werden. Der Patient muss sich wohlfühlen und die Gewissheit haben, dass seine Würde jederzeit respektiert wird.

Austausch von Informationen mit der Familie

Die Wahrung der Vertraulichkeit bedeutet auch, dass bei der Gestaltung der Beziehungen zu den Angehörigen des Patienten besonders sorgfältig vorgegangen werden muss. Selbst wenn die Angehörigen über den Gesundheitszustand des Patienten informiert werden möchten, darf dies nur mit **ausdrücklicher Zustimmung des Patienten** geschehen, es sei denn, der Patient ist nicht in der Lage, sich selbst zu äußern; in diesem Fall werden die Entscheidungen von den gesetzlich benannten Personen oder gemäß der Patientenverfügung des Patienten getroffen. Der Patient hat das Recht zu entscheiden, welche Informationen an seine Angehörigen weitergegeben werden dürfen, und den Zugang zu bestimmten Details zu beschränken.

Besondere Herausforderungen in Krankenhäusern

In einem Krankenhaus oder Pflegezentrum können sich verschiedene Herausforderungen hinsichtlich der **Wahrung der Privatsphäre von Patienten** ergeben, insbesondere in Abteilungen, in denen **die** Pflege in Gruppen oder in gemeinsam genutzten Räumen erfolgt. Diese Situationen erfordern eine erhöhte Wachsamkeit des Pflegepersonals, um sicherzustellen, dass die Grundsätze der Privatsphäre in einem manchmal schwer zu handhabenden Umfeld gewahrt bleiben.

Geteilte Zimmer

In **Mehrbettzimmern**, in denen mehrere Patienten zusammen untergebracht sind, kann die Vertraulichkeit bei medizinischen Gesprächen oder der Pflege beeinträchtigt werden. Daher ist es von entscheidender Bedeutung, dass die Pflegekräfte :

- **Verwenden Trennvorhänge**, um die körperliche Intimsphäre der Patienten bei der Pflege zu wahren.
- **Leise Stimme** und vermeiden es, in Gegenwart anderer Patienten oder Besucher über zu sensible Themen zu sprechen. Wenn medizinische Informationen ausgetauscht werden müssen, ist es besser, dem Patienten ein Gespräch in einem vertraulicheren Raum anzubieten.

Konsultationen und medizinische Gespräche

Es ist üblich, dass medizinische Gespräche mit mehreren Pflegekräften am Bett des Patienten stattfinden. Bei diesen Gesprächen muss jedoch die Privatsphäre des Patienten gewahrt werden, indem vermieden wird, dass sensible Informationen vor anderen Patienten oder unbeteiligten Personen offengelegt werden. Konsultationen können auch Herausforderungen mit sich bringen, insbesondere wenn sensible Themen angesprochen werden müssen. In solchen Situationen ist es besser, die Diskussion an einen vertraulichen Ort zu verlegen, weit weg von neugierigen Ohren.

Die Rolle der Pflegekraft bei der Wahrung der Vertraulichkeit

Die **Pflegekraft** spielt im Alltag eine zentrale Rolle bei der Wahrung der Privatsphäre des Patienten. Als nahestehende Fachkraft, die häufig den ersten Kontakt mit dem Patienten hat, muss der Pflegehelfer dafür sorgen, dass die Praktiken die Rechte des Patienten auf Vertraulichkeit und Privatsphäre strikt respektieren.

Respekt vor sensiblen Daten und Informationen

Pflegekräfte müssen sicherstellen, dass alle von Patienten gesammelten Informationen, seien es medizinische Daten oder Details aus ihrem persönlichen Leben, streng vertraulich behandelt werden. Diese Informationen sollten nur mit den Mitgliedern des medizinischen Teams geteilt werden, die direkt in die Pflege involviert sind, und niemals mit anderen Patienten, Besuchern oder unbeteiligtem Personal. Pflegekräfte sollten auch darauf achten, dass sie keine Dokumente oder Akten mit sensiblen Informationen an Orten herumliegen lassen, die auch anderen Personen zugänglich sind.

Diskrete und respektvolle Begleitung

In ihrer täglichen Unterstützungsfunktion müssen Pflegehilfskräfte häufig Patienten in intimen Situationen begleiten, sei es bei der Körperpflege, beim Waschen oder bei der Verabreichung von Medikamenten. Sie müssen **stets** darauf achten, **die Intimsphäre** des Patienten zu **wahren**, indem sie respektvolle Gesten, beruhigende Worte und eine wohlwollende Haltung an den Tag legen. Außerdem sollten sie darauf achten, vor anderen Personen keine Fragen zu stellen oder sensible Themen anzusprechen, es sei denn, der Patient hat sein Einverständnis gegeben, offen darüber zu sprechen.

Vertraulichkeit bei der Aktenführung

Beim Umgang mit Krankenakten oder Dokumenten, die persönliche Informationen enthalten, sollten Pflegehilfskräfte sicherstellen, dass diese Dokumente an sicheren Orten aufbewahrt werden, die für Dritte nicht zugänglich sind. Bei der Verwendung von Computermedien zum Speichern oder Abrufen von Informationen müssen die geltenden Sicherheitsprotokolle eingehalten werden, wie z. B. das Sperren der Bildschirme, wenn diese nicht verwendet werden.

Die Bedeutung von Weiterbildung

Die Wahrung der Vertraulichkeit von Patienten ist eine Fähigkeit, die eine regelmäßige und kontinuierliche Ausbildung erfordert. Pflegehilfskräfte müssen, wie alle Beschäftigten im Gesundheitswesen, in den **besten Praktiken** für den Umgang mit der Vertraulichkeit und den Schutz personenbezogener Daten geschult werden. Diese Schulung erinnert an die rechtlichen und ethischen Anforderungen an den Schutz der Privatsphäre und stärkt die Wachsamkeit des Personals gegenüber potenziell riskanten Situationen.

3 Die helfende Beziehung: Unterstützung über die technische Pflege hinaus

• Eine vertrauensvolle Beziehung zum Patienten aufbauen
Der Aufbau einer vertrauensvollen **Beziehung zum Patienten** ist einer der grundlegendsten und wesentlichsten Aspekte der Gesundheitsfürsorge. Diese Vertrauensbeziehung beruht auf Elementen wie aktivem Zuhören, Einfühlungsvermögen, Transparenz, Respekt und professioneller Kompetenz. Sie bildet das Fundament, auf dem jede Interaktion zwischen Pflegekraft und Patient aufbaut, und ermöglicht es, ein Klima der Sicherheit zu schaffen, in dem sich der Patient wohl fühlt, seine Sorgen mitzuteilen, medizinische Empfehlungen zu befolgen und sich aktiv an seiner eigenen Pflege zu beteiligen.

Vertrauen ist nicht nur für die Verbesserung des Patientenerlebnisses entscheidend, sondern auch für eine bessere **Einhaltung der Behandlung**, eine **genauere Diagnose** und eine **effektive Kommunikation** zwischen Behandler und Patient. Denn ein Patient, der sich angehört und respektiert fühlt, ist eher bereit, mitzuarbeiten, Fragen zu stellen und Bedenken zu äußern, die sonst vielleicht unbemerkt bleiben.

Die Bedeutung des aktiven Zuhörens

Aktives Zuhören ist einer der ersten Hebel, um eine vertrauensvolle Beziehung zu einem Patienten aufzubauen. Wenn sich die Pflegekraft die Zeit nimmt, wirklich zuzuhören, was der Patient zu sagen hat, ohne zu unterbrechen oder zu bewerten, schafft dies einen Raum, in dem sich der Patient gehört und verstanden fühlt. Aktives Zuhören bedeutet nicht nur, auf das gesprochene Wort zu achten, sondern auch die **nonverbale Sprache** zu beobachten - Mimik, Tonfall und Körperhaltung des Patienten können tiefe Emotionen oder Sorgen offenbaren.

Zum aktiven Zuhören gehören :

- **Sich Zeit nehmen**: Indem der Pfleger den Patienten ausreden lässt, ohne ihn zu bedrängen, zeigt er, dass er seine Worte wertschätzt. Ein Patient, der sich angehört fühlt, vertraut sich leichter an, was eine genauere Diagnose und eine angemessene Behandlung erleichtert.
- **Umformulieren und Fragen stellen** : Um zu zeigen, dass die Pflegekraft verstanden hat, was der Patient ausdrückt, ist es hilfreich, bestimmte Aussagen des Patienten umzuformulieren und offene Fragen zu stellen, die es ermöglichen, die angesprochenen Punkte zu vertiefen. Dies zeigt, dass die Pflegekraft den Bedürfnissen des Patienten aufrichtige Aufmerksamkeit schenkt.
- **Präsent sein**: Das Vermeiden von Ablenkungen, z. B. das Durchsehen einer Akte während eines Gesprächs, hilft, ein Klima der vollen Aufmerksamkeit zu schaffen, und zeigt dem Patienten, dass er im Mittelpunkt steht.

Empathie: sich in die Lage des Patienten versetzen

Empathie ist ein wesentlicher Bestandteil einer vertrauensvollen Beziehung. Sie ermöglicht es dem Pfleger zu verstehen, was der Patient körperlich und emotional empfindet, ohne notwendigerweise die gleichen Gefühle zu haben. Einfühlungsvermögen hilft, eine tiefe menschliche Verbindung herzustellen, die in der Pflege unerlässlich ist, insbesondere in Situationen, in denen sich der Patient verletzlich, gestresst oder ängstlich fühlen kann.

Um Empathie zu zeigen :

- **Leiden oder Besorgnis** anerkennen: Durch einfache Sätze wie "Ich verstehe, dass das für Sie schwierig sein muss" oder "Es ist normal, in einer solchen Situation besorgt zu sein" bestätigt die Pflegekraft die Gefühle des Patienten, was eine beruhigende Wirkung haben kann.

- **Haltung anpassen**: Einfühlungsvermögen drückt sich auch in Gesten aus, z. B. in einem freundlichen Blick, einer offenen Körperhaltung oder einer beruhigenden Haltung. Manchmal reicht schon eine stille, tröstende Präsenz, um dieses Vertrauen aufzubauen.

- **Persönlicher Austausch**: Patienten schätzen es, wenn man sie auf **persönliche** Weise anspricht und auf ihre Erfahrungen, Ängste und Erwartungen eingeht. Fragen zu ihrem Alltag, ihrem familiären Umfeld oder ihren persönlichen Anliegen zu stellen, hilft, eine authentischere Beziehung aufzubauen.

Transparenz und klare Informationen

Transparenz und **klare Informationen** sind für die Vertrauensbildung von entscheidender Bedeutung, insbesondere wenn wichtige medizinische Entscheidungen auf dem Spiel stehen. Der Patient muss sich im vollen Besitz der Informationen über seinen Gesundheitszustand, die vorgeschlagenen Behandlungen, ihre möglichen Nebenwirkungen und die vorhandenen Alternativen fühlen.

Erklärung der Pflege und Behandlung

Die Pflege **klar** und **dem Verständnisniveau** des Patienten **angemessen zu** erklären, ist von grundlegender Bedeutung. Wenn Sie komplexe medizinische Begriffe verwenden, ohne sie zu übersetzen, kann dies zu einem Gefühl der Distanz und des Missverständnisses führen. Daher ist es von entscheidender Bedeutung, :

- **Sprache vereinfachen**: Die Verwendung zugänglicher und verständlicher Begriffe ermöglicht es dem Patienten, den Erklärungen zu folgen und sie sich zu eigen zu machen.

- **Klären, was auf dem Spiel steht**: Die Pflegekraft sollte sicherstellen, dass der Patient die Vorteile, Risiken und Alternativen der vorgeschlagenen Behandlungen versteht. Dazu gehört auch eine ehrliche Diskussion über mögliche Nebenwirkungen oder die Folgen bestimmter medizinischer Entscheidungen.
- Den **Patienten** auffordern**, Fragen zu stellen**: Den Patienten zu ermutigen, Fragen zu stellen, zeigt, dass seine Meinung berücksichtigt wird und dass seine Einbeziehung von entscheidender Bedeutung ist. Er sollte nie das Gefühl haben, bei der Entscheidungsfindung über seine Gesundheit übergangen zu werden.

Die Achtung der Autonomie und der Entscheidungen des Patienten

Die **Achtung der Autonomie** des Patienten ist eine weitere Grundlage für ein Vertrauensverhältnis. Der Patient sollte sich frei fühlen, Entscheidungen über seine Behandlung zu treffen, nachdem er angemessen informiert wurde. Auch wenn das Pflegepersonal möglicherweise bestimmte medizinische Empfehlungen hat, liegt die endgültige Entscheidung beim Patienten. Daher ist es wichtig, :

- **Die Entscheidung des Patienten respektieren**: Ob es sich um die Annahme oder Ablehnung einer Behandlung handelt, der Pfleger muss die Entscheidung des Patienten respektieren, auch wenn sie von den medizinischen Empfehlungen abweicht. Diese Achtung der Entscheidungen trägt dazu bei, das Vertrauen zu stärken.
- **Den Patienten in den Entscheidungsprozess einbeziehen**: Der Patient muss ein **Akteur seiner Behandlung** sein. Das Pflegepersonal sollte ihn aktiv in die Diskussionen und den Entscheidungsprozess

einbeziehen und dabei seine Werte, Prioritäten und persönlichen Wünsche berücksichtigen.

Berufliche Kompetenz als Garant für Vertrauen

Obwohl der menschliche Aspekt an erster Stelle steht, bleibt die **fachliche Kompetenz** des Pflegepersonals ein Schlüsselfaktor für den Aufbau eines Vertrauensverhältnisses. Der Patient muss die Gewissheit haben, dass die Pflege, die er erhält, von hoher Qualität ist und auf den besten verfügbaren medizinischen Verfahren beruht. Dafür ist es von entscheidender Bedeutung, dass :

- Die Einhaltung der **medizinischen Standards** und der **Pflegeprotokolle** gibt dem Patienten die Gewissheit, dass die **Pflege** qualitativ hochwertig und sicher ist.
- **Der Pfleger zeigt sich kompetent und auf dem neuesten Stand** : Sich regelmäßig fortzubilden, über die neuesten medizinischen Entwicklungen informiert zu sein und die Fragen des Patienten präzise beantworten zu können, stärkt das Vertrauen in die Fähigkeit des Pflegers, die richtigen Entscheidungen zu treffen.

Zeit und Kontinuität der Pflege

Die **Kontinuität der Pflege** ist ebenfalls ein wichtiger Faktor für den Aufbau und die Aufrechterhaltung eines Vertrauensverhältnisses. Patienten fühlen sich sicherer, wenn sie von einem stabilen Pflegeteam betreut werden, das in der Lage ist, ihre Krankengeschichte zu verstehen, ihre Bedürfnisse zu antizipieren und konsequent auf ihre Anliegen einzugehen.

Auch die **Zeit**, die den Patienten **eingeräumt** wird, ist - obwohl sie im Krankenhaus- oder Klinikkontext manchmal begrenzt ist - von entscheidender Bedeutung. Wenn sich der Pfleger Zeit nimmt, um dem Patienten etwas zu erklären, ihm zuzuhören und mit ihm zu interagieren, zeigt dies, dass der Patient im Mittelpunkt des Interesses steht. Diese Aufmerksamkeit, auch wenn sie sich in kleinen Gesten äußert, stärkt das Vertrauensverhältnis.

- Aktives Zuhören gegenüber den Ängsten und Sorgen der Patienten anbieten

Ein **aktives Zuhören** gegenüber den **Ängsten** und **Sorgen der Patienten** anzubieten, ist ein zentrales Element der Beziehung zwischen Pflegekraft und Patient. Wenn Patienten mit Krankheiten, komplexen Behandlungen oder einer ungewissen Zukunft konfrontiert werden, können sie tiefe Gefühle wie Angst, Furcht oder Hilflosigkeit empfinden. Angesichts dieser Gefühle wird das aktive Zuhören zu einer unverzichtbaren Fähigkeit für Pflegekräfte, da es die Patienten **beruhigt**, **ihren Stress reduziert**, ihnen **emotionale Unterstützung** bietet und gleichzeitig die Qualität der therapeutischen Beziehung stärkt.

Beim aktiven Zuhören geht es nicht nur darum, zu hören, was der Patient sagt, sondern **sich voll** in das Gespräch einzubringen, indem man ihm aufrichtige Aufmerksamkeit schenkt und ihm zeigt, dass er verstanden und unterstützt wird. Es ist eine Praxis, die **Einfühlungsvermögen**, **Geduld** und **geistige Bereitschaft** erfordert.

Die Grundlagen des aktiven Zuhörens

Aktives Zuhören zeichnet sich durch aufmerksame Präsenz, Bestätigung der geäußerten Emotionen und konstruktive Interaktion aus. Es geht nicht nur darum, medizinische Informationen zu sammeln, sondern auch **das emotionale Erleben** des Patienten zu **berücksichtigen**. In Momenten der Angst sucht der Patient nicht nur nach klinischen Antworten, sondern vor allem nach einem Raum, in dem **er seine Ängste mitteilen** und **spüren kann, dass er nicht allein ist**.

1. Ein Umfeld schaffen, das Diskussionen fördert

Um aktives Zuhören anzubieten, ist es zunächst wichtig, **eine Umgebung** zu **schaffen**, in der sich der Patient wohlfühlt, wenn er über seine Ängste spricht. Das bedeutet, dass gewährleistet sein muss, dass das Gespräch an einem ruhigen Ort ohne Unterbrechungen stattfindet, wo der Patient sich frei äußern kann, ohne sich verurteilt oder bedrängt zu fühlen.

- **Für einen intimen und sicheren Raum sorgen**: Das Schließen der Tür, das Fernhalten von Ablenkungen und das Vermeiden von Unterbrechungen tragen dazu bei, eine Atmosphäre zu schaffen, **in der** man sich anvertrauen kann.
- **Eine offene Körperhaltung einnehmen**: Sich dem Patienten zuwenden, ihm in die Augen schauen und durch Körperhaltung und Körpersprache zeigen, dass man für ihn voll und ganz verfügbar ist.

2. Validieren Sie die Emotionen des Patienten

Eine der wichtigsten Komponenten des aktiven Zuhörens ist die **Bestätigung der Gefühle** des Patienten. Wenn der Patient seine Angst äußert, ist es entscheidend, dass der Pfleger seine Gefühle anerkennt und Verständnis zeigt. Anstatt seine Ängste herunterzuspielen oder sofort nach Lösungen zu suchen, ist es wichtig, **dem** Patienten **Raum zu geben**, um seine Gefühle auszudrücken.

- **Die Legitimität der Sorgen anerkennen**: Sätze zu sagen wie "Ich verstehe, dass das für Sie sehr beunruhigend sein kann" oder "Es ist normal, sich in dieser Situation ängstlich zu fühlen" hilft, dem Patienten zu zeigen, dass seine Gefühle legitim sind und dass Sie sie ernst nehmen.
- **Nicht unterbrechen**: Den Patienten in seinem eigenen Tempo sprechen zu lassen, ohne ihn zu unterbrechen, zeigt, dass Sie zum Zuhören bereit sind, ohne das Gespräch überstürzen oder sofortige Lösungen aufzwingen zu wollen.

3. Umformulieren und verdeutlichen

Um zu zeigen, dass Sie verstanden haben, was der Patient ausdrückt, ist es hilfreich, seine Äußerungen **umzuformulieren** oder klärende Fragen zu stellen. Dadurch wird das Gespräch vertieft und Sie zeigen dem Patienten, dass seine Äußerungen berücksichtigt werden.

- **Umformulieren, um das Verständnis zu bestätigen**: Wenn ein Patient z. B. Ängste vor einer Behandlung äußert, können Sie umformulieren und sagen: "Wenn ich Sie richtig verstanden habe, sind Sie besorgt, mit dieser Behandlung zu beginnen, weil Sie Angst vor den Nebenwirkungen haben. Ist das richtig?"
- **Offene Fragen stellen**: Um den Patienten zu ermutigen, seine Gedanken zu entwickeln, helfen offene Fragen wie "Können Sie mir mehr darüber sagen, was Sie beschäftigt?" oder "Was macht Ihnen in dieser Situation am meisten Sorgen?", um den Ursprung der Angst besser zu erkennen.

Einfühlungsvermögen und Mitgefühl zeigen

Einfühlungsvermögen ist ein wesentlicher Bestandteil des aktiven Zuhörens. Sie ermöglicht es, sich in die Lage des Patienten zu versetzen und zu verstehen, was er fühlt, ohne diese Gefühle unbedingt selbst zu empfinden. Beim empathischen Zuhören hört der Pfleger nicht nur auf die Fakten, sondern auch auf die Gefühle, die sich hinter den Worten verbergen.

1. Eine empathische Haltung einnehmen

Empathie wird durch Worte, aber auch durch den Tonfall und die Körpersprache ausgedrückt. Durch eine einfühlsame Haltung fühlt sich der Patient verstanden und unterstützt, was seine Ängste stark verringern kann.

- **Einen beruhigenden Tonfall verwenden** : Der Tonfall der Stimme spielt eine entscheidende Rolle. Ein sanfter, beruhigender Tonfall kann die Ängste des Patienten lindern.
- **Mitgefühl ausdrücken**: Sätze wie "Ich bin für Sie da" oder "Ich verstehe, dass diese Situation schwierig ist" zu sagen, verstärkt die Vorstellung, dass der Patient mit seinen Ängsten nicht allein ist.

2. Die Stille respektieren

Manchmal brauchen Patienten vielleicht **Momente der Stille**, um nachzudenken oder sich zu sammeln, bevor sie weiter über ihre Sorgen sprechen. Stille kann eine sehr starke Form des aktiven Zuhörens sein, da sie dem Patienten Zeit gibt, sich in seinem eigenen Tempo auszudrücken. Es ist wichtig, diese Stille nicht mit Worten zu füllen, sondern sie zu respektieren.

Dem Patienten helfen, seine Ängste zu erkennen

Durch aktives Zuhören werden nicht nur Informationen gesammelt, sondern **dem Patienten auch geholfen, seine** eigenen Ängste **besser zu verstehen**. Manchmal haben Patienten diffuse Sorgen oder solche, die schwer zu verbalisieren sind. Durch offene Fragen und aufmerksames Zuhören kann die Pflegekraft dem Patienten helfen, die Quelle seiner Ängste zu klären.

- **Angstquellen identifizieren**: Ein Patient kann z. B. sagen, er habe "Angst vor dem Krankenhausaufenthalt", aber durch aktives Zuhören kann er offenbaren, dass seine wahre Angst mit Isolation, Schmerzen oder Kontrollverlust zusammenhängt. Ist diese Angst erst einmal erkannt, kann die Pflegekraft spezifische und beruhigende Antworten geben.
- **Helfen Sie, Emotionen in Worte zu fassen**: Manche Patienten haben Schwierigkeiten, ihre Gefühle zu verbalisieren. Durch Umformulieren und gezielte Fragen

kann die Pflegekraft ihnen helfen, ihre Gefühle klar auszudrücken, was bereits eine gewisse Erleichterung bringen kann.

Angemessene und beruhigende Antworten anbieten

Sobald die Sorgen und Ängste des Patienten erkannt sind, ist es wichtig, ihm **passende Antworten** anzubieten, wobei darauf zu achten ist, dass die Ängste nicht verharmlost werden. Klare und beruhigende Informationen zu geben, ohne ungewisse Ergebnisse zu versprechen, kann helfen, die Angst zu verringern.

1. Stellen Sie klare Informationen bereit

In vielen Fällen sind **unvollständige oder falsch verstandene Informationen** die Ursache für die Ängste der Patienten. Nachdem sich die Pflegekraft die Sorgen angehört hat, kann sie präzise Erklärungen abgeben, die dem Verständnisniveau des Patienten entsprechen. Wenn ein Patient z. B. wegen eines chirurgischen Eingriffs besorgt ist, ist es hilfreich, ihm jeden Schritt des Verfahrens, die Risiken und den Nutzen klar und ehrlich zu erklären.

2. Bieten Sie keine falschen Versicherungen an

Obwohl es die Aufgabe des Betreuers ist, die Sorgen zu zerstreuen, ist es entscheidend, **authentisch** zu bleiben und keine falschen Zusicherungen zu machen. Einem Patienten zu sagen, dass "alles gut wird", ohne sich dessen sicher zu sein, kann unrealistische Erwartungen wecken. Beruhigender ist es zu sagen: "Wir werden alles tun, damit Sie gut versorgt sind" oder "Ich verstehe Ihre Sorge, aber wir werden da sein, um Sie bei jedem Schritt zu begleiten ».

Langfristig verfolgen und unterstützen

Das aktive Zuhören ist nicht auf einen einzigen Moment in der Behandlung des Patienten beschränkt. Um ein echtes **Vertrauensverhältnis** aufzubauen und dem Patienten zu helfen, seine Ängste dauerhaft zu bewältigen, ist es wichtig, **dieses Zuhören** während des gesamten Behandlungsverlaufs **aufrechtzuerhalten**.

- **Ansprechbar bleiben**: Der Patient muss wissen, dass er seine Ängste jederzeit äußern kann und dass der Pfleger bereit ist, ihm zuzuhören. Dies kann durch regelmäßige Nachsorge oder durch informellere Gesprächsrunden geschehen, in denen der Patient ermutigt wird, frei über seine Sorgen zu sprechen.
- **Das Zuhören im Laufe** der **Zeit anpassen**: Die Sorgen eines Patienten können sich mit der Zeit verändern. Es ist wichtig, seine Ängste regelmäßig neu zu bewerten, um eine kontinuierliche und angemessene emotionale Unterstützung zu bieten.

Kapitel 11

Rehabilitation und Wiedereingliederung von Patienten nach einem Krankenhausaufenthalt

1 Die Entlassung aus dem Krankenhaus vorbereiten: eine Schlüsselrolle für die Pflegekraft

- Organisieren Sie die häusliche Pflege: Koordination mit externen Diensten (Hauskrankenpflege, Physiotherapie)

Die **Organisation der häuslichen Pflege** ist eine zentrale Herausforderung für Patienten, die eine kontinuierliche medizinische Betreuung benötigen, aber in ihrer häuslichen Umgebung bleiben möchten. Dies gilt häufig für Patienten, die sich nach einem Krankenhausaufenthalt in Remission befinden, chronisch krank sind oder sich im Endstadium befinden. Das Ziel der häuslichen Pflege besteht darin, die Kontinuität der Pflege zu gewährleisten und dem Patienten gleichzeitig ein intimeres und beruhigenderes Umfeld zu ermöglichen. Um eine optimale Versorgung zu gewährleisten, ist eine **effiziente Koordination mit externen Diensten** wie häuslicher Krankenpflege, Physiotherapie und anderen Gesundheitsfachkräften unerlässlich. Diese Organisation muss straff, reibungslos und auf die spezifischen Bedürfnisse jedes Patienten abgestimmt sein.

Beurteilen Sie die Bedürfnisse des Patienten

Der erste Schritt zur Organisation der häuslichen Pflege besteht darin, **eine umfassende Bestandsaufnahme der Bedürfnisse des Patienten** zu **machen**. Diese Beurteilung sollte vor der Entlassung aus dem Krankenhaus oder in Absprache mit dem medizinischen Team erfolgen, wenn der Patient bereits zu Hause ist. Es geht darum, Folgendes zu beurteilen:

- Spezielle medizinische Bedürfnisse, wie die Verabreichung von Medikamenten, postoperative Pflege oder die Überwachung einer chronischen Erkrankung ;
- **Pflegebedarf**, z. B. für Verbände, die Überwachung von Sonden, die Verwaltung von Infusionen oder die künstliche Ernährung ;
- Bedarf an **Rehabilitationsmaßnahmen** wie Krankengymnastik oder Ergotherapie, die zur

Aufrechterhaltung oder Wiederherstellung von Mobilität und Selbstständigkeit erforderlich sind ;

- Bedarf an **technischen Hilfsmitteln** wie medizinischen Geräten (Rollstühle, Pflegebetten usw.), die das tägliche Leben des Patienten erleichtern ;
- **Psychosoziale** Aspekte, wie die psychologische Betreuung oder die moralische Unterstützung, die der Patient und seine Familie benötigen.

Anhand dieser Beurteilung kann ein **individueller Pflegeplan** erstellt werden, der sich auf die Bedürfnisse und Vorlieben des Patienten konzentriert. Sobald diese Beurteilung erfolgt ist, ist eine reibungslose Koordination zwischen den verschiedenen externen Akteuren von entscheidender Bedeutung.

Koordination mit der häuslichen Krankenpflege

Häusliche Pflegekräfte sind oft die ersten externen Fachkräfte, die an der häuslichen Pflege beteiligt sind, insbesondere bei der technischen Pflege oder der Überwachung. Ihre Rolle ist entscheidend für die Bewältigung der täglichen Gesundheitspflege, und ihre Koordination mit dem behandelnden Arzt oder dem Krankenhaus muss nahtlos erfolgen.

Übermittlung medizinischer Informationen

Einer der ersten Aspekte der Koordination ist die **Übermittlung medizinischer Informationen** zwischen dem Krankenhaus (oder dem behandelnden Arzt) und dem Team der häuslichen Pflege. Dies umfasst :

- Spezifische **ärztliche Rezepte und Verschreibungen** mit klaren Anweisungen zu den zu verabreichenden Behandlungen ;
- Ein **Bericht über die Krankenhausbehandlung** oder eine Zusammenfassung der laufenden Behandlungen ;
- Detaillierte Anweisungen für medizinische Geräte, die überwacht oder gehandhabt werden sollen (Sonden, Katheter, komplexe Verbände usw.).

Diese Informationen müssen **regelmäßig aktualisiert** und klar kommuniziert werden, um Fehler bei der Behandlung zu vermeiden. Die häusliche Krankenpflege sollte in der Lage sein, Ärzte zu konsultieren, wenn sie Zweifel haben oder die Behandlung anpassen müssen.

Organisation der Krankenpflege

Die häusliche Pflege sollte nach einem **genauen Zeitplan** organisiert werden, wobei die Maßnahmen auf die Bedürfnisse des Patienten zugeschnitten sind. Dies kann Folgendes umfassen:

- **Regelmäßige Besuche** für Injektionen, die Verwaltung von Infusionen oder die technische Pflege ;
- Häufigere **Übergänge** in kritischen Phasen, z. B. nach einer Operation oder bei der Dekompensation einer chronischen Erkrankung ;
- **Überwachungsbesuche**, um sicherzustellen, dass sich der Gesundheitszustand des Patienten gut entwickelt, und um die Pflege gegebenenfalls anzupassen.

Die häusliche Krankenpflege spielt auch eine Schlüsselrolle bei der **klinischen Überwachung**, indem sie erste Anzeichen von Komplikationen (Infektionen, Verschlechterung des Allgemeinzustands) erkennt und gegebenenfalls das medizinische Team alarmiert.

Koordination mit Physiotherapie und Rehabilitation

In vielen Fällen umfasst die häusliche Pflege auch **Physio-** oder **Ergotherapiesitzungen**, um dem Patienten zu helfen, Mobilität und Selbstständigkeit wiederzuerlangen oder zu erhalten. Die Koordination mit diesen Fachkräften ist entscheidend, um eine wirksame Rehabilitation zu gewährleisten.

Übermittlung von Rehabilitationszielen

Der behandelnde Arzt oder der Rehabilitationsarzt sollte einen **detaillierten Rehabilitationsplan** erstellen, in dem die zu erreichenden Ziele, die empfohlenen Übungen und die zu überwachenden Punkte aufgeführt sind. Diese Ziele sollten an die **Physiotherapeuten zu Hause** weitergeleitet werden, die ihre Maßnahmen an die Entwicklung des Patienten anpassen.

Die **regelmäßige Kommunikation** zwischen dem Physiotherapeuten und dem medizinischen Team ist für die Anpassung der Behandlung von entscheidender Bedeutung. Wenn sich ein Patient z. B. schneller als erwartet erholt oder im Gegenteil Komplikationen auftreten, muss der Rehabilitationsplan entsprechend angepasst werden.

Organisation von Rehabilitationssitzungen

Physiotherapiesitzungen sollten regelmäßig geplant werden, wobei die **Verfügbarkeit des** Patienten und seine körperlichen Fähigkeiten **zu** berücksichtigen sind. Die Sitzungen können nach einem Krankenhausaufenthalt oder während der aktiven Rehabilitation intensiviert und dann auf Erhaltungsbesuche reduziert werden, sobald das Ziel der Genesung erreicht ist.

Koordination mit anderen externen Diensten

Neben Krankenpflege und Physiotherapie können auch andere Dienste mobilisiert werden, um eine umfassende Betreuung zu Hause zu gewährleisten. Zu diesen Diensten können gehören:

- **Pflegekräfte** für die Unterstützung bei der Körperpflege, beim Essen oder bei der täglichen Mobilität ;
- **Ernährungsdienstleistungen** für Patienten mit enteraler oder parenteraler Ernährung ;
- **Psychologen** für emotionale Unterstützung, insbesondere für Patienten in der Palliativmedizin oder mit chronischen, behindernden Krankheiten;
- **Ergotherapeuten**, um die häusliche Umgebung an die funktionellen Fähigkeiten des Patienten anzupassen (Anbringen von Haltegriffen, Anpassen der Möbel).

Diese Fachkräfte stimmen sich mit der häuslichen Krankenpflegekraft und dem Arzt ab, um die Pflege im Alltag anzupassen.

Verwaltung technischer und logistischer Hilfen

Die Organisation der häuslichen Pflege umfasst auch die **logistische Verwaltung der** für die Pflege **benötigten medizinischen Geräte** und **Vorräte**. Dies kann Folgendes umfassen:

- Das Aufstellen von **Pflegebetten**, Rollstühlen, Gehhilfen oder anderen Mobilitätshilfen ;
- Die regelmäßige Lieferung von **medizinischem Material** wie Verbänden, Sonden oder Infusionen ;
- Die Installation von **Fernüberwachungssystemen** für Patienten, die eine kontinuierliche Überwachung der Vitalparameter benötigen.

Die für die Organisation zuständige Pflegekraft muss sicherstellen, dass das Material rechtzeitig geliefert wird und die Geräte richtig installiert werden, um eine Unterbrechung der Versorgung zu vermeiden.

Die Rolle der Familie und der pflegenden Angehörigen

Die **Familie** und die **pflegenden Angehörigen** spielen eine wesentliche Rolle bei der Organisation der häuslichen Pflege. Sie müssen in die Koordination einbezogen werden, da sie häufig die ersten Ansprechpartner für die Gesundheitsfachkräfte sind und diejenigen, die täglich für das Wohlergehen des Patienten sorgen.

Ausbildung von pflegenden Angehörigen

Um die häusliche Pflege zu erleichtern, sollten **pflegende Angehörige** in bestimmten Aufgaben geschult werden, z. B. :

- Die Verwendung einfacher medizinischer Geräte (Sonden, Ernährungspumpen) ;
- Die Überwachung auf Warnzeichen, die den Betreuern gemeldet werden müssen ;
- Die Teilnahme an der Hygienepflege oder die Unterstützung bei den täglichen Aufgaben.

Es ist wichtig, dass sich pflegende Angehörige **begleitet** und **unterstützt** fühlen, da die Belastung durch die Pflege sehr hoch sein kann. Auch die häuslichen Pflegekräfte müssen darauf achten, dass sie die Familien nicht überfordern und ihnen gegebenenfalls **Entlastungsmöglichkeiten** anbieten.

Überwachung und Anpassung des Pflegeplans

Die häusliche Pflege muss **regelmäßig evaluiert** werden, um den Pflegeplan an den sich ändernden Gesundheitszustand des Patienten anzupassen. Dies setzt eine reibungslose Kommunikation zwischen :

- Der behandelnde Arzt ;
- Heimpfleger ;
- Physiotherapeuten und andere Gesundheitsfachkräfte.

Anhand dieser Beurteilung wird entschieden, ob der Patient **zusätzliche Pflege** benötigt, ob er zu einer weniger intensiven Nachsorge übergehen kann oder ob bei Komplikationen Notfalleingriffe erforderlich sind.

- Rolle der Pflegekraft bei der Aufklärung des Patienten über die zu Hause fortzuführende Pflege (Stomamanagement, Magensonde)

Die **Rolle der Pflegekraft bei der Aufklärung des Patienten** über die zu Hause fortzuführende Pflege ist von grundlegender Bedeutung, um die Kontinuität der Pflege zu gewährleisten und die Autonomie des Patienten zu fördern, insbesondere in komplexen Situationen wie dem Umgang mit **Stomata** oder

Magensonden. Die Pflegekraft ist häufig der erste Ansprechpartner des Patienten, wenn es um die tägliche und technische Pflege geht. In dieser Eigenschaft spielt sie eine Schlüsselrolle nicht nur bei der Erstversorgung im Krankenhaus, sondern auch bei der Begleitung und Schulung des Patienten, damit dieser nach der Rückkehr nach Hause seine Medizinprodukte effizient verwalten kann.

Diese Aufklärung ist von entscheidender Bedeutung, um sicherzustellen, dass der Patient **seine Pflege sicher fortsetzen** kann, das Risiko von Komplikationen minimiert und seine Lebensqualität verbessert wird. Indem der Pfleger klare, praktische und dem Verständnisniveau des Patienten angepasste Ratschläge erteilt, trägt er direkt zur Befähigung des Patienten und zur Verringerung von Rehospitalisierungen bei.

Die Bedeutung der Patientenaufklärung

Die Aufklärung von Patienten über den Umgang mit häuslicher Pflege, wie Stoma oder Magensonde, verfolgt mehrere Schlüsselziele:

- **Die Autonomie** des Patienten **stärken**, indem er einen Teil seiner täglichen Pflege selbst übernehmen kann.
- **Verringerung der Komplikationen, die** durch die falsche Handhabung oder Wartung von Medizinprodukten entstehen.
- **die Sorgen** des Patienten und seiner Familie über die Handhabung komplexer technischer Pflege zu **zerstreuen**.
- **Verbesserung der Lebensqualität** des Patienten, indem ihm **die** notwendigen Werkzeuge an die Hand gegeben werden, um mit seinem Gerät gelassener zu leben.

Die Pflegekraft ist aufgrund ihres praktischen Ansatzes und ihres direkten Kontakts mit dem Patienten ideal geeignet, diese Ziele zu erfüllen.

Aufklärung über den Umgang mit Stomata

Der Umgang mit Stomata, seien es Kolostomien, Ileostomien oder Urostomien, ist für die Patienten oft eine Quelle von Stress und Ängsten. Diese Vorrichtungen sind zwar lebensrettend, bedeuten aber eine erhebliche Anpassung im Alltag, sowohl auf physischer als auch auf psychologischer Ebene.

Lernen, wie man mit dem Stoma umgeht

Die Pflegekraft muss dem Patienten die Grundlagen der Pflege **und Handhabung des Stomas** vermitteln. Dazu gehören spezielle technische Handgriffe, aber auch praktische Ratschläge, wie diese Pflege in den Alltag integriert werden kann.

1. **Beutelwechsel**: Der Patient muss lernen, den Stomabeutel selbstständig zu wechseln. Die Pflegekraft zeigt, wie man den alten Beutel entfernt, die Haut um das Stoma herum richtig reinigt, bei Bedarf einen Hautschutz aufträgt und einen neuen Beutel sicher repositioniert.

2. **Vorbeugung von Hautreizungen** : Die Haut um das Stoma herum ist empfindlich und anfällig für Irritationen. Die Pflegekraft erklärt, wie man **Rötungen** und Infektionen **vorbeugen** kann, indem sie dafür sorgt, dass der Bereich immer sauber und trocken ist, und indem sie überprüft, ob der Beutel richtig sitzt, um ein Auslaufen zu verhindern. Er kann auch geeignete Produkte zur Hautpflege empfehlen.

3. **Umgang mit Leckagen und Gerüchen**: Die Pflegekraft sollte dem Patienten auch Sicherheit im Umgang mit **Leckagen** und **Gerüchen** vermitteln. Dies kann Ratschläge zur Auswahl geeigneter Beutel, zur Verwendung von Geruchsfiltern und Tipps zur Vermeidung von Unfällen beinhalten, z. B. indem der Beutel nicht überfüllt oder regelmäßig entleert wird.

Selbstständigkeit fördern

Die Pflegekraft muss den Patienten im Laufe der Zeit dazu ermutigen, die Stomaversorgung selbstständig zu übernehmen. Dies beinhaltet :

- **Lassen Sie den Patienten** unter Aufsicht **allmählich selbst** das Stoma **handhaben**, bis er sich sicher genug fühlt, die Pflege ohne Hilfe zu bewältigen.
- **Beruhigen und ermutigen Sie** den Patienten hinsichtlich seiner Fähigkeiten, da der Umgang mit dem Stoma anfängliche Ängste hervorrufen kann. Die Pflegekraft spielt eine zentrale Rolle, indem sie moralische Unterstützung leistet und Zweifel ausräumt.

Beantwortung von Fragen des Patienten

Der Patient oder seine Familie können viele Fragen zum Stoma haben, z. B. welche Art der Ernährung bevorzugt wird, wie man damit umgeht, wenn man sich fortbewegt, oder welche Vorsichtsmaßnahmen beim Sport zu treffen sind. Die Pflegekraft sollte klar und praktisch antworten und dabei die besonderen Bedürfnisse jedes einzelnen Patienten berücksichtigen.

Aufklärung über den Umgang mit Magensonden

Auch **Magensonden**, ob nasogastrische oder Gastrostomie-Sonden (PEG), erfordern eine sorgfältige häusliche Versorgung. Diese Geräte werden für die enterale Ernährung und in manchen Fällen auch für die Ableitung von Magensekret verwendet. Die Pflegekraft spielt eine wesentliche Rolle bei der Vermittlung der **technischen Handgriffe** und der **Vorsichtsmaßnahmen**, die zur Vermeidung von Komplikationen zu treffen sind.

Pflege der Sonde

Die Pflegekraft sollte dem Patienten (oder seiner Familie) beibringen, wie man **die Sonde** richtig **pflegt**, um Verstopfungen oder Infektionen zu vermeiden.

1. **Spülen der Sonde**: Nach jedem Gebrauch muss die Magensonde **gespült** werden, um zu verhindern, dass sich Nahrungsreste ansammeln und die Sonde verstopfen. Die Pflegekraft zeigt, wie steriles Wasser verwendet wird, um die Spülung durchzuführen und sicherzustellen, dass die Sonde funktionsfähig bleibt.

2. **Überwachung der Einführstelle**: Bei einer Gastrostomie (PEG) kann die Stelle, an der die Sonde in den Magen eingeführt wird, anfällig für Infektionen oder Reizungen sein. Die Pflegekraft lehrt, wie man **die Stelle** täglich mit geeigneten Lösungen **reinigt** und wie man Anzeichen einer Infektion wie Rötung, Schmerzen oder Ausfluss erkennt.

Verabreichung von Nährstoffen

Die Pflegekraft muss auch erklären, wie die **Nährstoffe** über die Sonde **verabreicht werden**. Dieser Schritt umfasst mehrere spezifische Teilaufgaben, die eine klare und angemessene Ausbildung erfordern.

1. **Zubereitung der** Nahrung: Der Patient oder seine Angehörigen sollten lernen, wie man **Nährlösungen** zubereitet oder fertige Beutel verwendet, wobei darauf zu achten ist, dass sie die richtige Temperatur haben und die vom Arzt verschriebenen Bestandteile enthalten.

2. **Verwendung der Pumpe oder Schwerkraft**: Einige Patienten verwenden eine **Ernährungspumpe**, um die Nährstoffe kontinuierlich zu verabreichen, während andere eine Verabreichung **durch die Schwerkraft**

verwenden können. Der Pfleger zeigt, wie man die Pumpe anbringt, den Fluss einstellt und überprüft, ob die Nahrung richtig verabreicht wird. Sie sollte auch anleiten, auf Anzeichen einer **schlechten Verträglichkeit** (Übelkeit, Erbrechen, Durchfall) zu achten.

Komplikationen vorbeugen und bewältigen

Magensonden können zu **Komplikationen** führen, z. B. Infektionen, Verstopfungen oder Verlegungen der Sonde. Die Pflegekraft **schult** den Patienten oder seine Angehörigen, um **die Warnzeichen** zu **erkennen** :

- **Bauchschmerzen** oder verdächtiger Ausfluss um die Gastrostomie-Stelle ;
- **Schwierigkeiten bei der Verabreichung der Nahrung** als Anzeichen dafür, dass die Sonde verstopft sein könnte ;
- **Reizung oder Rötung** um die Nase oder die PEG-Stelle ;
- **Versehentliches Verschieben oder Entfernen der Sonde**, was ein schnelles Eingreifen erfordert.

Den Patienten beim Übergang nach Hause begleiten

Die Begleitung des Patienten beschränkt sich nicht auf technische Handgriffe. Sie umfasst auch **psychologische und praktische** Unterstützung, um ihm zu helfen, mit den emotionalen und logistischen Aspekten umzugehen, die mit dem Umgang mit diesen Medizinprodukten verbunden sind.

Beruhigen und Vertrauen aufbauen

Der Patient kann Angst vor der Vorstellung haben, sein Stoma oder seine Sonde zu Hause allein zu versorgen. Die Pflegekraft spielt eine Schlüsselrolle, indem sie **dem Patienten versichert**, dass er in der Lage ist, diese Pflege selbst zu übernehmen. Indem er ihn ermutigt und alle seine Fragen beantwortet, stärkt er das **Vertrauen des Patienten** in sich selbst und seine Fähigkeiten.

Familie und Angehörige einbeziehen

In manchen Fällen kann die häusliche Pflege teilweise von den Angehörigen des Patienten übernommen werden. Die Pflegekraft muss daher sicherstellen, dass diese ebenfalls in den technischen Handgriffen geschult sind und sich wohl dabei fühlen, den Patienten bei der Pflege zu unterstützen. Eine **klare Schulung** der pflegenden Angehörigen ist von entscheidender Bedeutung, damit sie wissen, wie sie im Falle eines Problems reagieren müssen.

Regelmäßige Überwachung und Neubewertung

Die Ausbildung endet nicht mit der Entlassung des Patienten aus dem Krankenhaus. Die Pflegekraft muss dafür sorgen, dass der Patient **regelmäßig nachbetreut** wird, um zu überprüfen, ob die häusliche Pflege gut verläuft, und um Fragen zu beantworten, die im Laufe der Zeit auftauchen könnten. Dabei kann es sich um **Hausbesuche** oder Fernkonsultationen handeln, um die Pflege an die sich verändernde Situation anzupassen.

2 Funktionelle Rehabilitation nach Operationen oder schweren Behandlungen

• Unterstützen Sie den Patienten bei der postoperativen Erholung (frühe Mobilisierung, Atemübungen).

Die Unterstützung des Patienten bei der postoperativen **Erholung** ist ein entscheidender Schritt, um die Rekonvaleszenz zu optimieren, Komplikationen vorzubeugen und eine schnellstmögliche Rückkehr zur Selbstständigkeit zu ermöglichen. Nach einem kleineren oder größeren chirurgischen Eingriff durchläuft der Körper eine Phase der Rehabilitation, die eine aufmerksame Begleitung durch das Pflegepersonal erfordert. Die Pflegekraft spielt dabei eine zentrale Rolle, insbesondere indem sie zur **frühzeitigen Mobilisierung** ermutigt und **Atemübungen** anleitet. Diese Maßnahmen werden zwar oft als einfache postoperative Maßnahmen wahrgenommen, haben aber tiefgreifende Auswirkungen auf die Genesung und die Vermeidung von Komplikationen wie Lungeninfektionen oder Venenthrombosen.

Frühe Mobilisierung: ein Schlüsselelement zur Vermeidung von Komplikationen

Die **frühzeitige Mobilisierung** ist einer der wichtigsten Aspekte der postoperativen Erholung. Indem der Patient dazu angehalten wird, nach dem Eingriff so bald wie möglich aufzustehen und sich zu bewegen, werden die mit Immobilität verbundenen Komplikationen wie **tiefe Venenthrombosen (DVT)**, **Atemwegsinfektionen**, **Druckgeschwüre** und Muskelverlust eingedämmt.

Ziele der Frühmobilisierung

Die Vorteile einer frühen Mobilisierung sind vielfältig:

1. **Vorbeugung thromboembolischer Komplikationen**: Durch die Mobilisierung der Muskeln, auch wenn sie nur leicht sind, wird der Blutfluss aktiviert, wodurch das Risiko der Bildung von Gerinnseln in den tiefen Venen verringert wird. Wenn Thrombosen nicht vorgebeugt wird, können sie zu schweren Lungenembolien führen.

2. **Aufrechterhaltung der Muskelfunktion**: Längere Immobilität führt zu einem raschen Verlust an Muskelmasse und erschwert die langfristige Rehabilitation. Durch frühzeitige Mobilisierung kann die Muskelkraft erhalten und eine Atrophie verhindert werden.

3. **Verbesserte Durchblutung**: Bewegung regt die Blut- und Lymphzirkulation an, was hilft, Ödemen vorzubeugen, die

Wundheilung zu fördern und die allgemeine Erholung zu beschleunigen.

4. **Vorbeugung von Druckgeschwüren**: Immobilisierte Patienten sind gefährdet, Druckgeschwüre zu entwickeln. Durch die Förderung regelmäßiger, auch leichter Bewegungen wird das Risiko eines anhaltenden Drucks auf bestimmte Körperbereiche verringert.

Die Rolle der Pflegekraft bei der Mobilisierung

Die Pflegekraft steht an vorderster Front, um den Patienten bei den ersten Mobilisierungen zu ermutigen und zu unterstützen. Dies ist ein schrittweiser Prozess, der vorsichtig durchgeführt werden muss, wobei die postoperativen Schmerzen, die Einschränkungen durch die Operation und der Allgemeinzustand des Patienten zu berücksichtigen sind.

1. **So früh wie möglich aufstehen**: Gemäß den medizinischen Empfehlungen ermutigt die Pflegekraft den Patienten, sich in den ersten Stunden nach dem Eingriff auf die Bettkante zu setzen, sofern der Chirurg oder das Ärzteteam dies genehmigt. Dies ermöglicht es, mit der Wiederherstellung des Gleichgewichts zu beginnen und ein allmähliches Erwachen der Muskeln zu fördern.

2. **Gehhilfe**: Wenn es dem Patienten möglich ist, aufzustehen, unterstützt ihn der Pfleger körperlich, indem er ihn bei seinen ersten Schritten begleitet, sei es im Zimmer oder auf dem Krankenhausflur. Dieses schrittweise Vorgehen hilft dem Patienten, nach und nach das Vertrauen in seine körperlichen Fähigkeiten wiederzuerlangen, und verhindert, dass er zu lange im Bett liegen bleibt.

3. **Überwachung und Ermutigung** : Es ist sehr wichtig, dass der Helfer auf **Reaktionen des Patienten** achtet, z. B. auf Schwindel, Anzeichen starker Müdigkeit oder

ungewöhnliche Schmerzen. Er sollte dem Patienten zuhören und ihn ermutigen, seine Grenzen langsam zu erweitern, ohne ihn zu überfordern.

4. **Richtige Lagerung**: Die Pflegekraft achtet darauf, dass der Patient im Bett in einer sitzenden oder halbsitzenden Position ist und wechselt regelmäßig die Position, um Druckstellen zu vermeiden, die zu Druckgeschwüren führen können.

Atemübungen: Lungenkomplikationen vorbeugen

Atemübungen sind eine weitere Säule der postoperativen Erholung, insbesondere nach Bauch- oder Brustkorboperationen oder wenn eine Vollnarkose verwendet wurde. Unbeweglichkeit, Schmerzen und Sedierung nach der Operation können die Atemkapazität beeinträchtigen und das Auftreten von Lungenkomplikationen wie **Atelektasen** oder **Lungenentzündungen** begünstigen. Wenn der Patient zu Atemübungen ermutigt wird, kann die Lungenventilation verbessert und ein guter Sauerstoffgehalt aufrechterhalten werden.

Die Ziele von Atemübungen

1. **Wiedereröffnung der Lungenbläschen**: Nach einer Vollnarkose können sich bestimmte Bereiche der Lunge teilweise verschließen, wodurch die Atemkapazität verringert wird. Atemübungen fördern die Wiedereröffnung der Alveolen, wodurch die Sauerstoffversorgung verbessert und das Risiko einer Atelektase verringert wird.

2. **Vorbeugung von Lungeninfektionen**: Durch die Anregung der tiefen Atmung helfen die Übungen, Sekrete aus den Atemwegen zu lösen, verhindern deren Stagnation und verringern das Risiko von Infektionen wie Lungenentzündungen.

3. **Schmerzlinderung**: Tiefe, kontrollierte Atemzüge können auch dazu beitragen, postoperative Schmerzen besser zu bewältigen, indem sie dem Patienten helfen, sich zu entspannen und schmerzhafte oberflächliche Atemzüge zu vermeiden.

Die Rolle der Pflegekraft bei den Atemübungen

Die Pflegekraft spielt eine grundlegende Rolle bei der Begleitung der Atemübungen, indem sie dem Patienten erklärt, wie sie richtig durchgeführt werden, und ihn motiviert, sie regelmäßig zu praktizieren.

1. **Zu tiefen Atemzügen ermutigen**: Sobald der Patient nach dem Eingriff wach ist, fordert die Pflegekraft ihn auf, **tiefe Atemzüge** zu machen, indem er den Bauch aufbläht und dann langsam ausatmet. Diese einfache Übung kann mehrmals pro Stunde wiederholt werden.

2. **Verwendung eines Spirometers** mit **Anreizfunktion**: Wenn ein **Spirometer mit Anreizfunktion** verschrieben wird, zeigt der Pflegende dem Patienten, wie er es richtig verwendet. Dieses Gerät hilft, die Amplitude der Atemzüge zu visualisieren und ermutigt den Patienten, tiefe Atemzüge zu machen, um eine gute Lungenfunktion aufrechtzuerhalten. Die Pflegekraft stellt sicher, dass der Patient das Gerät regelmäßig und unter den richtigen Bedingungen verwendet.

3. **Kontrolliertes Husten**: Die Pflegekraft bringt dem Patienten auch bei, wie er **kontrolliert husten** kann, um Bronchialsekret auszustoßen. Dabei geht es darum, tief einzuatmen, einige Sekunden lang zu halten und dann die Luft langsam durch Husten auszustoßen. Diese Übung kann besonders nach einer Bauch- oder Brustkorboperation hilfreich sein. Die Pflegekraft achtet darauf, dass der Patient den operierten Bereich mit den

Händen oder einem Kissen stützt, um Schmerzen beim Husten zu vermeiden.

Schmerzmanagement und Ermutigung zur Aktivität

Schmerzen sind ein Faktor, der die Mobilisierung und die Atemübungen einschränken kann. Daher ist es wichtig, dass die Pflegekraft auf die **Schmerzbehandlung** des Patienten achtet, damit dieser sich ohne übermäßige Beschwerden bewegen und atmen kann.

Überwachung und Bewertung von Schmerzen

Die Pflegekraft beurteilt regelmäßig die Schmerzintensität des Patienten mithilfe spezieller Skalen (numerische Skala, visuelle Analogskala) und stellt sicher, dass die **verschriebenen Schmerzmittel** vor den Schlüsselmomenten der Mobilisierung oder der Atemübungen optimal verabreicht werden.

Ermutigung trotz Schmerzen

Es ist wichtig zu betonen, dass postoperative Schmerzen zwar in manchen Fällen unvermeidbar sind, den Patienten aber nicht von **Aktivitäten** abhalten dürfen, die für seine Genesung **entscheidend** sind. Die Pflegekraft sollte unter Beachtung der Grenzen des Patienten erklären, dass Bewegung und tiefes Atmen auch bei mäßigen Schmerzen entscheidend sind, um ernsthaftere Komplikationen zu vermeiden.

Regelmäßige Überwachung und Neubewertung

Schließlich ist der Pflegehelfer für die **regelmäßige Überwachung der Entwicklung des Patienten** verantwortlich. Er muss den Fortschritt der Mobilisierung und der Atemübungen überwachen und seine Vorgehensweise an die Bedürfnisse und den Zustand des Patienten anpassen. Dies beinhaltet :

- Die Fortschritte in Bezug auf Mobilität und Atmung festzuhalten ;
- Alle Komplikationen oder Schwierigkeiten (z. B. Anzeichen einer Atemdekompensation oder Schmerzen, die die Übungen behindern) dem medizinischen Team zu melden;
- Den Patienten auch nach den ersten kritischen Tagen weiter zu motivieren, damit die Bemühungen aufrechterhalten werden.

- Bedeutung der Ernährung im Rehabilitationsprozess

Die **Ernährung** spielt eine grundlegende Rolle im **Rehabilitationsprozess** nach einer Krankheit, einem chirurgischen Eingriff oder einem Trauma. Denn die richtige Ernährung fördert nicht nur den Heilungsprozess, sondern unterstützt auch die Erholung der Muskeln, stärkt das Immunsystem und verbessert die Lebensqualität des Patienten. Im Rahmen der Rehabilitation, sei es in der postoperativen Phase oder bei der langfristigen Bewältigung einer chronischen Krankheit, ist die Ernährung weit mehr als nur eine Energieunterstützung: Sie wird zu einem wesentlichen therapeutischen Hebel.

Die Rolle der Ernährung bei der Wundheilung und Heilung

Nach einem chirurgischen Eingriff oder einer Verletzung benötigt der Körper eine optimale Nährstoffversorgung, um eine **effektive Wundheilung** und die **Reparatur des** beschädigten **Gewebes** gewährleisten zu können. Die Wundheilung ist ein komplexer Prozess, der wichtige Ressourcen bindet. Ohne eine ausreichende Versorgung mit **Nährstoffen** kann dieser Prozess verlangsamt werden, wodurch sich das Risiko von Komplikationen erhöht.

Proteine: die wichtigsten Bausteine für die Reparatur von Gewebe

Proteine spielen eine zentrale Rolle beim **Wiederaufbau von Gewebe** und bei der **Synthese von Enzymen**, die für die Wundheilung notwendig sind. Sie liefern die essentiellen Aminosäuren für die Produktion von Kollagen, dem Schlüsselprotein bei der Bildung von Narbengewebe. Bei einem Patienten in der Rehabilitationsphase kann eine unzureichende Proteinzufuhr die Wundheilung beeinträchtigen, den Krankenhausaufenthalt verlängern und das Infektionsrisiko erhöhen.

Patienten, die sich einer Operation oder Verletzung unterziehen mussten, sollten daher eine Ernährung erhalten, die reich an **hochwertigen Proteinen** wie magerem Fleisch, Fisch, Eiern und Milchprodukten ist. In manchen Fällen können proteinreiche Nahrungsergänzungsmittel empfohlen werden, insbesondere bei älteren oder unterernährten Patienten, die oft einen erhöhten Proteinbedarf haben.

Mikronährstoffe und Wundheilung

Neben Proteinen sind auch spezifische **Mikronährstoffe** für die Wundheilung von entscheidender Bedeutung :

*   **Zink** ist an der Zellregeneration und der Wundheilung beteiligt.
*   **Vitamin C** ist entscheidend für die Kollagensynthese und hat antioxidative Eigenschaften, die helfen, das Gewebe zu schützen, das gerade repariert wird.
*   **Eisen** trägt zur Sauerstoffversorgung des Gewebes bei, indem es die Produktion der roten Blutkörperchen fördert, die für den Sauerstofftransport zu den verletzten Bereichen unerlässlich sind.

Ein Mangel an diesen Nährstoffen kann zu schlechter Wundheilung, Infektionen und einer Verzögerung der Rehabilitation führen.

Ernährung und Erhaltung der Muskelmasse

Eines der Hauptziele der Rehabilitation, vor allem nach einem langen Krankenhausaufenthalt oder Immobilisierung, ist es, den **Muskelabbau zu** verhindern und **die Kraft wiederherzustellen**. **Sarkopenie**, d. h. der Verlust von Muskelmasse, ist bei bettlägerigen oder durch Krankheit geschwächten Patienten häufig anzutreffen. Ohne eine angemessene Ernährung kann dieser Muskelverlust die körperliche Rehabilitation gefährden, die Genesung erschweren und die Wiedererlangung der Selbstständigkeit verzögern.

Proteine und Muskelrehabilitation

Proteine sind wieder einmal eine zentrale Säule zur Unterstützung der Muskelrehabilitation. Die Zufuhr von essentiellen Aminosäuren, insbesondere von **Leucin**, ist besonders wichtig, um die Proteinsynthese anzuregen und den Muskelaufbau zu fördern. In der postoperativen Phase oder nach einer längeren Immobilisierung kann eine angemessene Proteinzufuhr den Muskelabbau begrenzen und die Erholung beschleunigen.

Die Bedeutung von Kalorien

Neben Proteinen ist eine ausreichende Kalorienzufuhr entscheidend, um die für die Muskelrehabilitation erforderliche Energie zu liefern. Patienten, die nicht genügend Kalorien zu sich nehmen, um ihren Stoffwechselbedarf zu decken, haben ein erhöhtes Risiko für Muskelverlust und Schwäche. Dies kann ihre Erholungszeit verlängern und die körperliche Rehabilitation erschweren. **Komplexe Kohlenhydrate** und **gesunde Fette** sollten daher ein fester Bestandteil der Ernährung sein, um eine ausgewogene Energiezufuhr zu gewährleisten.

Stärkung des Immunsystems

Eine angemessene Ernährung ist auch für die Stärkung des **Immunsystems** unerlässlich, das nach einer Operation oder Krankheit oft geschwächt ist. Mit einem gesunden Immunsystem lassen sich Infektionen besser bekämpfen und das Risiko von Komplikationen wie nosokomialen Infektionen oder postoperativen Komplikationen verringern.

Die Rolle von Nährstoffen bei der Immunität

Einige Vitamine und Mineralien spielen eine direkte Rolle bei der Funktion des Immunsystems. Zum Beispiel :

- **Vitamin A** trägt dazu bei, die Integrität der Schleimhäute und der Haut zu erhalten, die physische Barrieren gegen Infektionen darstellen.
- **Vitamin D** ist an der Regulierung der Immunantwort beteiligt, und ein Mangel kann dazu führen, dass der Patient anfälliger für Infektionen wird.
- **Zink** und **Selen** tragen zu einer normalen Funktion der Immunzellen, insbesondere der Lymphozyten, bei, die eine Schlüsselrolle bei der Abwehr von Infektionen spielen.

Durch die Aufrechterhaltung einer optimalen Versorgung mit diesen Mikronährstoffen kann der Patient während der Rehabilitation von einem besseren Immunschutz profitieren.

Vorbeugung von ernährungsbedingten Komplikationen

Rehabilitationspatienten sind aufgrund von vermindertem Appetit, postoperativen Schmerzen oder Müdigkeit häufig **ernährungsbedingten Komplikationen** wie Unterernährung ausgesetzt. **Unterernährung** kann nicht nur die Genesung verlangsamen, sondern auch den allgemeinen Gesundheitszustand des Patienten verschlechtern, indem sie das Risiko postoperativer Komplikationen und erneuter Krankenhauseinweisungen erhöht.

Ernährungsscreening und -überwachung

Es ist von entscheidender Bedeutung, dass das Gesundheitspersonal, einschließlich der **Pflegekräfte**, bei Rehabilitationspatienten auf Anzeichen von Unterernährung achtet. Ungewollter Gewichtsverlust, verminderter Appetit oder Schwierigkeiten beim Essen sollten umgehend gemeldet werden, damit die Nährstoffzufuhr angepasst werden kann. Der Einsatz von oralen **Nahrungsergänzungsmitteln** in Form von mit Proteinen und Kalorien angereicherten Getränken kann erforderlich sein, um Mangelerscheinungen auszugleichen und einer Unterernährung vorzubeugen.

Anpassung der Ernährung an spezifische Bedürfnisse

In einigen Fällen können Rehabilitationspatienten aufgrund ihrer Erkrankung oder Operation spezielle Diäten benötigen. Zum Beispiel:

- Nach einer **Operation am Verdauungstrakt** kann es notwendig sein, die Textur der Nahrung anzupassen oder bestimmte Nahrungsmittelarten einzuschränken, um eine Reizung des Verdauungstrakts zu vermeiden.
- Patienten mit **Nierenerkrankungen** benötigen möglicherweise eine Diät, die arm an Protein, Natrium oder Kalium ist.
- Diabetespatienten sollten ihre Kohlenhydrataufnahme überwachen, um eine optimale Blutzuckerkontrolle aufrechtzuerhalten.

In diesen Situationen spielt die Pflegekraft eine wichtige Rolle, indem sie darauf achtet, dass die verordnete Diät eingehalten wird, und indem sie hilft, den Patienten über notwendige Ernährungsanpassungen aufzuklären.

Ernährungsbezogene psychologische Unterstützung

Die psychologischen Auswirkungen der Ernährung in der Rehabilitation dürfen nicht unterschätzt werden. Für viele Patienten ist Essen nicht nur eine Energiequelle, sondern auch ein Element, das Trost spendet und Freude bereitet. Nach einer Krankheit oder einem chirurgischen Eingriff kann es für manche Patienten schwierig sein, wieder eine positive Beziehung zum Essen aufzubauen, insbesondere aufgrund von Einschränkungen beim Essen oder der Angst, bestimmte Lebensmittel zu essen.

Die Pflegekraft kann in Zusammenarbeit mit **Diätassistenten** eine Schlüsselrolle dabei spielen, den Patienten zu ermutigen, positiv an das Thema Ernährung heranzugehen, indem sie ihm erklärt, wie wichtig die Nahrungsaufnahme für seine Genesung ist, und Lösungen findet, um die Mahlzeiten angenehmer zu gestalten und an seinen Geschmack anzupassen.

3 Die soziale und berufliche Wiedereingliederung von gastroenterologischen Patienten

- Die Begleitung der Patienten bei der Wiederaufnahme ihres Alltags und ihres Berufslebens

Die **Begleitung der Patienten bei der Wiederaufnahme ihres Alltags und ihres Berufslebens** ist eine entscheidende Phase im Heilungs- und Rehabilitationsprozess. Nach einer Krankheit, einem Krankenhausaufenthalt oder einem chirurgischen Eingriff kann die Rückkehr zur Normalität eine komplexe Herausforderung sein, die es zu bewältigen gilt. Dies beschränkt sich nicht nur auf die körperliche Erholung: Die Wiedereingliederung in das Alltags- und Berufsleben erfordert auch eine psychologische, soziale und oft auch praktische Anpassung. Den Pflegekräften, insbesondere den Pflegeassistenten, kommt in diesem Prozess eine Schlüsselrolle zu. Sie helfen den Patienten, ihre Selbstständigkeit allmählich wiederzuerlangen, und unterstützen sie dabei in jeder Phase der Rückkehr ins Berufsleben.

Die Bedeutung der schrittweisen Rehabilitation

Die **schrittweise Rehabilitation** ist ein grundlegendes Prinzip, um eine erfolgreiche Wiederaufnahme der täglichen und beruflichen Aktivitäten zu erleichtern. Es ist von entscheidender Bedeutung, den physischen und psychologischen Zustand sowie mögliche funktionelle Einschränkungen des Patienten zu berücksichtigen, um ihm zu ermöglichen, schrittweise seinen Lebensrhythmus wiederzufinden, ohne einen Rückfall oder eine Überlastung zu riskieren.

Wiederaufnahme von körperlichen und täglichen Aktivitäten

Nach einer langen Ruhephase oder einer längeren Rekonvaleszenz kann es für den Patienten schwierig sein, seine häuslichen Tätigkeiten wie Hausarbeit, Reisen oder die Führung des Familienlebens wieder aufzunehmen. Der **Verlust der Mobilität**, die **Müdigkeit** nach der Operation oder die Nachwirkungen der Krankheit können die Fähigkeit des Patienten einschränken, sich wieder in seinen Alltag einzufügen.

Die Rolle des Pflegepersonals besteht darin, den Patienten zu einer **schrittweisen Wiederaufnahme körperlicher Aktivitäten** entsprechend seinen Fähigkeiten und den ärztlichen Empfehlungen anzuleiten. Dies umfasst :

- **Angepasste Aktivitäten planen**: Ermutigen Sie den Patienten, einfache Alltagshandlungen wieder aufzunehmen, z. B. regelmäßig aufzustehen, zu gehen oder leichte Hausarbeiten zu erledigen. Diese Aktivitäten fördern nicht nur die körperliche Erholung, sondern auch das Gefühl von Selbstständigkeit und Selbstvertrauen.

413

- **Unterstützung des Umgangs mit Müdigkeit**: Die Pflegekräfte sollten dem Patienten helfen, Anstrengung und Erholung ins Gleichgewicht zu bringen. Übermäßige Müdigkeit kann entmutigend und kontraproduktiv sein, während unzureichende Aktivität die Erholung verlangsamen kann.
- **Bei Bedarf die Wohnung anpassen**: In manchen Fällen kann es notwendig sein, die Wohnumgebung des Patienten anzu**passen**, z. B. Haltegriffe anzubringen oder den Raum so zu organisieren, dass die körperliche Anstrengung minimiert und die Sicherheit gewährleistet wird.

Psychologische Vorbereitung auf die Rückkehr ins Berufsleben

Auf psychologischer Ebene kann die Rückkehr in ein normales Leben **zu Stress**, **Angst** oder **mangelndem Selbstvertrauen** führen, insbesondere wenn die Krankheit oder der Eingriff traumatisch war oder mit erheblichen Einschränkungen einherging. Viele Patienten äußern Bedenken, ob sie in der Lage sein werden, ihren alten Lebensrhythmus oder ihre beruflichen Pflichten wieder aufzunehmen, insbesondere wenn sie lange Zeit abwesend waren.

Pflegekräfte spielen eine entscheidende Rolle bei der **emotionalen Unterstützung** von Patienten :

- **Ermutigen und beruhigen** : Die Betreuer sollten ein offenes Ohr für die Sorgen des Patienten haben und ihn regelmäßig ermutigen. Sie können ihm auch versichern, dass der Rehabilitationsprozess Zeit braucht und dass es normal ist, auf dem Weg dorthin auf Hindernisse zu stoßen.
- **Begleitung bei der Stressbewältigung**: Bei manchen Patienten kann die Angst vor der Wiederaufnahme von Aktivitäten stark ausgeprägt sein. Die Pflegekraft kann helfen, indem sie Entspannungsübungen anbietet oder den

414

Patienten bei Bedarf an **psychologische Unterstützung** verweist.

Die schrittweise Rückkehr ins Berufsleben

Die Wiederaufnahme einer beruflichen Tätigkeit nach einer längeren Krankheits- oder Genesungsphase kann eine noch größere Herausforderung darstellen. Die **Wiedereingliederung in die Arbeitswelt** erfordert sowohl physische als auch psychologische Vorbereitung sowie die Koordination mit Arbeitgebern und arbeitsmedizinischen Diensten, damit der Übergang möglichst reibungslos verläuft.

Die Rückkehr an den Arbeitsplatz anpassen

In vielen Fällen wird eine **schrittweise Rückkehr** an den Arbeitsplatz empfohlen. Es ist wichtig, diese Wiederaufnahme vorzubereiten und dabei zu berücksichtigen, ob der Patient in der Lage ist, seine früheren Aufgaben zu übernehmen, ohne seine Gesundheit zu gefährden.

1. **Therapeutische Teilzeitarbeit**: Für Patienten, die nicht sofort wieder voll in den Beruf einsteigen können, wird häufig eine **therapeutische Teilzeitarbeit** eingerichtet. Dies ermöglicht es dem Patienten, langsam und mit reduzierten Arbeitszeiten wieder anzufangen, während er weiterhin medizinisch betreut wird.

2. Arbeitsplatzanpassungen: Je nach Art der Beschäftigung des Patienten **können** spezifische **Anpassungen** erforderlich sein, wie z. B. die Reduzierung körperlicher Aufgaben, die Verringerung der Verantwortung oder die Veränderung der Arbeitsumgebung. Das Pflegepersonal kann in Zusammenarbeit mit Ergonomen und dem Arbeitsmediziner dabei helfen, diese Bedürfnisse zu erkennen und die notwendigen Anpassungen vorzubereiten.

415

3. **Kommunikation mit dem Arbeitgeber**: Das Pflegepersonal kann dem Patienten raten, eine **offene Kommunikation** mit seinem Arbeitgeber aufzunehmen, um die Modalitäten der Wiederaufnahme festzulegen. Diese Kommunikation ist wichtig, um den Druck einer überstürzten Rückkehr zu vermeiden und einen realistischen Plan für die Wiederaufnahme zu erstellen.

Vertrauen und Motivation stärken

Die Rückkehr an den Arbeitsplatz kann bei Patienten **Zweifel** auslösen. Sie fragen sich oft, ob sie in der Lage sein werden, ihren gewohnten Rhythmus wieder aufzunehmen, Verantwortung zu übernehmen oder leistungsfähig zu bleiben. Der Pfleger hat die Aufgabe, **das** Selbstvertrauen des Patienten zu **stärken** :

- **Erreichte Fortschritte wertschätzen**: Es ist wichtig, den Patienten an die Schritte zu erinnern, die er bereits erfolgreich unternommen hat, um ihm zu zeigen, dass die schrittweise Wiedereingliederung in das Berufsleben ein logischer Schritt in seinem Rehabilitationsprozess ist.
- **Erreichbare Ziele setzen**: Wenn man dem Patienten hilft, sich **realistische Ziele** für die Wiederaufnahme der Arbeit zu setzen, kann man Erschöpfung und Enttäuschung vorbeugen und ein Gefühl des ständigen Fortschritts aufrechterhalten.

Umgang mit Müdigkeit und körperlichen Einschränkungen

Nach einer Krankheit oder Operation kann die **Müdigkeit** lange anhalten und die Fähigkeit des Patienten einschränken, mit voller Leistung zu arbeiten. Es ist entscheidend, dass der Patient lernt, mit dieser Müdigkeit umzugehen, indem er sich Ruhepausen gönnt und seinen Arbeitsrhythmus anpasst.

Die Betreuer können :

- **Zeit- und Energiemanagement unterrichten**: Zu wissen, wie man seine Aufgaben entsprechend dem eigenen Energielevel plant, hilft dem Patienten, produktiv zu bleiben, ohne sich zu erschöpfen. Dazu gehören auch regelmäßige Pausen und die Anpassung der Arbeitszeiten, falls erforderlich.
- **Überlastung vorbeugen**: Der Patient sollte auf Anzeichen von Überlastung wie anhaltende Müdigkeit, Schmerzen oder nachlassende Konzentration aufmerksam gemacht werden und nicht zögern, seine Arbeitszeiten anzupassen oder bei Bedarf um Hilfe zu bitten.

Medizinische Betreuung und Anpassungen

Die Rückkehr in das Alltags- und Berufsleben sollte nicht überstürzt erfolgen. Eine **regelmäßige medizinische Überwachung** ist unerlässlich, um den Wiedereingliederungsplan an die gesundheitlichen Entwicklungen des Patienten anzupassen. Der behandelnde Arzt sollte in Zusammenarbeit mit dem Behandlungsteam die Fortschritte des Patienten beurteilen und entscheiden, ob Anpassungen erforderlich sind.

Nachsorge nach einer Operation oder Krankheit

Je nach Art der Erkrankung oder des Eingriffs kann es sein, dass der Patient **regelmäßige** Konsultationen benötigt, um seine Genesung zu überwachen, insbesondere wenn es sich um eine chronische Krankheit oder eine größere Operation handelt. Diese Konsultationen ermöglichen es, den allgemeinen Zustand des Patienten zu beurteilen, die Behandlung oder Pflege anzupassen und sicherzustellen, dass die Wiederaufnahme der Aktivitäten ohne Komplikationen erfolgt.

Neubewertung der funktionalen Fähigkeiten

Es können auch regelmäßige Untersuchungen erforderlich sein, um **die körperlichen Fähigkeiten** des Patienten **neu zu bewerten** und die Empfehlungen anzupassen. Dazu gehören Mobilitätstests, Untersuchungen der Muskelkraft oder allgemeine Gesundheitschecks, bei denen beurteilt wird, ob der Patient sein Aktivitätsniveau allmählich steigern kann.

Begleitung von Angehörigen und psychologische Unterstützung

Die **Angehörigen des Patienten** spielen eine wichtige Rolle bei der Wiederaufnahme des Alltags und des Berufslebens. Sie sind oft die ersten psychologischen und praktischen Unterstützer des Patienten, können aber auch selbst von der Krankheit oder der Genesung betroffen sein. Das Pflegepersonal sollte darauf achten, dass die Angehörigen in den Rehabilitationsprozess einbezogen werden.

Emotionale Unterstützung und Information

Angehörige benötigen möglicherweise **Beratung** und **Unterstützung**, um die Bedürfnisse des Patienten zu verstehen und ihm angemessen zu helfen. Ihre Beteiligung ist wertvoll, um die Reintegration zu fördern, aber sie müssen auch über die Grenzen des Patienten und darüber informiert sein, wie sie ihn begleiten können, ohne ihn zu überbehüten oder zu überfordern.

Der Erschöpfung von pflegenden Angehörigen vorbeugen

Die **Unterstützung der Angehörigen** ist ebenfalls von entscheidender Bedeutung, um eine Erschöpfung der pflegenden Familienmitglieder zu verhindern. Sie sollten ermutigt werden, sich um sich selbst zu kümmern, während sie gleichzeitig Hilfe bei der Wiedereingliederung des Patienten in sein Alltagsleben anbieten. Das Pflegepersonal kann die Familien auch an **unterstützende Ressourcen** oder häusliche Hilfsdienste verweisen, um ihre Belastung zu verringern.

- Tipps zum Umgang mit Ernährung und Aktivitäten nach einem Krankenhausaufenthalt

Nach einem Krankenhausaufenthalt spielt das Ernährungs- und Aktivitätsmanagement eine entscheidende Rolle für die Genesung und die Wiedereingliederung des Patienten in sein Alltagsleben. Die Pflege endet nicht mit der Entlassung aus dem Krankenhaus: Dann beginnt eine heikle Zeit, in der die Ernährung und die Aktivitäten **schrittweise angepasst** werden müssen, um eine optimale Genesung zu gewährleisten, Komplikationen vorzubeugen und die Energie für die Wiederaufnahme normaler Aktivitäten zu gewinnen. Unabhängig davon, ob der Krankenhausaufenthalt aufgrund einer akuten Erkrankung, einer Operation oder der Exazerbation einer chronischen Erkrankung erfolgt, benötigt der Patient eine **angemessene Beratung**, um diesen Übergang reibungslos zu bewältigen. Im Folgenden finden Sie einige Empfehlungen, die Patienten bei der Steuerung ihrer Ernährung und ihrer Aktivitäten nach einem Krankenhausaufenthalt anleiten sollen.

Die Ernährung anpassen, um die Erholung zu unterstützen

Die Ernährung nach einem Krankenhausaufenthalt ist wichtig, um den **Heilungsprozess** zu unterstützen, die **Wundheilung** zu fördern und die Energie des Patienten wiederherzustellen. Nach einem Krankenhausaufenthalt kann der Körper geschwächt sein und benötigt eine angemessene Nährstoffzufuhr, um sich wieder aufzubauen. Die Ernährung sollte daher ausgewogen und reich an essentiellen Nährstoffen sein und gleichzeitig an die Verdauungsfähigkeiten des Patienten angepasst werden, die beeinträchtigt sein können.

Eine nährstoffreiche Ernährung fördern

Priorität hat die Versorgung mit den für die Erholung notwendigen **Nährstoffen** :

- **Proteine**: Sie sind für die Reparatur des Gewebes und die Erholung der Muskeln unerlässlich. Mageren Proteinquellen wie Eiern, Fisch, Geflügel, Tofu oder Hülsenfrüchten sollte der Vorzug gegeben werden. Wenn der Patient einen erhöhten Bedarf hat (z. B. nach einer Operation), können proteinreiche **Nahrungsergänzungsmittel** in Betracht gezogen werden.
- **Vitamine und Mineralstoffe**: Mikronährstoffe wie **Vitamin C**, das für die Wundheilung wichtig ist, **Zink** für das Immunsystem und **Eisen** zur Bekämpfung von Anämie müssen über eine abwechslungsreiche Ernährung zugeführt werden. Frisches Obst und Gemüse sowie eisenreiche Lebensmittel wie Spinat oder mageres rotes Fleisch sollten regelmäßig verzehrt werden.
- **Flüssigkeitszufuhr**: Eine ausreichende **Flüssigkeitszufuhr** ist von entscheidender Bedeutung, insbesondere nach einem Krankenhausaufenthalt. Wasser, Kräutertees und Brühen sollten bevorzugt werden, um eine Dehydrierung zu vermeiden, die nach einer Krankheit oder Operation schnell eintreten kann.

Die Ernährung an die spezifischen Bedürfnisse anpassen

Einige Patienten haben je nach Art ihres Krankenhausaufenthalts oder ihres Gesundheitszustands möglicherweise besondere Ernährungsbedürfnisse:

- **Leichte Kost** nach Bauchoperationen: Für Patienten, die sich einer Operation am Verdauungstrakt unterziehen mussten, wird eine **leicht verdauliche Kost** wie Suppen, Kompotte oder Pürees empfohlen, bevor allmählich wieder festere Nahrung eingeführt wird. Dadurch wird der

Verdauungstrakt geschützt und gleichzeitig eine ausreichende Nährstoffzufuhr gewährleistet.

- Mahlzeiten **aufteilen**: Nach einem Krankenhausaufenthalt kann der Appetit gemindert oder die Verdauungskapazität beeinträchtigt sein. Es ist daher ratsam, **die Mahlzeiten** über den Tag **verteilt** in mehrere kleine Portionen **aufzuteilen**, um ein Völlegefühl zu vermeiden und eine kontinuierliche Energiezufuhr zu gewährleisten.
- **Reizende Nahrungsmittel vermeiden** : In manchen Fällen können Nahrungsmittel nach einem Krankenhausaufenthalt reizend oder schwer verdaulich sein, insbesondere bei Patienten mit Verdauungserkrankungen. Es wird empfohlen, fettige, scharfe oder saure Speisen sowie kohlensäurehaltige Getränke zu meiden, um Verdauungsbeschwerden vorzubeugen.

Auf Gewichtszunahme oder Unterernährung achten

Nach einem Krankenhausaufenthalt haben einige Patienten möglicherweise ungewollt an Gewicht verloren oder zeigen Anzeichen von **Unterernährung**. Es ist wichtig, die Entwicklung des Gewichts und des Ernährungszustands des Patienten zu verfolgen, insbesondere bei älteren Menschen oder solchen mit erhöhtem Energiebedarf. Wenn die Ernährung allein nicht ausreicht, um den Nährstoffbedarf zu decken, können **Nahrungsergänzungsmittel** eingeführt werden, immer in Absprache mit einem Ernährungsberater oder einem Angehörigen der Gesundheitsberufe.

Schrittweise wieder mit körperlichen Aktivitäten beginnen

Nach einem Krankenhausaufenthalt sollte die **Wiederaufnahme körperlicher Aktivitäten** schrittweise erfolgen und an den Gesundheitszustand des Patienten angepasst werden. Längere Bewegungslosigkeit während des Krankenhausaufenthalts kann zu **Muskelabbau**, verminderter Mobilität und allgemeiner Müdigkeit führen. Daher ist es entscheidend, langsam wieder anzufangen, die Fähigkeiten des Körpers zu respektieren und die ärztlichen Empfehlungen zu berücksichtigen.

Frühe Mobilisierung und sanfte Aktivitäten

Sobald der Patient aus dem Krankenhaus entlassen wird, sollte er dazu ermutigt werden, sich zu bewegen, aber nichts zu überstürzen. **Sanfte Aktivitäten** wie Spazierengehen sind ein hervorragendes Mittel, um mit der schrittweisen Wiedererlangung der Mobilität zu beginnen und den mit Immobilität verbundenen Komplikationen wie Venenthrombosen oder Druckgeschwüren vorzubeugen.

- **Gehen**: Es wird empfohlen, mit **kurzen Spaziergängen** mehrmals täglich zu beginnen und die Dauer und Distanz je nach Toleranz des Patienten allmählich zu steigern. Spazierengehen hilft, die Durchblutung anzuregen, stärkt die Muskeln und verbessert die Atmung.
- **Atemübungen**: Nach einer Operation, insbesondere einer Bauch- oder Brustkorboperation, sind Atemübungen zur **Vermeidung von Lungenkomplikationen** unerlässlich. Der Patient sollte dazu angehalten werden, regelmäßig tiefe Atemzüge zu üben und, falls verordnet, ein Spirometer mit Anreizfunktion zu verwenden.
- **Vermeiden von** plötzlichen **Anstrengungen**: Es ist wichtig, den Patienten daran zu erinnern, plötzliche oder intensive körperliche Anstrengungen zu vermeiden, insbesondere nach einer Operation. Das Heben schwerer Gegenstände, das Laufen oder die Wiederaufnahme sportlicher Aktivitäten zu einem zu frühen Zeitpunkt kann zu Komplikationen oder einem Wiederauftreten der Symptome führen.

Planen Sie einen schrittweisen Anstieg der Aktivität

Die Rückkehr zu gewohnten körperlichen Aktivitäten oder sogar zum Sport sollte schrittweise erfolgen. Je nach Gesundheitszustand des Patienten und der Art des Eingriffs oder der Krankheit wird der Plan für die Wiederaufnahme körperlicher Aktivitäten entsprechend angepasst.

• **Muskeln allmählich stärken**: Nach einem längeren Krankenhausaufenthalt oder einer längeren Ruhephase können die Muskeln geschwächt sein. Es werden **sanfte** Übungen zur **Stärkung der Muskeln** empfohlen, z. B. Stretching, Kräftigungsübungen oder die Verwendung von Gummibändern mit leichtem Widerstand.
• **Planen Sie Rehabilitationsübungen**: Bei manchen Patienten kann eine **funktionelle Rehabilitation** unter der Aufsicht eines Physiotherapeuten erforderlich sein, um die Beweglichkeit und Kraft nach einer Operation oder einem Trauma wiederherzustellen. Diese gezielten und schrittweisen Übungen beugen Gelenkversteifungen vor und stellen die körperlichen Fähigkeiten des Patienten wieder her.

Mit Müdigkeit umgehen und auf den Körper hören

Einer der heikelsten Aspekte in der Zeit nach dem Krankenhausaufenthalt ist der **Umgang mit Müdigkeit**. Diese kann nach einer Krankheit oder Operation noch lange anhalten, und es ist von entscheidender Bedeutung, dass der Patient lernt, seine Grenzen zu erkennen und seine Aktivitäten entsprechend anzupassen.

Regelmäßige Ruhezeiten einplanen

Müdigkeit nach einer Operation oder Krankheit ist normal, sollte aber mit Bedacht behandelt werden. Dem Patienten wird empfohlen, zwischen **Zeiten** der **Aktivität** und **Zeiten der Ruhe** abzuwechseln, um eine körperliche Erschöpfung zu vermeiden. Die Patienten sollten dazu angehalten werden, auf ihren Körper zu hören und sich auszuruhen, sobald sie eine starke Müdigkeit verspüren.

Vermeiden Sie eine zu schnelle Rückkehr zum normalen Rhythmus

Für manche Patienten ist es verlockend, nach einem Krankenhausaufenthalt **schnell wieder ihre** gewohnten **Aktivitäten** oder sogar ihre Arbeit **aufnehmen** zu wollen. Diese Eile kann jedoch kontraproduktiv sein und zu Rückfällen oder einer Verlangsamung des Heilungsprozesses führen. Die Patienten sollten dazu angehalten werden, den Erholungsrhythmus, den ihr Körper vorgibt, einzuhalten und dabei **Übereifer** zu vermeiden.

Medizinischen Empfehlungen folgen

Jeder Patient ist einzigartig und die Wiederaufnahme von Aktivitäten sollte auf der Grundlage der **spezifischen Empfehlungen** des Arztes erfolgen. In manchen Fällen sind regelmäßige Kontrolluntersuchungen erforderlich, um den Fortschritt der Genesung zu beurteilen und die Aktivitäten entsprechend den Ergebnissen anzupassen.

Psychologische und soziale Unterstützung nach dem Krankenhausaufenthalt

Die Zeit nach dem Krankenhausaufenthalt kann auch in **psychologischer** Hinsicht schwierig sein. Das Gefühl, verletzlich zu sein, Angst vor der Wiederaufnahme von Aktivitäten oder Angst vor Komplikationen sind bei Patienten häufig anzutreffen, vor allem nach einer langen Genesungszeit.

Zuhören und moralische Unterstützung

Nicht nur das Pflegepersonal, sondern auch die Angehörigen spielen eine Schlüsselrolle bei der **psychologischen Unterstützung** von Patienten nach einem Krankenhausaufenthalt. Es ist wichtig, ihnen ein offenes Ohr zu bieten, sie hinsichtlich ihrer Erholungsfähigkeit zu beruhigen und sie daran zu erinnern, dass die Rehabilitation ein Prozess ist, der Zeit braucht.

Sozialisierung fördern

Die Wiederaufnahme **leichter sozialer Aktivitäten** ist ebenso wichtig wie die Wiederaufnahme körperlicher Aktivitäten. Der Kontakt mit Freunden, Verwandten oder die Teilnahme an sanften sozialen Aktivitäten hilft, **Stress abzubauen** und eine positive Stimmung zu erhalten, die für die Genesung wichtig ist.

Kapitel 12

Betreuung von Patienten am Lebensende in der Gastroenterologie

1 Der Stellenwert der Palliativmedizin in der Gastroenterologie

- Wenn eine Verdauungskrankheit unheilbar wird: die Rolle der Palliativmedizin

Wenn eine **Verdauungserkrankung unheilbar wird**, verschieben sich die Prioritäten der Pflege weg von der Heilung hin zum Patientenkomfort, zur **Linderung der Symptome** und zur **Lebensqualität**. Hier kommt die **Palliativmedizin** ins Spiel, ein wesentlicher Ansatz zur Begleitung von Patienten mit fortgeschrittenen Verdauungskrankheiten wie Leber-, Bauchspeicheldrüsen- oder Darmkrebs im Endstadium oder chronischen Erkrankungen wie dekompensierter Zirrhose oder schwerem, therapierefraktärem Morbus Crohn.

Palliativmedizin zielt nicht auf Heilung ab, sondern bietet eine ganzheitliche Betreuung, die die **physischen, psychologischen, sozialen** und **spirituellen** Dimensionen des Leidens berücksichtigt. Sie stellt eine echte Kontinuität der Versorgung dar, die darauf abzielt, die Würde des Patienten zu wahren und ihn und seine Familie angesichts der komplexen Herausforderungen einer unheilbaren Krankheit zu unterstützen. Die Rolle der Pflegekräfte, insbesondere der Pflegehelfer, in diesem Rahmen ist von entscheidender Bedeutung, um den Patienten wohlwollend und angemessen zu **begleiten** und auf seine besonderen Bedürfnisse in dieser Lebensphase einzugehen.

Linderung körperlicher Symptome

Die **körperlichen Symptome** fortgeschrittener Verdauungserkrankungen können äußerst belastend sein. In diesem Zusammenhang hat die Symptomkontrolle oberste Priorität, um das Wohlbefinden des Patienten zu gewährleisten. Die Palliativmedizin konzentriert sich darauf, **unangenehme** oder **schmerzhafte** Symptome zu erkennen und zu behandeln, und berücksichtigt dabei das Fortschreiten der Krankheit.

Umgang mit Schmerzen

Schmerzen sind oft ein Hauptsymptom bei unheilbaren Erkrankungen des Verdauungstrakts, insbesondere bei Krebserkrankungen des Verdauungstrakts (Bauchspeicheldrüse, Leber, Magen). Die Schmerzkontrolle ist daher eine Priorität. In der Palliativmedizin wird auf eine Reihe von **Analgetika** zurückgegriffen, die von nichtsteroidalen Entzündungshemmern bis hin zu Opioiden für stärkere Schmerzen reichen.

Das Pflegepersonal muss auf die **Art der Schmerzen**, ihre Intensität und die Reaktion auf die Behandlung achten. Die regelmäßige Verabreichung von Schmerzmitteln mit Anpassungen je nach Schmerzverlauf ist notwendig, um zu verhindern, dass die Schmerzen unkontrollierbar werden.

Umgang mit Verdauungssymptomen

Neben Schmerzen treten häufig **Verdauungssymptome** auf, die besonderer Aufmerksamkeit bedürfen. Patienten mit unheilbaren Erkrankungen des Verdauungstrakts leiden häufig unter :

*   **Übelkeit und Erbrechen**: Diese Symptome können durch den Darmverschluss, die Behandlungen oder den Krankheitsverlauf verursacht werden. Die Palliativmedizin umfasst die Verwendung von Antiemetika (Medikamente gegen Übelkeit) und geeignete Behandlungen, um diese Symptome zu lindern.
*   **Verstopfung** oder **Durchfall**: Das Pflegepersonal spielt eine entscheidende Rolle bei der Überwachung und Bewältigung von Transitstörungen, die das Wohlbefinden des Patienten erheblich beeinträchtigen können.
*   **Aszites** (Flüssigkeitsansammlung im Bauchraum): Er tritt häufig bei Lebererkrankungen im Endstadium auf und kann zu erheblichen Beschwerden führen. Häufig ist eine Bauchdrainage (Parazentese) erforderlich, um den Druck zu lindern und die Atmung des Patienten zu verbessern.

- **Darmverschluss**: In manchen Fällen kann ein chirurgischer Eingriff kontraindiziert sein, und es ist dann entscheidend, diese Symptome mit speziellen palliativen Behandlungen zu behandeln, z. B. mit Antisekretionsmitteln oder Dekompressionssonden.

Ernährung und Flüssigkeitszufuhr

Im fortgeschrittenen Stadium der Krankheit kann die **Ernährung** zu einer Herausforderung werden. Die Patienten verlieren häufig ihren Appetit oder sind nicht in der Lage, eine normale Ernährung zu tolerieren. Die Palliativmedizin versucht, **den mit der Ernährung verbundenen Stress zu verringern**, indem sie auf Bequemlichkeit setzt und nicht auf die Notwendigkeit, die Nahrungsaufnahme zu erzwingen.

- **Angepasste orale Ernährung**: Die Ernährung sollte an die Vorlieben des Patienten angepasst werden, mit kleinen, häufigen Mahlzeiten oder ggf. veränderter Textur.
- **Künstliche Ernährung**: In einigen Fällen kann eine **enterale** (über eine nasogastrale Sonde oder Gastrostomie) oder **parenterale** (intravenös) **Ernährung** in Betracht gezogen werden. Es ist jedoch von entscheidender Bedeutung, mit dem Patienten und seiner Familie zu erörtern, ob diese Art der Ernährung weiterhin sinnvoll ist, insbesondere wenn die Lebensqualität an erster Stelle steht.
- **Hydratation**: Die Aufrechterhaltung einer angemessenen Hydratation ist ebenfalls ein wichtiges Thema, aber die künstliche Hydratation kann in manchen Fällen eingeschränkt werden, um eine für den Patienten unangenehme Flüssigkeitsüberladung zu vermeiden.

Psychologische Begleitung und emotionale Unterstützung

Die **psychologische** und **emotionale** Dimension der Palliativmedizin ist von entscheidender Bedeutung, da Patienten angesichts einer unheilbaren Krankheit mit komplexen Gefühlen wie **Angst**, **Furcht**, **Traurigkeit** und sogar **Depression** konfrontiert sind. Emotionale Unterstützung ist ein integraler Bestandteil des palliativen Ansatzes.

Aktives Zuhören und Einfühlungsvermögen

Der Pflegehelfer ist als Fachkraft, die sich um den Patienten kümmert, oft die Person, die die meiste Zeit mit ihm verbringt. Er muss daher ein offenes Ohr für die **Sorgen** und **Ängste** des Patienten haben und gleichzeitig in der Lage sein, ständig emotionale Unterstützung zu leisten.

- **Einen Raum für Gespräche schaffen**: Es ist wesentlich, dass der Patient seine Gefühle, Ängste und Fragen zur Zukunft frei äußern kann. Durch aktives Zuhören, ohne zu urteilen oder etwas zu überstürzen, kann sich der Patient in dieser schwierigen Phase **verstanden** und **begleitet** fühlen.
- **Umgang mit Angst und Depressionen**: Das Pflegepersonal kann Anzeichen für emotionale Notlagen erkennen und gegebenenfalls die Hilfe eines **Psychologen** oder **Psychiaters** in Anspruch nehmen, um spezifischere Unterstützung zu leisten, insbesondere durch geeignete Therapien oder medikamentöse Behandlungen.

Spirituelle und soziale Begleitung

In der Palliativmedizin gewinnen **spirituelle Bedürfnisse** oder Überlegungen zum Sinn des Lebens und zum Tod oft zunehmend an Bedeutung. Für manche Patienten sind **Spiritualität** oder

religiöse Überzeugungen wichtige Ressourcen, um das Lebensende zu bewältigen.

- **Spirituelle Unterstützung**: Wenn der Patient es wünscht, kann ein **spiritueller Begleiter** (Priester, Seelsorger, Imam, Rabbiner usw.) in seine Begleitung einbezogen werden. Diese Unterstützung kann ein Weg sein, um Frieden zu finden und sich gelassen auf das Lebensende vorzubereiten.
- **Aufrechterhaltung sozialer** Bindungen: Es ist auch von entscheidender Bedeutung, die sozialen Bindungen des Patienten zu unterstützen, indem Besuche von Familie und Freunden erleichtert werden. Das **soziale Netzwerk** ist ein Schlüsselfaktor für die Verbesserung der Lebensqualität am Lebensende, und das Umfeld kann eine entscheidende unterstützende Rolle spielen, wobei es selbst auch Begleitung benötigt.

Unterstützung von Familien und pflegenden Angehörigen

In der Palliativmedizin betrifft die Begleitung nicht nur den Patienten, sondern auch seine **Angehörigen** und **Betreuer**. Diese spielen eine entscheidende Rolle bei der Betreuung des Patienten, können aber auch emotional und körperlich von der Belastung durch die Pflege und der Erwartung des Todes betroffen sein.

Angehörige bei der Akzeptanz begleiten

Das Pflegepersonal muss der Familie helfen, den Verlauf der Krankheit zu verstehen und **die Realität** des Lebensendes zu **akzeptieren**. Dazu gehören offene Diskussionen über die Ziele der Palliativmedizin, insbesondere über die Begrenzung kurativer Behandlungen und die Priorisierung des Komforts.

- Die **Familie vorbereiten**: Es ist wichtig, die Angehörigen auf das, was passieren wird, vorzubereiten, sowohl in medizinischer als auch in psychologischer Hinsicht. Ihnen dabei zu helfen, die Phasen des Lebensendes zu antizipieren, hilft oft, Ängste zu lindern und den Weg des Patienten zu akzeptieren.
- **Unterstützung bei vorzeitiger** Trauer: Für die Familie beginnt die Trauer oft schon vor dem Tod. Das Pflegepersonal sollte sie in dieser **Zeit der vorzeitigen Trauer** begleiten, indem es ihre Fragen beantwortet, ihnen Raum für ihre Emotionen bietet und ihnen Sicherheit in Bezug auf die Betreuung ihres Angehörigen vermittelt.

Hilfe bei der häuslichen Pflege

Wenn der Patient zu Hause betreut wird, umfasst die Palliativpflege auch logistische und technische Unterstützung für die Angehörigen. Die Pflegekräfte können die Familie in bestimmten **Pflegehandlungen** (Körperpflege, Verabreichung von Medikamenten) schulen und ihnen gleichzeitig einen Teil der Pflege abnehmen.

- **Unterstützung für pflegende Angehörige** : Es ist wichtig, dass pflegende Angehörige **Entlastungsphasen** mit der Möglichkeit externer Unterstützung (Pflegekräfte, häusliche Krankenpflege usw.) erhalten, um einer Erschöpfung vorzubeugen.

Achtung der Würde und des Willens des Patienten

Die Achtung des **Patientenwillens** und der **Würde des Patienten** ist ein zentraler Bestandteil der Palliativmedizin. Jeder Patient muss die Möglichkeit haben, seine Entscheidungen bezüglich des Lebensendes zu äußern, und diese Entscheidungen müssen vom Behandlungsteam respektiert werden.

Patientenverfügungen und Entscheidungen am Lebensende

In vielen Fällen äußern Patienten ihren **vorzeitigen Willen** in Bezug auf wichtige Entscheidungen, wie z. B. die Begrenzung invasiver Behandlungen (mechanische Beatmung, Reanimation usw.) oder die Ablehnung bestimmter Eingriffe. Diese Verfügungen müssen sorgfältig beachtet werden, auch wenn sie für die Familie oder das Pflegepersonal manchmal schwer zu akzeptieren sind.

- **Respekt vor der Person**: Jede Handlung muss mit **Respekt vor der Würde** des Patienten durchgeführt werden. Dies geschieht durch die Art und Weise der Pflege, die Achtung seiner Intimsphäre und das Eingehen auf seine Vorlieben, selbst bei einfachen alltäglichen Handlungen.

- Die Rolle der Pflegekraft bei der Behandlung von Schmerzen und Komfort am Lebensende

Die **Rolle der Pflegekraft bei der Schmerz- und Komfortbehandlung am Lebensende** ist von grundlegender Bedeutung, um eine qualitativ hochwertige Betreuung von Patienten in der Endphase ihres **Lebens** zu gewährleisten. Am Lebensende besteht das Ziel der Pflege nicht mehr darin, die Krankheit zu heilen, sondern eine **fürsorgliche Begleitung** anzubieten, Schmerzen zu lindern und für **körperlichen und emotionalen Komfort** zu sorgen. Der Pfleger spielt durch seine tägliche Nähe zum Patienten eine wesentliche Rolle in diesem Prozess. Er wird zum Bindeglied zwischen dem Patienten, seinen Angehörigen und dem Pflegeteam und sorgt dafür, dass jede Handlung und jede Pflege unter Wahrung der Würde des Patienten erfolgt und gleichzeitig sein Leiden gelindert wird.

Schmerzen am Lebensende verstehen

Schmerzen sind ein häufiges Symptom bei Patienten am Lebensende, insbesondere bei Patienten mit schweren

Krankheiten wie Krebs oder fortschreitenden chronischen Erkrankungen. Er kann **körperlich**, aber auch **psychologisch** oder **emotional** sein. Die verschiedenen Formen von Schmerzen zu verstehen und darauf reagieren zu können, ist entscheidend, um die Lebensqualität des Patienten in dieser Phase zu verbessern.

Arten von Schmerzen

1. **Körperliche Schmerzen**: Sie können durch die Krankheit selbst (Krebs, Organversagen) oder durch die erhaltenen Behandlungen verursacht werden. Die Schmerzen können akut, chronisch oder fluktuierend sein und erfordern eine regelmäßige Beurteilung, um die Behandlungen anzupassen.

2. **Emotionale und psychologische Schmerzen**: Psychisches Leiden, das mit Todesangst, Trennungsangst oder Kontrollverlust verbunden ist, kann körperliche Schmerzen verstärken. Eine ganzheitliche Behandlung sollte auch die Aufmerksamkeit für diese nicht-körperlichen Aspekte des Leidens beinhalten.

3. **Spiritueller Schmerz**: Manche Patienten äußern möglicherweise ein Leiden, das mit existenziellen oder spirituellen Fragen zusammenhängt. Auch wenn diese Dimension über den rein medizinischen Rahmen hinausgeht, muss sie im Pflegeprozess berücksichtigt werden.

Bewertung von Schmerzen

Die erste Aufgabe der Pflegekraft bei der Schmerzbehandlung besteht darin, den Schmerz des Patienten **erkennen** und **einschätzen** zu können, auch wenn der Patient ihn nicht direkt ausdrückt. In vielen Fällen können Patienten, vor allem am

Lebensende, ihre Schmerzen minimieren oder nicht verbalisieren, sei es aus Resignation oder aus Angst, die Belastung für ihre Angehörigen zu erhöhen.

- **Verwendung von Schmerzskalen**: Die Pflegekraft sollte **Schmerzbewertungsskalen** wie die numerische Skala (von 0 bis 10) oder Verhaltensskalen für Patienten, die nicht verbal kommunizieren können, verwenden, um die Schmerzintensität zu messen. Anhand dieser Einschätzung kann die analgetische Behandlung entsprechend angepasst werden.
- **Auf nonverbale Zeichen achten**: Am Lebensende sind manche Patienten möglicherweise zu geschwächt, um ihre Schmerzen auszudrücken. Die Pflegekraft sollte auf **nonverbale Zeichen** achten, wie z. B. Grimassen, Stöhnen, Unruhe oder Muskelanspannung. Diese Signale können darauf hindeuten, dass der Schmerz nicht richtig kontrolliert wird.

Schmerzlinderung: Die Einbeziehung der Pflegekraft

Die Schmerzbehandlung beruht häufig auf einem pharmakologischen Ansatz, doch die Rolle der Pflegekraft geht über die bloße Verabreichung von Medikamenten hinaus. Er greift in das gesamte **Komfortmanagement** des Patienten ein, indem er auf die Einhaltung der Behandlung achtet, die Komfortpflege anpasst und psychologische Unterstützung leistet.

Verabreichung von schmerzstillenden Behandlungen

Obwohl die Verabreichung von medikamentösen Therapien häufig in den Zuständigkeitsbereich von Krankenschwestern und Krankenpflegern fällt, kommt der Pflegekraft eine zentrale Rolle bei der Organisation und Überwachung der Wirksamkeit der medikamentösen Therapie zu :

- **Überwachung der Behandlungen** : Die Pflegekraft muss sicherstellen, dass die verordneten schmerzlindernden

Behandlungen (Schmerzmittel der Stufen 1 bis 3, Opioide usw.) regelmäßig und entsprechend den Empfehlungen verabreicht werden. Sie sollte auch auf mögliche Nebenwirkungen achten, wie z. B. Verstopfung aufgrund von Opioiden, und das Pflegeteam darüber informieren.

- **Anpassung der Dosis an die** Schmerzen: Wenn die Schmerzen trotz der Behandlung anhalten, sollte die Pflegekraft das Pflegepersonal oder den Arzt informieren, damit der Pflegeplan neu bewertet werden kann. Eine Anpassung der Dosis oder die Einführung neuer Medikamente kann für eine bessere Schmerzkontrolle erforderlich sein.

Nicht-pharmakologische Techniken zur Linderung

Neben Medikamenten kann die Pflegekraft auch **nicht-pharmakologische Methoden** anwenden, um Schmerzen zu lindern und das Wohlbefinden des Patienten zu verbessern. Diese Methoden können manchmal genauso wirksam sein, insbesondere als Ergänzung zur medikamentösen Behandlung.

- Lagerung **und Mobilisierung**: Ein regelmäßiger **Positionswechsel** des Patienten kann die mit Immobilität oder Druckgeschwüren verbundenen Schmerzen verringern. Die Pflegekraft sollte darauf achten, den Patienten bequem zu lagern, indem sie stützende Kissen verwendet und darauf achtet, dass der Patient nicht zu lange in einer Position verbleibt.
- **Massagen und beruhigende Berührungen** : Eine **sanfte Massage** ohne Druck auf die schmerzenden Stellen kann Erleichterung und Entspannung bringen. Durch **beruhigende** Berührungen kann der Patient beruhigt werden, eine enge Bindung hergestellt und Trost gespendet werden. Diese einfachen, aber von Einfühlungsvermögen geprägten Gesten werden oft sehr geschätzt.
- **Wärme- oder Kälteanwendung**: Die Anwendung von **warmen Kompressen** oder **Eisbeuteln** kann bestimmte

Muskel- und Skelettschmerzen oder Entzündungen lindern. Diese Techniken sollten mit Vorsicht und je nach Zustand des Patienten eingesetzt werden.

Aufrechterhaltung des Gesamtkomforts

Körperlicher Komfort ist ein wesentlicher Aspekt der Pflege am Lebensende, und der Pfleger spielt eine entscheidende Rolle bei der Anpassung der Pflege, um die Lebensqualität des Patienten zu verbessern.

- **Hygiene und Körperpflege** : Die Pflegekraft muss für die **Sauberkeit** und das **Wohlbefinden** des Patienten sorgen, indem sie eine tägliche Hygienepflege durchführt, die dem Zustand der Gebrechlichkeit angepasst ist. Eine respektvolle, sanfte und nicht invasive Körperpflege sowie das Auftragen von Feuchtigkeitscremes zur Vermeidung von Irritationen gehören zu den Pflegemaßnahmen, die zum allgemeinen Wohlbefinden beitragen.
- **Angemessene** Ernährung **und Flüssigkeitszufuhr**: Am Lebensende lässt der Appetit des Patienten oft nach. Die Pflegekraft kann leichte Kost oder **Nahrungsergänzungsmittel** anbieten und dabei die Wünsche des Patienten berücksichtigen. Die Hydratation muss in angemessener Weise sichergestellt werden, manchmal in Form von kleinen Mengen Wasser oder Kräutertees oder mithilfe von Mundpflege, um Mundtrockenheit zu vermeiden.
- **Überwachung von** Druckgeschwüren: Da das **Risiko von** Druckgeschwüren bei bettlägerigen Patienten hoch ist, sollte die Pflegekraft darauf achten, die Position des Patienten regelmäßig zu verändern, Anti-Dekubitus-Matratzen oder -Kissen zu verwenden und die Risikobereiche zu überwachen, um Druckgeschwüren vorzubeugen.

Emotionale Unterstützung und wohlwollende Präsenz

Am Lebensende ist die **emotionale Unterstützung** ebenso wichtig wie die körperliche Linderung. Der Pfleger wird durch seinen täglichen Kontakt mit dem Patienten oft zu einem Bezugspunkt, einem vertrauten Gesicht, das zuhört, Trost spendet und **wohlwollend präsent** ist. Diese Rolle der moralischen Begleitung ist entscheidend, um dem Patienten zu helfen, mit den Ängsten vor dem Lebensende umzugehen und eine gewisse Beruhigung zu finden.

Zuhören, ohne zu urteilen

Der Pflegende sollte auf die **Sorgen** und **Emotionen** des Patienten achten, sei es die Angst vor dem Tod, die Sorge um die Angehörigen oder unausgesprochenes Bedauern. Präsent **zu** sein, ohne unbedingt nach Antworten zu suchen, sondern ein **aktives** und einfühlsames **Zuhören** anzubieten, ist für den Patienten oft eine Quelle der Erleichterung.

- **Raum für Ausdruck bieten**: Es ist wichtig, ein Klima des Vertrauens zu schaffen, in dem sich der Patient frei fühlt, seine Gefühle auszudrücken. Der Pfleger sollte die Sorgen nicht herunterspielen, sondern sie im Gegenteil anerkennen, ihnen zuhören und bei Bedarf die Einschaltung eines Psychologen oder spirituellen Begleiters vorschlagen.

Ein ruhiges Lebensende fördern

Die Pflegekraft hilft auch bei der Organisation der Momente im Leben, die der Patient noch mit seinen Angehörigen teilen möchte. Dies kann die **Vorbereitung von Besuchen** beinhalten, die Einrichtung eines intimeren Raumes, um den Austausch mit der Familie zu fördern, oder einfach dafür zu sorgen, dass der Patient bei wichtigen Momenten mit seinen Angehörigen **bequem sitzt**.

Begleitung der Angehörigen bei der Schmerzbewältigung

Der **Schmerz am Lebensende** betrifft nicht nur den Patienten, sondern auch die Angehörigen, die das Leiden ihres geliebten Menschen miterleben können. Der Pfleger spielt eine entscheidende Rolle bei der Begleitung der Familien, indem er ihnen den Ablauf der Pflege erklärt, sie in Bezug auf die Schmerzkontrolle beruhigt und ihre Fragen zum Lebensende beantwortet.

Angehörige informieren

Angehörige können manchmal **Angst** vor den Schmerzen eines geliebten Menschen haben. Wenn der Pflegende die palliativmedizinische Versorgung und die Maßnahmen zur Schmerzlinderung erklärt, kann er dazu beitragen, diese Ängste zu lindern. Es ist wichtig, daran zu erinnern, dass alles getan wird, um **das Wohlbefinden** des Patienten zu **erhalten**.

Familien in der letzten Phase unterstützen

Die Rolle der Pflegekraft besteht auch darin, **die Angehörigen zu unterstützen**, wenn sie die letzten Momente mit dem Patienten erleben. Dies kann einfache Gesten beinhalten, wie das Anbieten von Pausen, eine diskrete, aber beruhigende Präsenz, und sie bei ihrem eigenen Prozess der Akzeptanz und Trauer zu begleiten.

2 Menschliche und psychologische Begleitung am Lebensende

• Den letzten Willen des Patienten anhören und respektieren
Das Zuhören und Respektieren **des letzten Willens eines Patienten** ist ein grundlegender Aspekt der Pflege am Lebensende. Dies ist nicht nur ein Akt des Respekts und der Würde, sondern trägt auch dazu bei, das emotionale und

psychologische Leiden der Patienten zu lindern und sicherzustellen, dass sie ihre letzte Lebenszeit nach ihren Wünschen verbringen können. Am Lebensende sind Patienten oft mit tiefgreifenden Fragen zu ihren Prioritäten, Werten und der Art und Weise, wie sie versorgt werden möchten, konfrontiert. In dieser heiklen Phase werden das aufmerksame Zuhören des Pflegepersonals und die Achtung ihrer Entscheidungen entscheidend, um ein Lebensende nach ihren Wünschen zu gewährleisten.

Die Bedeutung des Zuhörens beim letzten Willen

Die Berücksichtigung des letzten Willens eines Patienten ermöglicht es, seine intimsten Wünsche in Bezug auf das Ende seines Lebens zu respektieren. Ob es sich um Entscheidungen über medizinische Behandlungen, Präferenzen bezüglich des Sterbeortes oder spirituelle oder familiäre Regelungen handelt, die Beachtung dieser Wünsche hilft, die **Würde** des Patienten in seinen letzten Momenten zu wahren und ihm eine Form der Kontrolle über einen Prozess zu geben, der oft von Hilflosigkeit geprägt ist.

Dem Bedürfnis nach Kontrolle nachkommen

Am Ende ihres Lebens äußern viele Patienten das **Bedürfnis,** die **Kontrolle** über ihre Situation zu behalten. Dieses Gefühl, dass sie noch die Möglichkeit haben, selbst zu entscheiden, während ihre Autonomie durch die Krankheit eingeschränkt wird, ist oft beruhigend. Das Pflegepersonal spielt eine Schlüsselrolle, indem es den Patienten die Möglichkeit gibt, ihren Willen zu äußern, und indem es ihnen versichert, dass dieser Wille so weit wie möglich respektiert wird.

Einen Raum für wohlwollendes Zuhören bieten

Patienten am Lebensende können spezifische Wünsche haben, die über den medizinischen Rahmen hinausgehen: Wünsche bezüglich der Anwesenheit bestimmter Angehöriger, religiöser oder spiritueller Rituale, Wünsche bezüglich ihrer unmittelbaren Umgebung (Licht, Musik, Stille) oder bezüglich der Verwaltung ihres Vermögens nach ihrem Tod. Bei manchen geht es um Entscheidungen über **medizinische** Behandlungen, die sie fortsetzen oder beenden möchten, wie z. B. die Beendigung invasiver Eingriffe, die Einschränkung der künstlichen Hydratation und Ernährung oder den Wunsch nach einer Sedierung in der Endphase zur Linderung von Schmerzen oder Ängsten.

Respekt vor medizinischen Entscheidungen und Patientenverfügungen

Patienten können eine Patientenverfügung verfasst haben, in der sie ihre Wünsche bezüglich der medizinischen Behandlung für den Fall ausdrücken, dass sie sich nicht mehr selbst äußern können. Eine Patientenverfügung ermöglicht es, kritische Situationen vorherzusehen, und stellt sicher, dass die Entscheidungen des Behandlungsteams den Willen des Patienten respektieren.

Patientenverfügung und Vertrauensperson

Eine Patientenverfügung ist ein offizielles Dokument, in dem der Patient festlegen kann, ob er bestimmte medizinische Behandlungen wünscht oder ablehnt. Dies kann Entscheidungen wie die Ablehnung von therapeutischer Harmlosigkeit, die Beendigung von Wiederbelebungsmaßnahmen oder den Wunsch nach Palliativmedizin zur Schmerzlinderung ohne künstliche Lebensverlängerung beinhalten. Zusätzlich kann der Patient eine **Vertrauensperson** benennen, die die Einhaltung dieser Entscheidungen überwacht, wenn der Patient nicht mehr in der Lage ist, sich zu äußern.

Patienten und ihre Angehörigen informieren und beraten

Die Rolle des Pflegepersonals besteht auch darin, den Patienten und seine Familie bei diesen komplexen Entscheidungen **zu begleiten.** Es ist wichtig, die Auswirkungen jeder Entscheidung, den Nutzen und die Grenzen der in Betracht gezogenen Behandlungen klar zu erklären und dabei die Prioritäten des Patienten zu respektieren. Diese Transparenz hilft, Missverständnisse zu vermeiden und sicherzustellen, dass die getroffenen Entscheidungen den tatsächlichen Wünschen des Patienten entsprechen.

Respekt vor persönlichen Überzeugungen und Werten

Das Lebensende ist eine Zeit, in der persönliche **Werte** und **Überzeugungen** für Patienten zentral werden. Unabhängig davon, ob es sich um religiöse, philosophische oder spirituelle Überzeugungen handelt, müssen diese Dimensionen bei der Betreuung des Patienten respektiert werden. Der Pfleger muss mit **Offenheit** und ständigem **Wohlwollen** die Rituale, Praktiken oder besonderen Bedürfnisse, die sich aus diesen Überzeugungen ergeben, respektieren.

Religiöse Rituale und spirituelle Praktiken

Manche Patienten wünschen sich vor ihrem Tod besondere **religiöse Rituale**, z. B. die Anwesenheit eines Priesters für die letzte Ölung oder eines Imams, Rabbis oder anderen spirituellen Begleiters, je nach ihrem Glauben. Es ist sehr wichtig, diese Wünsche zu respektieren und dem Patienten zu ermöglichen, mit seinem Glauben in Frieden zu leben. Ebenso können andere Patienten darum bitten, nicht-religiöse spirituelle Praktiken zu respektieren, wie etwa Zeiten der Stille oder Meditation.

Zuhören, ohne zu urteilen

Der Betreuer sollte niemals über die Überzeugungen des Patienten **urteilen**, auch wenn diese von seinen eigenen Werten abweichen. Offenheit und Urteilsfreiheit sind wesentliche Eigenschaften, um eine respektvolle und beruhigende Begleitung zu bieten. Der Patient sollte sich **frei** fühlen, seinen letzten Willen zu **äußern**, ohne Angst vor Ablehnung oder Unverständnis haben zu müssen.

Berücksichtigung der Wünsche bezüglich des Ortes am Lebensende

Der Ort, an dem der Patient sein Leben beenden möchte, ist eine wichtige Entscheidung. Manche Patienten ziehen **es** vor, **im Krankenhaus** zu **bleiben**, wo sie sich durch die Anwesenheit von medizinischem Fachpersonal sicher fühlen. Andere möchten nach **Hause** zurückkehren, um in einer vertrauten Umgebung im Kreise ihrer Angehörigen zu sein, oder in spezielle Abteilungen wie Palliativstationen oder Hospize.

Organisation der häuslichen Pflege

Wenn ein Patient den Wunsch äußert, seinen Lebensabend zu Hause zu verbringen, muss das Pflegepersonal alles Notwendige tun, um eine **angemessene häusliche Pflege** zu organisieren. Dies bedeutet, die häusliche Pflege zu koordinieren, die regelmäßige Anwesenheit von Krankenpflegern oder Pflegehelfern zu gewährleisten und die notwendigen Hilfsmittel zur Verfügung zu stellen, um den Komfort des Patienten aufrechtzuerhalten. Die Pflegekraft spielt bei dieser Organisation eine zentrale Rolle und sorgt dafür, dass der Komfort und die Würde des Patienten in diesem Rahmen gewahrt bleiben.

Die Familie bei diesem Prozess begleiten

Wenn sich ein Patient dafür entscheidet, zu Hause zu sterben, ist es von entscheidender Bedeutung, auch die Familie zu begleiten, die angesichts der damit verbundenen emotionalen und praktischen Belastung besorgt oder verunsichert sein kann. Das Pflegepersonal kann sie beruhigen, indem es sie in einfachen Handgriffen schult, ihnen regelmäßige Unterstützung anbietet und sie daran erinnert, dass sie jederzeit um Hilfe bitten können.

Respektierung des nichtmedizinischen letzten Willens

Neben den medizinischen Entscheidungen kann der Patient auch Wünsche zu **persönlichen Aspekten** im Zusammenhang mit seinem Tod haben. Dazu können Details gehören wie die Musik, die er hören möchte, die Personen, die er sehen möchte, oder auch praktischere Bestimmungen zu seinen persönlichen Angelegenheiten oder seiner Beerdigung.

Eine beruhigende Atmosphäre schaffen

Der Pfleger kann dazu beitragen, diesen Willen zu respektieren, indem er eine Umgebung schafft, die den Wünschen des Patienten entspricht. Dazu kann es gehören, das Licht anzupassen, leise Musik zu spielen oder persönliche Gegenstände oder Fotos aufzustellen, die dem Patienten Trost spenden. Die Beachtung dieser kleinen Details kann einen großen Unterschied machen, wenn es darum geht, dem Patienten zu helfen, sich in seinen letzten Momenten ruhig zu fühlen.

Entscheidungen bezüglich der Beerdigung respektieren

Der Patient kann auch Wünsche bezüglich seiner **Bestattung** oder des Umgangs mit seinem Körper nach dem Tod äußern (Beerdigung, Einäscherung, religiöse oder weltliche Zeremonie, Spende des Körpers für die Wissenschaft usw.). Auch wenn diese

Entscheidungen manchmal über den Rahmen des Behandlungsteams hinausgehen, ist es wichtig, sie zu sammeln und sicherzustellen, dass die Angehörigen darüber informiert werden, um den letzten Willen des Verstorbenen zu respektieren.

- Familien in dieser schwierigen Zeit unterstützen

Die Unterstützung von **Familien** während des Sterbens eines nahestehenden Menschen ist ein wesentlicher Aspekt der Palliativmedizin. Für die Familien ist diese Zeit oft mit großem emotionalem Leid, Angst und einem Gefühl der Hilflosigkeit verbunden. Sie werden mit der Realität des drohenden Verlusts eines geliebten Menschen konfrontiert, und diese Phase kann selbst für diejenigen, die sich darauf vorbereitet haben, destabilisierend sein. Die Begleitung der Familien beschränkt sich nicht darauf, ihnen medizinische Informationen anzubieten, sondern beinhaltet auch, sie mit **Wohlwollen** zu umgeben, ihnen zuzuhören und ihnen eine kontinuierliche **emotionale Unterstützung** zu bieten. Die Rolle der Pflegekräfte, insbesondere der Pflegeassistenten, ist von grundlegender Bedeutung, um das Leiden der Familien zu lindern, auf ihre Bedürfnisse einzugehen und ihnen zu ermöglichen, diese Zeit gelassener zu überstehen.

Die Bedeutung von Präsenz und Zuhören

Für die Familien kann es eine sehr beruhigende Wirkung haben, wenn ihnen eine Pflegekraft zur Seite steht, die ihnen zuhört und für sie da ist. Oft fühlen sie sich verloren oder überfordert und wissen nicht, wie sie auf die Verschlechterung des Zustands ihres Angehörigen reagieren sollen. **Allein** die **Tatsache, dass** sie **da sind**, ihnen wohlwollend zuhören und ihre Fragen beantworten, kann ihr Gefühl der Hilflosigkeit verringern.

Einen Raum für Gespräche schaffen

Die Angehörigen brauchen einen **sicheren Raum**, in dem sie ihre Sorgen, Ängste, aber auch ihre Trauer oder Wut frei äußern können. Das Pflegepersonal muss ein Klima des Vertrauens schaffen und dafür sorgen, dass sich die Angehörigen in ihren Gefühlen verstanden und respektiert fühlen.

- **Ermutigung zum Ausdruck von Gefühlen** : Es ist wichtig, die Angehörigen daran zu erinnern, dass es normal ist, in diesen schwierigen Momenten intensive und unterschiedliche Gefühle zu empfinden. Der Pflegende kann sie daran erinnern, dass es keine "richtige" Art und Weise gibt, diese Momente zu erleben, und dass ihre Gefühle, ob Trauer, Wut oder Erleichterung, legitim sind.

Beruhigen, dass der Patient versorgt wird

Eine der größten Sorgen der Familien ist häufig die Frage, ob ihr Angehöriger leidet oder ob er die richtige Pflege erhält. Das Pflegepersonal spielt eine wesentliche Rolle dabei, die Angehörigen über die Qualität der Pflege zu **informieren** und ihnen **Sicherheit zu geben**. Indem sie die Pflege, die Behandlungen zur Schmerzlinderung und die Maßnahmen zur Gewährleistung des Komforts des Patienten erläutern, können die Pflegekräfte dazu beitragen, die Ängste der Familien zu mildern.

- **Pflege verständlich erklären**: Es ist wichtig, einfache und klare Erklärungen zu Behandlung und Pflege zu geben und medizinischen Fachjargon zu vermeiden. Dies hilft den Angehörigen zu verstehen, was vor sich geht, und sie fühlen sich stärker in die Pflege einbezogen.
- **Eine beruhigende Botschaft vermitteln**: Selbst in Momenten, in denen der Patient bewusstlos oder sehr geschwächt erscheint, ist es wichtig, die Angehörigen daran zu erinnern, dass alles getan wird, um das Wohlbefinden und die Würde ihres Angehörigen zu gewährleisten, und dass die Pflege darauf abzielt, Schmerzen und Ängste zu lindern.

Familien bei schwierigen Entscheidungen begleiten

Am Lebensende stehen Familien manchmal vor **schwierigen Entscheidungen**, insbesondere über die Fortsetzung oder Beendigung von Heilbehandlungen, die Anwendung von Sedierung oder auch Maßnahmen im Zusammenhang mit künstlicher Ernährung und Hydratation. Diese Entscheidungen können **Schuldgefühle** und **Ängste** bei den Angehörigen auslösen, da sie befürchten, falsche Entscheidungen für ihren Angehörigen zu treffen.

Aufklärung über medizinische Entscheidungen

Das Pflegepersonal, insbesondere der Pfleger, muss eine **Vermittlerrolle** übernehmen und der Familie dabei helfen, die Bedeutung dieser Entscheidungen zu verstehen. Sie müssen sicherstellen, dass die Familien über alle notwendigen Informationen verfügen, um eine informierte Entscheidung im Einklang mit dem Willen des Patienten zu treffen.

- **Ziele der Pflege klären**: Es ist entscheidend, dass die Angehörigen verstehen, dass das Ziel der Palliativpflege nicht mehr die Heilung, sondern **die Linderung** und **die Wahrung der Würde** des Patienten ist. Entscheidungen sollten in diesem Rahmen getroffen werden, wobei stets darauf zu achten ist, dass der Wille des Patienten, den er zu Lebzeiten oder in einer Patientenverfügung geäußert hat, respektiert wird.
- **Unterstützen, ohne zu beeinflussen**: Die Rolle des Pflegepersonals besteht nicht darin, den Angehörigen Entscheidungen zu **diktieren**, sondern sie mit Informationen zu versorgen und sie bei ihren Überlegungen zu begleiten. Es ist von entscheidender Bedeutung, dass sich die Angehörigen in ihren Entscheidungen unterstützt fühlen, ohne Druck von außen auszuüben.

Bieten Sie emotionale und psychologische Unterstützung an

Das Lebensende ist für die Angehörigen oft von einer **vorweggenommenen Trauer** geprägt, da sie nach und nach mit ansehen müssen, wie es mit ihrem geliebten Menschen bergab geht. Dieser Prozess kann äußerst schmerzhaft sein, und die Familien benötigen möglicherweise psychologische Unterstützung, um mit dieser Situation fertig zu werden.

Erkennen Sie den Schmerz der Angehörigen

Der Pfleger muss das **Leiden der Familien** erkennen und ihnen eine angemessene emotionale Begleitung anbieten. Dazu kann es gehören, einfach nur **da zu sein**, sich ihre Ängste und ihre Traurigkeit anzuhören und ihnen tröstende Worte anzubieten.

- **Schuldgefühle** lindern: Familien können starke Schuldgefühle haben, wenn sie daran denken, nicht genug zu tun oder nicht ausreichend präsent zu sein. Die Rolle des Pflegenden besteht darin, sie zu beruhigen, indem er ihnen zeigt, dass sie durch ihre Anwesenheit und ihre Liebe bereits viel für ihren Angehörigen tun.
- **Ermutigung zur** Selbstfürsorge: In diesen schwierigen Zeiten neigen Angehörige manchmal dazu, sich **selbst** zu vergessen und ihr eigenes Wohlbefinden zugunsten des geliebten Menschen zu vernachlässigen. Es ist wichtig, sie zu ermutigen, auf sich selbst zu achten, indem man sie daran erinnert, dass sie ihren Angehörigen nur dann unterstützen können, wenn sie selbst körperlich und emotional gesund sind.

Professionelle psychologische Hilfe anbieten

In manchen Fällen benötigen die Angehörigen eine **speziellere psychologische Unterstützung**. Der Pfleger kann in Zusammenarbeit mit dem Pflegeteam die Familien an einen

Psychologen oder einen **spirituellen Begleiter** verweisen, der ihnen helfen **kann**, diese Zeit gelassener zu überstehen. Diese Fachleute können Werkzeuge anbieten, um mit Angst, Traurigkeit oder Wut umzugehen, und den Familien helfen, sich auf die Trauer vorzubereiten.

Erleichtern Sie die Momente des Abschieds

Die letzten Momente des Lebens sind oft von großen **Emotionen** geprägt. Die Familien müssen **sich** von ihrem Angehörigen in einem ruhigen, respektvollen Rahmen und in Übereinstimmung mit den Wünschen des Patienten **verabschieden** können. Die Pflegekraft kann diese Momente erleichtern, indem sie darauf achtet, dass die Familien unterstützt werden, der Patient sich unter optimalen Komfortbedingungen befindet und die Gespräche in einer **respektvollen Intimität** stattfinden.

Familien auf die letzten Momente vorbereiten

Es ist wichtig, die Familien in den **letzten** Lebensabschnitten des Patienten zu begleiten. Dazu gehört auch, ihnen die Anzeichen des nahenden Endes zu erklären, mit ihnen gemeinsam zu antizipieren, was passieren wird, und sie auf die Trennung vorzubereiten.

- **Informieren, ohne zu drängen** : Das Pflegepersonal muss die richtigen Worte finden, um den Angehörigen zu erklären, was gerade passiert, und dabei ihre emotionale Zerbrechlichkeit respektieren. Die Angehörigen müssen wissen, was sie erwartet, ohne dass sie jedoch von Stress oder Angst überwältigt werden.

Die Intimität des Abschieds respektieren

In den letzten Momenten haben die Familien oft das Bedürfnis, die **Intimität** mit ihrem Angehörigen **wiederzufinden**. Der Pflegende kann dafür sorgen, dass diese Momente in einer friedlichen Umgebung stattfinden, indem er medizinische

Eingriffe auf das Nötigste beschränkt und den Familien die Möglichkeit bietet, in einer **ruhigen und respektvollen Atmosphäre** Zeit mit ihrem Angehörigen zu verbringen.

Unterstützung nach dem Tod: In der Trauer begleiten

Die Rolle der Pflegekraft endet nicht mit dem Tod des Patienten. Die **ersten Augenblicke nach dem Tod** können für die Familien besonders schwierig sein, und es ist wichtig, präsent zu sein, um sie in dieser Übergangszeit zu begleiten.

Tröstende Präsenz nach dem Tod

Nach dem Tod können die Angehörigen von den Emotionen überwältigt werden. Die Pflegekraft sollte sie unterstützen, indem sie ihnen einen **Moment der** Ruhe verschafft, sie beruhigt und ihnen Begleitung bei den praktischen Schritten anbietet (Anruf beim Bestattungsunternehmen usw.).

Weiterleitung an Trauerbegleitung

Trauer ist ein langer und komplexer Prozess, und manche Familien brauchen Zeit, um den Verlust eines geliebten Menschen zu akzeptieren. Der Pfleger kann die Familien in Zusammenarbeit mit dem Behandlungsteam an **Selbsthilfegruppen oder Therapeuten** verweisen, die auf Trauerbegleitung **spezialisiert sind**, um ihnen einen Raum zu bieten, in dem sie ihren Schmerz ausdrücken und Unterstützung finden können.

Schlussfolgerung :

Der Beruf des Gastroenterologiepfle gers, eine Berufung

- Synthese von notwendigen Kompetenzen und Alltagsrealität

Die **Zusammenfassung der erforderlichen Kompetenzen** und der **Realität im Alltag** eines Pflegehelfers verdeutlicht die Vielfalt und Komplexität dieses Berufs, insbesondere in gastroenterologischen Abteilungen oder in der Palliativpflege. Die Pflegekraft muss gleichzeitig technische, zwischenmenschliche und menschliche Kompetenzen vereinen, um den Patienten eine qualitativ hochwertige Betreuung zu bieten und dabei eng mit dem Pflegeteam zusammenzuarbeiten. Dieser Beruf wird zwar manchmal verkannt, steht aber im Mittelpunkt der Patientenversorgung, da er an der Schnittstelle zwischen Grundpflege, Komfort und psychologischer Unterstützung angesiedelt ist. Das Verständnis der erforderlichen Fähigkeiten und der Alltagsrealität ist entscheidend, um das Ausmaß des Beitrags zu erfassen, den die Pflegekraft zum Wohlbefinden der Patienten leistet.

Fachkompetenz: Sicherstellung einer qualitativ hochwertigen Grundversorgung

Die technische und praktische Pflege ist das Herzstück der Rolle des Krankenpflegehelfers. Im Alltag muss sie die Grundpflege durchführen, die den **Komfort**, die Sauberkeit und die **Sicherheit** des Patienten gewährleistet und gleichzeitig dafür sorgt, dass Komplikationen aufgrund von Immobilität oder Behandlungen vermieden werden.

Umgang mit Hygiene und Körperpflege

Eine der ersten Aufgaben der Pflegekraft besteht darin, die **Hygiene** und **Körperpflege** des Patienten zu gewährleisten. Diese Handlungen sind zwar alltäglich, aber unerlässlich, um Infektionen vorzubeugen, das Wohlbefinden des Patienten zu gewährleisten und seine Würde zu wahren. Ob es sich um das Waschen im Bett, das Wickeln oder die Mundhygiene handelt, die

Pflegekraft muss sanft, respektvoll und aufmerksam sein, damit diese Pflege vom Patienten nicht als Zwang empfunden wird.

Vorbeugung von Komplikationen durch Immobilität

Bettlägerige oder schwerkranke Patienten, insbesondere in der Gastroenterologie oder in der Palliativpflege, sind häufig dem Risiko von **Komplikationen** wie **Druckgeschwüren** oder Atemwegsinfektionen ausgesetzt. Die Pflegekraft muss darauf achten, dass :

- **Bewegen Sie den Patienten regelmäßig**, um Druckstellen zu vermeiden und die Blutzirkulation zu fördern.
- Verwenden Sie vorbeugende Hilfsmittel wie **Antidekubitusmatratzen** oder Stützkissen.
- Stellen Sie sicher, dass der Patient richtig gelagert ist, insbesondere nach einer Operation oder bei Bauchschmerzen, um zusätzliche Beschwerden zu vermeiden.

Überwachung der klinischen Zeichen

Obwohl der Krankenpflegehelfer nicht für medizinische Diagnosen verantwortlich ist, spielt er eine entscheidende Rolle bei der täglichen **klinischen Überwachung** des Patienten. Sie muss in der Lage sein, Anzeichen für eine Verschlechterung des Gesundheitszustands zu erkennen, wie z. B. Bauchschmerzen, Erbrechen, Fieber oder Anzeichen von Dehydrierung. Diese Beobachtungen werden dann an die Krankenschwester oder den Arzt weitergeleitet, die/der über das weitere Vorgehen entscheidet.

Beziehungskompetenz: eine wesentliche menschliche Dimension

Beziehungsfähigkeit steht im Mittelpunkt des Berufs des Krankenpflegehelfers. Der Pfleger ist oft einer der wichtigsten Gesprächspartner der Patienten, da er viel Zeit an deren Bett verbringt. Daher ist die Pflege von Menschen, die **zuhören**, **einfühlsam und respektvoll** sind, **ein** wesentlicher Bestandteil der Pflege.

Aktives Zuhören und Kommunikation

Aktives Zuhören ist eine der wichtigsten Beziehungsfähigkeiten, die eine Pflegekraft besitzen muss. Patienten im Krankenhaus, insbesondere chronisch kranke oder unheilbar kranke, können Angst, Beklemmung oder Einsamkeit empfinden. Die Pflegekraft muss in der Lage sein, sich ihre Sorgen anzuhören, ihnen einen wohlwollenden Raum zum Reden zu bieten und ihre Fragen auf beruhigende Weise zu beantworten.

Kommunikation beschränkt sich nicht auf den Austausch mit Patienten, sondern erstreckt sich auch auf die Zusammenarbeit mit dem **Pflegeteam**. Die Pflegekraft ist oftmals diejenige, die wichtige Informationen über die Entwicklung des Patienten weitergibt, die medizinische Entscheidungen beeinflussen können. Eine gute Kommunikation mit Ärzten, Krankenschwestern und anderen Pflegekräften ist daher unerlässlich, um eine reibungslose und einheitliche Versorgung zu gewährleisten.

Psychologische Unterstützung und Einfühlungsvermögen

Die Pflegekraft spielt auch eine entscheidende Rolle bei der **emotionalen Unterstützung** von Patienten, insbesondere von solchen, die sich in sehr verletzlichen Momenten befinden, wie z.

B. Palliativpatienten oder Patienten mit unheilbaren Erkrankungen des Verdauungstrakts. **Einfühlungsvermögen** ist eine unverzichtbare Eigenschaft, um die emotionalen Bedürfnisse des Patienten zu verstehen und ihm zu helfen, sich gehört und unterstützt zu fühlen. Am Lebensende hilft diese tröstende Präsenz dem Patienten, eine gewisse Beruhigung zu finden, selbst wenn ihm die Worte fehlen.

Organisatorische Fähigkeiten: Effizienz und Anpassung

Der Alltag eines Krankenpflegehelfers ist von einem **intensiven Rhythmus** geprägt. Er jongliert zwischen zahlreichen Patienten, verschiedenen Pflegetätigkeiten und oft unvorhergesehenen Situationen. Er muss daher **Organisationstalent** und **Anpassungsfähigkeit** unter Beweis stellen, um in einer oftmals begrenzten Zeit eine qualitativ hochwertige Pflege zu gewährleisten.

Prioritäten verwalten

Jeden Tag muss die Pflegekraft **die Prioritäten** abwägen und **priorisieren**. Patienten in kritischen Situationen benötigen dringendere Aufmerksamkeit, aber die Komfortpflege der anderen Patienten darf nicht vernachlässigt werden. Diese Prioritätensetzung erfordert die Fähigkeit, Situationen schnell einzuschätzen und angemessene Entscheidungen zu treffen.

Sich auf Unvorhergesehenes einstellen

Im Krankenhausalltag kommt es häufig zu unvorhergesehenen Ereignissen. Ob es sich um eine plötzliche Komplikation, eine Änderung der Behandlung oder einen medizinischen Notfall handelt, die Pflegekraft muss **mit Stress umgehen** können und **sich** schnell an neue Situationen **anpassen**. Diese Reaktionsfähigkeit ist unerlässlich, um den wechselnden Bedürfnissen der Patienten gerecht zu werden.

Die Realitäten des Alltags: Ein Beruf mit Hingabe und Ausdauer

Als in/Krankenpflegehelfer muss man sich oft mit Realitäten auseinandersetzen, die sowohl physisch als auch psychisch anstrengend sind. Die Tage sind lang, die Arbeit ist manchmal mühsam und der Kontakt mit Leiden, Krankheit und Tod kann schwer zu ertragen sein. Trotzdem ist es ein Beruf, der auch viel **Befriedigung** und **Sinn** vermittelt, da er auf Werten wie **Fürsorge, Hingabe** und **menschlicher Solidarität** beruht.

Körperliche und emotionale Erschöpfung

Krankenpflegehelfer sind häufig mit **körperlicher Erschöpfung** konfrontiert, insbesondere aufgrund von Schichtarbeit und sich wiederholenden Aufgaben wie der Mobilisierung von Patienten oder der Körperpflege. Die Bewältigung dieser Anstrengungen erfordert eine gute körperliche Verfassung und **Techniken zur Vorbeugung von Muskel-Skelett-Erkrankungen**, wie z. B. das Einnehmen der richtigen Körperhaltung bei der Pflege.

Auch **emotionale Erschöpfung** ist eine alltägliche Realität, insbesondere auf Stationen, auf denen das Leiden der Patienten allgegenwärtig ist, wie in der Palliativpflege. Patienten leiden oder sterben zu sehen, kann psychisch belastend sein, und der Pfleger muss lernen, ein Gleichgewicht zwischen **emotionaler Nähe** und **professioneller Distanz** zu finden, um seine eigene psychische Gesundheit zu erhalten.

Die Bedeutung von Anerkennung und Teamarbeit

Trotz dieser Herausforderungen ist der Krankenpflegehelfer sehr zufrieden mit seinem Beruf, was größtenteils auf die positiven Auswirkungen zurückzuführen ist, die er auf die **Lebensqualität der Patienten** haben kann. Von den Patienten und ihren Familien anerkannt und geschätzt zu werden, ist eine Quelle der **Motivation** und des **Stolzes**. Auch die Arbeit im **Team** ist eine der bereichernden Realitäten des Alltags. Die Zusammenarbeit mit Krankenschwestern, Ärzten und anderen Gesundheitsfachkräften schafft einen **Rahmen gegenseitiger Unterstützung**, in dem sich jeder auf den anderen verlassen kann, um die bestmögliche Versorgung zu bieten.

- Ermutigung, in diesem Fachgebiet durchzuhalten und sich zu engagieren

Den Beruf des Krankenpflegehelfers zu ergreifen, insbesondere in der Gastroenterologie oder in anspruchsvollen Abteilungen wie der Palliativpflege, ist eine Entscheidung, die sowohl **Mut** und **Entschlossenheit** als auch eine tiefe Berufung für die Pflege anderer erfordert. Dieser Weg wird oft als anstrengend empfunden und manchmal in seiner ganzen Tragweite verkannt, bietet aber im Gegenzug unermesslichen **menschlichen Reichtum**. Auch wenn diese Fachrichtung auf den ersten Blick schwierig oder gar einschüchternd erscheinen mag, ist sie für diejenigen, die sie wählen und sich ihr widmen, auch eine Quelle des **Stolzes** und der **Zufriedenheit**. Trotz der Herausforderungen in diesem Fachgebiet auszuharren, ist ein Schritt, der ermutigt werden sollte, denn er öffnet die Tür zu einer Karriere, in der jeder Handgriff einen **direkten und wertvollen Einfluss** auf das Leben der Patienten hat.

Die Bedeutung eines wesentlichen Beitrags

Im Gesundheitswesen spielt jedes Mitglied des Gesundheitsteams eine entscheidende Rolle, doch der Pfleger ist oft derjenige, der dem Patienten am nächsten steht. Er stellt eine grundlegende Verbindung zwischen dem Patienten und dem Rest des medizinischen Teams her, da er derjenige ist, der beobachtet, sich um die unmittelbarsten Bedürfnisse kümmert und in der Lage ist, **kontinuierliche Unterstützung** zu bieten. In der Gastroenterologie beispielsweise, wo die Pathologien behindernd und belastend sein können, ist die Pflegekraft eine Präsenz, die für **Komfort** und **Stabilität** sorgt und manchmal die letzte Bastion gegen physische und psychologische Schmerzen darstellt.

459

Wer sich in diesem Fachbereich engagiert, akzeptiert, dass er eine entscheidende Rolle für das **tägliche Wohlbefinden** des Patienten spielt. Auch wenn manche Aufgaben wie das Waschen oder der Positionswechsel repetitiv erscheinen mögen, sind sie von grundlegender Bedeutung, um die **Würde** und das **Wohlbefinden** der gepflegten Personen zu wahren. Die Patienten, die oft mit komplexen Krankheiten oder anstrengenden Behandlungen konfrontiert sind, sind auf die Wachsamkeit und die aufmerksame Pflege der Pflegekraft angewiesen, um eine gewisse Lebensqualität zu erhalten. In der Palliativpflege, in der die Begleitung zum Lebensende im Mittelpunkt steht, ermöglicht die Pflegekraft den Patienten, ihre letzten Momente in **Würde** und **Gelassenheit** zu verbringen, fernab von unnötigem Leiden.

Herausforderungen überwinden, um zu wachsen

Es ist unbestreitbar, dass diese Fachrichtung Herausforderungen mit sich bringt, seien sie physischer, emotionaler oder organisatorischer Art. Die Müdigkeit aufgrund von Schichtarbeit, der Umgang mit Patienten in kritischen Situationen oder die ständige Konfrontation mit Leid sind Realitäten, denen sich jeder Krankenpflegehelfer stellen muss. Doch diese Herausforderungen sind auch **Wachstumschancen**.

- An **der Verantwortung wachsen**: Jede schwierige Situation ermöglicht es, wichtige Fähigkeiten zu entwickeln, sei es Stressbewältigung, schnelle Entscheidungsfindung oder Anpassungsfähigkeit in unvorhergesehenen Situationen. Durch diese Erfahrungen verfeinert der Krankenpflegehelfer seine Fähigkeit, unter Druck zu arbeiten und gleichzeitig die Bedürfnisse der Patienten im Auge zu behalten. Diese Verantwortung, auch wenn sie manchmal überwältigend ist, ist eine Quelle großen **Berufsstolzes**.

- **Menschlichkeit gewinnen**: Die Arbeit im Kontakt mit gefährdeten Patienten und Familien, die mit Krankheit oder dem Lebensende konfrontiert sind, ermöglicht es, ein tiefes **Einfühlungsvermögen** und **Verständnis für andere Menschen zu** entwickeln. Die Nähe zu den tiefsten menschlichen Realitäten - Leiden, Angst, Tod - vermittelt eine einzigartige Perspektive auf das Leben und den Sinn des Berufs. Der Krankenpflegehelfer lernt, jenseits von Worten zuzuhören, selbst in den dunkelsten Momenten eine beruhigende Präsenz zu bieten und zu verstehen, dass manchmal das bloße Da-Sein der größte Trost ist.

Der Einfluss auf das Leben anderer: ein starker Motivationsmotor

Jeden Tag hat die Pflegekraft die Möglichkeit, das Leben der Patienten **positiv zu beeinflussen**, sei es, indem sie Schmerzen lindert, Trost spendet oder einfach nur ein Lächeln schenkt und ein offenes Ohr hat. Dieser direkte Einfluss auf das Wohlbefinden der Patienten ist eine Quelle der **täglichen Motivation**. Jede noch so kleine Geste kann für einen Patienten, der sich verletzlich oder einsam fühlt, einen Unterschied machen.

Die Danksagungen der Patienten und ihrer Familien, die oft von der Menschlichkeit und dem Wohlwollen der Pflegekraft berührt sind, sind konkrete Beweise für die Bedeutung dieser Arbeit. Es wird oft gesagt, dass sich Patienten eher an kleine Aufmerksamkeiten und pflegerische Gesten erinnern als an medizinisch-technische Handlungen. Diese Kraft, die Lebensqualität selbst unter schwierigen Umständen zu verbessern, ist ein **starker Antrieb**, um auf diesem Weg weiterzumachen und durchzuhalten.

Sich in einem sich ständig weiterentwickelnden Fachgebiet weiterbilden und bereichern

Die Gastroenterologie und die Palliativmedizin sind Bereiche, die sich **ständig weiterentwickeln** und in denen neue Technologien, medizinische Fortschritte und neue Pflegeansätze die Praxis regelmäßig verändern. Sich in diesem Fachgebiet zu engagieren, bedeutet auch, sich dafür zu entscheiden, während der gesamten beruflichen Laufbahn weiter zu **lernen**, sich weiterzubilden und sich zu bereichern. Jede neu erworbene Kompetenz stärkt die Fähigkeit des Pflegehelfers, eine angemessene Pflege anzubieten, neue Techniken zu verstehen und die Bedürfnisse der Patienten im Auge zu behalten.

Spezielle Fortbildungen, sei es zur Schmerzbehandlung, zu Techniken der Verdauungspflege oder zur Sterbebegleitung, ermöglichen die Entwicklung eines wertvollen **Know-hows**, das den Pflegehelfer zu einem Schlüsselakteur im Pflegeteam macht. Durch ständige Weiterbildung bereichert der Pflegehelfer sein Fachwissen und wird zu einem unverzichtbaren Element bei der ständigen Verbesserung der Pflege.

Ein sinnstiftender Beruf: sich für die Begleitung von Menschen entscheiden

Einer der Hauptgründe, warum es so wichtig ist, in dieser Fachrichtung durchzuhalten und sich zu engagieren, ist, dass es sich um einen Beruf handelt, der dem Berufsleben **einen tieferen Sinn** verleiht. Seine Zeit und Energie dafür einzusetzen, sich **um andere** zu **kümmern**, ihr Leiden zu lindern und sie in Momenten großer Verletzlichkeit zu begleiten, ist eine sinnstiftende Arbeit, die nicht nur berufliche Befriedigung, sondern auch **persönlichen Reichtum** mit sich bringt.

Im Gegensatz zu anderen Berufen, bei denen die Auswirkungen der Arbeit abstrakt oder weit entfernt erscheinen mögen, sieht der Krankenpflegehelfer jeden Tag die konkreten Ergebnisse seines Engagements. Diese **menschliche Dimension** des Berufs ist unersetzlich. Wenn man sich dafür entscheidet, sich voll und ganz in diesem Fachgebiet zu engagieren, entscheidet man sich dafür, einen direkten und positiven Einfluss auf das Leben anderer Menschen zu haben, was sowohl befriedigend als auch inspirierend ist.

- Die Bedeutung von Wohlwollen und Respekt gegenüber dem Patienten

Wohlwollen und **Respekt** gegenüber dem Patienten sind zwei grundlegende Prinzipien der Beziehung zwischen Pfleger und Betreutem, insbesondere in den Gesundheitsberufen. Diese Werte beschränken sich nicht auf einfache Verhaltensweisen oder Höflichkeitsfloskeln, sondern sind für die Qualität der Pflege von zentraler Bedeutung, da sie sowohl das physische und psychische Wohlbefinden des Patienten als auch die allgemeine Wirksamkeit der Pflege beeinflussen. Insbesondere für Pflegekräfte sind Wohlwollen und Respekt wesentliche Säulen ihrer täglichen Arbeit, da sie eine vertrauensvolle Beziehung zum Patienten aufbauen, die Pflege menschlicher machen und zur **Würde** des Patienten in Momenten der Verletzlichkeit beitragen. Wenn Sie sich dafür engagieren, erfüllen Sie nicht nur die medizinischen Bedürfnisse der Patienten, sondern **ehren auch ihre Menschlichkeit**.

Wohlwollen: kontinuierliche Aufmerksamkeit für das Wohlbefinden des Patienten

Wohlwollen in der Pflege beschränkt sich nicht auf höfliche Gesten, sondern stellt eine umfassende Haltung dar, die darin besteht, den Patienten in den Mittelpunkt zu stellen, seine Bedürfnisse vorauszusehen und für sein Wohlbefinden zu sorgen. Als Pflegekraft äußert sich dieses Wohlwollen in einer Vielzahl von kleinen Aufmerksamkeiten, die in ihrer Summe die Lebensqualität des Patienten erheblich verbessern.

Mit Sanftheit und Geduld pflegen

In einer Umgebung, in der Leiden, Schmerzen oder Ängste oft allgegenwärtig sind, ist es von entscheidender Bedeutung, dass jeder Handgriff von **Sanftheit** und **Geduld** geprägt ist. Patienten, insbesondere solche mit chronischen Krankheiten oder in der

Palliativpflege, können sich physisch und psychisch sehr **zerbrechlich** fühlen. Jede Pflegemaßnahme, sei es eine Körperpflege, ein Positionswechsel oder eine einfache Blutdruckmessung, muss mit diesem Wohlwollen durchgeführt werden, das beruhigend und besänftigend wirkt.

- **Den Rhythmus anpassen**: Es ist wichtig, sich dem Rhythmus des Patienten **anzupassen** und zu vermeiden, dass Handlungen überstürzt oder mechanisch ausgeführt werden. Wenn der Patient beispielsweise Schmerzen hat, sollte die Pflegekraft ihre Handlungen anpassen, um das Unbehagen zu verringern.
- **Bedürfnisse voraussehen**: Wohlwollend zu sein bedeutet auch, die Bedürfnisse des Patienten voraussehen zu können, manchmal sogar bevor er sie äußert. Das kann durch einfache Gesten geschehen, wie z. B. das Kissen zurechtzurücken, die Raumtemperatur zu überprüfen oder Wasser anzubieten, ohne dass der Betroffene darum bitten muss.

Eine tröstende Präsenz anbieten

Wohlwollen bedeutet auch eine **beruhigende Präsenz**, eine emotionale Verfügbarkeit, die es dem Patienten ermöglicht, sich selbst in den schwierigsten Momenten unterstützt zu fühlen. Diese Präsenz erfordert nicht unbedingt große Worte oder spektakuläre Aktionen; manchmal reicht es schon, einfach da zu sein, zuzuhören und Einfühlungsvermögen zu zeigen, um dem Patienten das Gefühl zu geben, dass er in seinem Kampf nicht allein ist.

- **Aktiv zuhören**: Der Patient hat oft das Bedürfnis, seine Ängste, Schmerzen oder Fragen zu äußern. Aufmerksames Zuhören, ohne zu unterbrechen und ohne zu urteilen, ist ein Zeichen von Wohlwollen und hilft, sein Gefühl der Isolation zu verringern.
- **Moralische Unterstützung leisten**: Der Patient kann sich, insbesondere wenn er mit einer schweren Krankheit

konfrontiert ist, angesichts der Ungewissheit hilflos fühlen. Der Pfleger kann ihm helfen, Trost zu finden, indem er ihm **Verständnis** und **Unterstützung** entgegenbringt. Manchmal reicht es schon, dem Patienten zu sagen: "Ich bin für Sie da", um seine Last ein wenig zu erleichtern.

Respekt: Die Würde des Patienten wahren

Der **Respekt** vor dem Patienten zeigt sich in allen Interaktionen, Gesten und der Pflege, die er erfährt. Den Patienten zu respektieren bedeutet, **seine Würde** anzuerkennen und **zu ehren**, selbst in Momenten, in denen er sich durch Krankheit oder Alter beeinträchtigt fühlt. Dieser Respekt ist entscheidend für die Aufrechterhaltung einer vertrauensvollen Beziehung und dafür, dass sich der Patient wertgeschätzt und wahrgenommen fühlt.

Privatsphäre und Autonomie respektieren

Die Pflege, ob technisch oder beziehungsorientiert, muss immer unter **Wahrung der Intimsphäre** des Patienten erfolgen. Selbst wenn man in sehr persönliche Aspekte seines Lebens eingreifen muss, wie bei der Körperpflege, dem Wechseln der Kleidung oder der Überwachung von Sonden, ist es von größter Wichtigkeit, seine Intimsphäre zu schützen. Dies geschieht durch einfache Gesten wie das Schließen der Zimmertür, die Verwendung von Paravents oder das Bedecken bestimmter Körperteile während der Pflege.

- **Jede** Handlung **erklären**: Ein weiterer Aspekt des Respekts besteht darin, dem Patienten jede Handlung oder Behandlung klar zu **erklären,** damit er versteht, was vor sich geht, und sich nicht seines eigenen Körpers beraubt fühlt. Die Autonomie des Patienten zu respektieren bedeutet auch, ihn um sein Einverständnis zu bitten, bevor er etwas tut, selbst wenn es sich um Routinehandlungen handelt.

- **Die Entscheidungen des Patienten respektieren** : Wenn es möglich ist, ist es von entscheidender Bedeutung, den Patienten **entscheiden** zu lassen, welche Pflege er erhalten möchte und welche nicht. Ein Patient am Lebensende kann sich beispielsweise dafür entscheiden, invasive Behandlungen einzuschränken oder bestimmte Behandlungen abzulehnen. Diese Entscheidungen zu respektieren, auch wenn sie dem traditionellen Pflegeansatz zuwiderlaufen, ist ein Zeichen des Respekts für den Willen und die Würde des Menschen.

Den Einzelnen über die Krankheit hinaus wertschätzen

Vor allem im Krankenhaus oder in der Langzeitpflege ist es leicht, den Patienten nur durch seine Krankheit oder seinen Gesundheitszustand zu sehen. Den Patienten zu respektieren bedeutet jedoch auch, ihn als **einzigartige Person** mit seiner eigenen Geschichte, seinen Emotionen und seinen Werten zu sehen. Die Krankheit definiert den Patienten nicht in seiner Gesamtheit, und es ist wichtig, sich immer daran zu erinnern, dass hinter jeder Diagnose ein Mensch steht, der **Achtung** und **Wertschätzung** verdient.

- **Persönliche Pflege**: Jeder Patient ist anders, und es ist entscheidend, nicht in einen uniformierten Pflegeansatz zu verfallen. Die Pflege zu personalisieren und dabei die individuellen Vorlieben, Gewohnheiten und Bedürfnisse zu berücksichtigen, ist eine Form des Respekts. Zum Beispiel, indem man sicherstellt, dass die Mahlzeiten den Vorlieben oder Einschränkungen des Patienten entsprechen, oder indem man die Pflege an seine Lebensgewohnheiten anpasst.
- **Überzeugungen und Werte respektieren**: Respekt bedeutet auch, die **Überzeugungen**, **Werte** und **Vorlieben** des Patienten anzuerkennen, seien sie religiöser, kultureller oder persönlicher Art. Das bedeutet, dass man nicht eine einzige Sicht der Pflege aufzwingt, sondern den Willen des Patienten in die Pflege einbezieht.

Die Vorteile von Wohlwollen und Respekt für den Patienten und die Pflegenden

Wohlwollen und Respekt gegenüber dem Patienten sind nicht nur für den Patienten selbst von Vorteil; sie wirken sich auch positiv auf das gesamte Pflegeteam und die Gesamtqualität der Pflege aus.

Verbesserung des Wohlbefindens des Patienten

Wenn sich der Patient respektiert und gut behandelt fühlt, kann er seine Bedürfnisse, Schmerzen oder Sorgen besser äußern. Dieses Klima des **gegenseitigen Vertrauens** fördert eine bessere Kommunikation zwischen Behandler und Patient, was zu einer wirksameren und angemesseneren Behandlung führen kann.

* **Abbau von Stress und Angst**: Ein Patient, der sich gut betreut, angehört und verstanden fühlt, ist häufig weniger ängstlich, was sein allgemeines Wohlbefinden steigert. Das Wissen, dass seine Bedürfnisse berücksichtigt und sein Wille respektiert wird, lässt den Patienten auch in schwierigen Situationen sicherer fühlen.

Persönliche Bereicherung für den Pfleger

Wohlwollen und Respekt sind **Werte,** die auch für den Pflegenden selbst **bereichernd** sind. Durch einen menschenzentrierten Ansatz entwickelt die Pflegekraft wertvolle **emotionale** und **zwischenmenschliche Kompetenzen**, die über die Technik hinausgehen. Dadurch erhält die tägliche Arbeit mehr **Sinn** und man empfindet echte berufliche Zufriedenheit, wenn man weiß, dass jede Handlung eine positive Wirkung hat.

Ein beruhigtes Arbeitsklima

Respekt und Wohlwollen tragen ebenfalls zu einem **ruhigen Klima** innerhalb der Pflegeteams bei. Wenn diese Werte von allen

Mitarbeitern geteilt und umgesetzt werden, verbessern sich die Beziehungen unter den Kollegen und zu den Patienten. Dies fördert einen besseren **Teamzusammenhalt**, verringert Spannungen und verbessert die Lebensqualität am Arbeitsplatz.

Anhänge

- Glossar der medizinischen Fachbegriffe in der Gastroenterologie

Dies ist ein **Glossar medizinischer** Fachbegriffe aus **der Gastroenterologie**, das Schlüsselbegriffe, Pathologien, Eingriffe und Symptome umfasst, die in diesem Fachgebiet häufig vorkommen.

A

- **Abdomen**: Körperteil zwischen Brustkorb und Becken, in dem sich viele Organe des Verdauungssystems (Magen, Darm, Leber usw.) befinden.
- **Adhäsionen**: Streifen aus Narbengewebe, die sich zwischen den Bauchorganen bilden, oft als Folge von Operationen oder Entzündungen, und die Schmerzen oder Verschlüsse verursachen können.
- **Anastomose**: Chirurgische Verbindung zwischen zwei Segmenten von Hohlorganen, die häufig nach der Resektion eines Teils des Darms verwendet wird.
- **Anorexie**: Verlust oder Verminderung des Appetits, oft in Verbindung mit Erkrankungen des Verdauungstrakts oder schweren Behandlungen (wie Chemotherapie).
- **Aszites**: Flüssigkeitsansammlung in der Bauchhöhle, die häufig durch Zirrhose oder Herzinsuffizienz verursacht wird.

B

- **Blähungen**: Gefühl eines aufgeblähten Bauches, das oft durch Gasansammlungen im Darm verursacht wird.
- **Biopsie**: Entnahme einer Gewebeprobe zur mikroskopischen Untersuchung, die häufig zur Diagnose von Krankheiten wie Krebs oder entzündlichen Erkrankungen verwendet wird.
- **Bilirubin**: Gelbes Pigment, das beim Abbau von Hämoglobin entsteht und von der Leber ausgeschieden wird. Ein Anstieg des Bilirubins im Blut kann Gelbsucht (Ikterus) verursachen.
- **Boerhaave-Syndrom (Boerhaave-Syndrom)**: Spontane Ruptur der Speiseröhre, die oft durch heftiges Erbrechen ausgelöst wird.

C

- **Zirrhose**: Eine chronische Lebererkrankung, die durch eine übermäßige Fibrose (Vernarbung) des Lebergewebes gekennzeichnet ist, was zu einem fortschreitenden Funktionsverlust der Leber führt.
- **Cholangitis**: Entzündung der Gallenwege, oft aufgrund einer Obstruktion durch Steine oder eine Infektion.
- **Cholezystektomie**: Chirurgische Entfernung der Gallenblase, meist bei symptomatischen Gallensteinen.
- **Kolitis**: Entzündung des Dickdarms, die häufig bei Krankheiten wie Colitis ulcerosa auftritt.
- **Koloskopie**: Eine visuelle Untersuchung der Innenwand des Dickdarms mithilfe eines Endoskops, mit der Krankheiten wie Polypen, Divertikel oder Dickdarmkrebs diagnostiziert werden können.
- **Crohn (Morbus Crohn)**: Eine entzündliche-chronisch Darmerkrankung, die jeden Teil des Verdauungstrakts betreffen kann und Bauchschmerzen, Durchfall und Gewichtsverlust verursacht.

D

- Divertikel: Kleine Tasche, die sich in der Darmwand bildet, häufig im Bereich des Dickdarms. Die Entzündung eines Divertikels wird als Divertikulitis bezeichnet.
- **Dyspepsie**: Allgemeiner Begriff für eine Reihe von Verdauungssymptomen wie Bauchschmerzen, Übelkeit und Blähungen, die häufig nach den Mahlzeiten auftreten.
- **Dysphagie**: Schwierigkeiten beim Schlucken, ein häufiges Symptom bei Erkrankungen der Speiseröhre.

E

- **Endoskopie**: Technik zur visuellen Untersuchung des Inneren von Hohlorganen (wie dem Magen oder der Speiseröhre) mithilfe eines flexiblen Schlauchs mit einer Kamera.
- **Enteritis**: Entzündung des Dünndarms, die oft durch eine Infektion, eine Autoimmunerkrankung oder Strahlung verursacht wird.
- **Aufstoßen**: Ausstoß von Gasen aus dem Mund, allgemein als "Rülpsen" bekannt.
- **Eviszeration**: Ausstülpung innerer Organe durch eine Öffnung in der Bauchdecke, in der Regel als Folge einer Verletzung oder eines chirurgischen Eingriffs.

F

- **Leberfibrose**: Ansammlung von Narbengewebe in der Leber infolge wiederholter Schädigung, die sich zu einer Zirrhose entwickeln kann.
- Eine :Fistel abnormale Passage zwischen zwei Hohlorganen oder zwischen einem Organ und der Körperoberfläche, oft als Folge einer Infektion oder einer Operation.

G

- **Gastrektomie**: Teilweise oder vollständige Entfernung des Magens, meist bei Magenkrebs.
- **Gastroenteritis**: Entzündung des Magens und des Darms, die oft durch eine virale oder bakterielle Infektion

verursacht wird und Durchfall, Erbrechen und Bauchschmerzen hervorruft.

- **Gastroskopie**: Eine visuelle Untersuchung des Magens mithilfe eines Endoskops, die häufig zur Diagnose von Magengeschwüren, Gastritis oder Magenkrebs durchgeführt wird.
- **Glutenopathie**: Glutenunverträglichkeit, auch Zöliakie genannt, die bei glutenempfindlichen Menschen zu einer Entzündung des Dünndarms führt.

H

- **Hämatemesis**: Erbrechen von Blut, oft aufgrund einer Blutung im oberen Verdauungstrakt (Speiseröhre, Magen, Zwölffingerdarm).
- **Hämorrhoiden**: Erweiterungen der Venen im Rektum oder Anus, die oft zu Schmerzen und Blutungen führen.
- **Hepatitis**: Entzündung der Leber, die viral, alkoholbedingt oder autoimmun bedingt sein kann.
- Ausstülpung :Hernie eines Organs oder Organteils durch eine Muskel- oder Gewebewand, häufig im Bereich des Bauches.

I

- **Ikterus**: Gelbfärbung der Haut und der Schleimhäute aufgrund einer Ansammlung von Bilirubin im Blut, die häufig mit einer Erkrankung der Leber oder der Gallenwege in Verbindung steht.
- **Ileus**: Stopp der Darmperistaltik, oft in Verbindung mit einem Darmverschluss oder einer Darmlähmung nach einer Bauchoperation.
- **Entzündung**: Immunreaktion des Körpers auf einen Angriff, die durch Rötung, Hitze, Schwellung und Schmerzen gekennzeichnet ist und häufig bei entzündlichen Darmerkrankungen beobachtet wird.

L

- **Gallenlithiasis**: Vorhandensein von Steinen in der Gallenblase oder den Gallenwegen, die oft zu Gallenkoliken oder Cholezystitis führen.
- **Liver function tests (Leberfunktionstests)** : Eine Reihe von Bluttests, die zur Beurteilung der Leberfunktion verwendet werden, z. B. die Werte der Leberenzyme (ALAT, ASAT) oder des Bilirubins.

M

- **Melena**: Schwarzer, teerartiger Stuhl als Zeichen einer Blutung aus dem oberen Verdauungstrakt.
- **Metaplasie**: Umwandlung eines Gewebetyps in einen anderen, abnormalen Gewebetyp, die häufig bei präkanzerösen Läsionen wie dem Barrett-Ösophagus beobachtet wird.

N

- **Übelkeit**: Unangenehmes Gefühl oder der Drang, sich zu übergeben, häufig bei Erkrankungen des Verdauungstrakts.
- **Nekrose**: Absterben von Zellen oder Gewebe, häufig aufgrund mangelnder Blutversorgung oder einer Infektion.

O

- **Darmverschluss**: Ein Verschluss des Darms, der die normale Passage des Verdauungsinhalts verhindert und durch Verwachsungen, Tumore oder Hernien verursacht wird.
- **Ösophagitis**: Entzündung der Schleimhaut der Speiseröhre, die häufig durch gastroösophagealen Reflux verursacht wird.

P

- **Pankreatitis**: Entzündung der Bauchspeicheldrüse, die akut oder chronisch sein kann und häufig mit Gallensteinen oder Alkoholismus in Verbindung steht.

- **Verdauungsperforation**: Bruch eines Hohlorgans im Verdauungstrakt, der einen dringenden chirurgischen Eingriff erfordert.
- **Polyp**: Eine abnormale Gewebemasse, die sich an der Innenwand eines Organs, z. B. des Dickdarms, entwickelt und oft gutartig, manchmal aber auch präkanzerös ist.
- **Proktologie**: Ein Zweig der Medizin, der sich auf die Diagnose und Behandlung von Erkrankungen des Anus und des Rektums spezialisiert hat.

R

- **Gastroösophagealer Reflux (GERD)**: Aufsteigen von saurer Magenflüssigkeit in die Speiseröhre, was zu Brennen und retrosternalen Schmerzen führt.
- **Resektion**: Chirurgische Entfernung eines Teils eines Organs, die häufig bei Krebserkrankungen oder entzündlichen Erkrankungen vorgenommen wird.

S

- **Lebersklerose**: Ein anderer Begriff für Zirrhose, ein fortgeschrittenes Stadium der Leberfibrose.
- **Sigmoiditis**: Entzündung des sigmoiden Teils des Dickdarms, die oft mit Divertikeln einhergeht.
- **Stenose**: Verengung eines Kanals oder Organs, wie z. B. bei einer Darmverengung aufgrund von Morbus Crohn.

T

- **Lebertransplantation**: Ersatz der kranken Leber durch eine gesunde Leber von einem Spender, ultimative Behandlung für Lebererkrankungen im Endstadium.
- **Tumor**: Eine abnormale Zellmasse, die gutartig oder bösartig sein kann und häufig bei Krebserkrankungen des Verdauungstrakts beobachtet wird.

U

- **Ulcerative colitis (hämorrhagische Colitis)** : Chronisch entzündliche Erkrankung des Dickdarms, die durch

473

Geschwüre auf der Schleimhaut des Dickdarms gekennzeichnet ist und blutigen Durchfall und Bauchschmerzen verursacht.

V

- **Ösophagusvarizen**: Erweiterungen der Venen in der Speiseröhre, die häufig durch eine portale Hypertension verursacht werden und zu schweren Blutungen führen können.
- **Volvulus**: Verdrehung eines Teils des Darms, die zu einem akuten Darmverschluss führt, der einen chirurgischen Eingriff erfordert.

Z

- **Zollinger-Ellison-Syndrom**: Eine seltene Krankheit, die durch eine übermäßige Gastrinsekretion gekennzeichnet ist und zu refraktären Magengeschwüren führt.

Dieses Glossar umfasst die wichtigsten Begriffe, die in der **Gastroenterologie** verwendet werden, und bietet eine solide Grundlage für das Verständnis der Krankheiten, Behandlungen und Symptome in diesem Fachgebiet.

- Merkblätter für die Versorgung von Stomas, enterale Ernährung

Hier finden Sie **Merkblätter** für die **Pflege von Stomata** und **enteraler Ernährung**. Diese Merkblätter sollen konkrete und detaillierte Informationen für Pflegekräfte bereitstellen, damit sie diese speziellen Aspekte der Pflege gut verstehen und beherrschen können.

1. Arbeitsblatt: Versorgung von Stomata

Definition eines Stomas

Ein **Stoma** ist eine chirurgische Öffnung, die geschaffen wird, um Darm- oder Urininhalte außerhalb des Körpers abzuleiten.

Stomata können je nach der zugrunde liegenden Erkrankung vorübergehend oder dauerhaft sein. Zu den wichtigsten Stomata gehören :

- **Kolostomie**: Abzweigung des Dickdarms an der Haut, um den Stuhlgang abzuleiten.
- **Ileostomie**: Abzweigung des Ileums (Dünndarms) von der Haut, um den Stuhlgang abzuleiten.
- **Urostomie**: Abzweigung der Harnwege an die Haut zur Ableitung des Urins.

Ziele der Betreuung

- Für eine gute Hygiene des Stomas sorgen.
- Vermeidung von Komplikationen (Infektionen, Hautreizungen).
- Gewährleistung des Komforts und der Würde des Patienten.
- Sicherstellung der Selbstständigkeit des Patienten im Umgang mit seinem Stoma, sofern dies möglich ist.

Benötigtes Material

- Stomabeutel, der an die Art des Stomas angepasst ist (Kolostomie, Ileostomie, Urostomie).
- Hautschutzmittel und Dichtungsringe.
- Sterile Kompressen.
- Lauwarmes Wasser und milde Seife, um die Haut um das Stoma herum zu reinigen.
- Nicht sterile Handschuhe.
- Schere, um den Zuschnitt der Tasche anzupassen.
- Klebestreifen zur Befestigung, wenn nötig.

Schritte der Betreuung

1. **Vorbereitung des Materials**: Halten Sie alle benötigten Instrumente griffbereit, bevor Sie beginnen. Vergewissern

Sie sich, dass der Patient bequem sitzt und über die Schritte der Pflege informiert ist.

2. **Entfernen der alten Tasche** :

   ◦ Ziehen Sie den Beutel vorsichtig zurück, indem Sie die Haut mit einer Hand festhalten, um ein Ziehen am Stoma zu vermeiden.
   ◦ Untersuchen Sie die Haut um das Stoma herum auf Rötungen, Reizungen und Anzeichen einer Infektion.
   ◦ Reinigen Sie den Bereich mit lauwarmem Wasser und einer milden Seife. Vermeiden Sie aggressive Reinigungsmittel.

3. **Reinigung des Stomas** :

   ◦ Verwenden Sie eine mit Wasser angefeuchtete Kompresse, um das Stoma sanft zu reinigen. Trocknen Sie durch vorsichtiges Abklopfen mit einer sauberen Kompresse.
   ◦ Überprüfen Sie die Farbe des Stomas. Ein gesundes Stoma sollte rosa oder rot sein und keine übermäßigen Blutungen aufweisen.

4. **Vorbereitung der neuen Tasche** :

   ◦ Schneiden Sie den neuen Beutel entsprechend der Größe und Form des Stomas zu. Achten Sie darauf, dass die Öffnung gerade groß genug ist, um das Stoma zu umschließen, ohne dass zu viel Haut frei liegt.
   ◦ Tragen Sie einen Hautschutz um das Stoma herum auf, um Irritationen zu vermeiden.

5. **Einsetzen der neuen Tasche** :

   ◦ Bringen Sie den neuen Beutel an und drücken Sie ihn fest um das Stoma herum, um eine gute Abdichtung zu gewährleisten.

○ Überprüfen Sie, ob der Beutel fest sitzt und für den Patienten angenehm zu tragen ist.

6. **Patientenbildung** :

○ Wenn möglich, bringen Sie dem Patienten bei, wie man den Stomabeutel wechselt und wie man auf mögliche Komplikationen achtet.
○ Erklären Sie, wie wichtig gute Hygiene und die Beobachtung der Haut sind.

Zu beachtende Komplikationen

• **Hautreizungen**: Anzeichen für Rötungen, Juckreiz oder Schmerzen im Bereich des Stomas. Vorbeugung durch die Verwendung von Hautschutzmitteln.
• **Parastomale Hernie**: Schwellung um das Stoma herum, die eine ärztliche Beurteilung erfordert.
• **Stomanekrose**: Auftreten einer schwarzen oder violetten Farbe als Zeichen einer schlechten Gefäßversorgung.
• **Taschenlecks**: Anzeichen für eine schlechte Passform der Tasche oder einen falschen Zuschnitt, die eine Überprüfung der Größe oder der Einsetztechnik erfordern.

2. Arbeitsblatt: Enterale Ernährung

Definition der enteralen Ernährung

Bei der **enteralen Ernährung** werden Nährstoffe über eine Sonde (nasogastrische Sonde, Gastrostomie oder Jejunostomie) direkt in den Verdauungstrakt verabreicht, wenn der Patient keine orale Nahrung zu sich nehmen kann, der Verdauungstrakt aber noch funktioniert.

Ziele der Betreuung

- Sicherstellung einer angemessenen Nährstoffzufuhr zur Aufrechterhaltung des Gesundheitszustands und zur Vermeidung von Unterernährung.
- Gewährleistung von Sicherheit und Hygiene beim Umgang mit Sonden und Nährstoffen.
- Vermeidung von Komplikationen im Zusammenhang mit der enteralen Ernährung (Sondenverschluss, Infektion, Regurgitation).

Benötigtes Material

- Nasogastriale Sonde, Gastrostomie oder Jejunostomie.
- Pumpe für enterale Ernährung oder Spritze für Schwerkraftnahrung.
- Beutel oder Taschen mit Nährlösung.
- Steriles Wasser für die Spülungen.
- Kompressen und Fixiermaterial.
- Nicht sterile Handschuhe.

Schritte der Betreuung

1. **Vorbereitung der Materialien** :

   - Waschen Sie sich die Hände und ziehen Sie Handschuhe an.
   - Bereiten Sie die verschriebene Nährlösung vor (überprüfen Sie das Verfallsdatum und die Raumtemperatur der Lösung).
   - Installieren Sie die Ausrüstung (Pumpe oder Spritze) und vergewissern Sie sich, dass die Sonde richtig positioniert und befestigt ist.

2. **Überprüfung der Sonde** :

   - Stellen Sie sicher, dass die Sonde an ihrem Platz und funktionstüchtig ist. Wenn es sich um eine nasogastrische Sonde handelt, überprüfen Sie die

478

Position vor jedem Gebrauch durch Absaugen oder Röntgen.

- Bei einer Gastrostomie oder Jejunostomie sollten Sie die Haut um die Sonde herum auf Anzeichen einer Infektion oder Reizung untersuchen.

3. **Administration der Ernährung** :

- Verabreichung durch **Schwerkraft**: Verwenden Sie eine Spritze, um die Lösung langsam in die Sonde zu verabreichen.
- Verabreichung per **Pumpe**: Verbinden Sie den Ernährungsbeutel mit der Pumpe, stellen Sie die Durchflussrate ein und achten Sie darauf, dass die Lösung mit der vorgeschriebenen Geschwindigkeit fließt.
- Die Dauer und die Flussrate müssen eingehalten werden, um Komplikationen im Verdauungstrakt (Erbrechen, Blähungen) zu vermeiden.

4. **Spülen der Sonde** :

- Spülen Sie die Sonde vor und nach jeder Verabreichung mit sterilem Wasser, um Verstopfungen zu vermeiden.
- Verwenden Sie eine Spritze mit 20-30 ml sterilem Wasser, um die Sonde zu reinigen.

5. **Überwachung während der Ernährung** :

- Überwachen Sie den Zustand des Patienten während und nach der Verabreichung (Übelkeit, Bauchschmerzen, Aufstoßen usw.).
- Überprüfen Sie regelmäßig die Verträglichkeit der Nahrung (keine Blähungen, Durchfall oder Verstopfung).

○ Achten Sie auf Anzeichen von Dehydrierung und sorgen Sie für eine ausreichende Flüssigkeitszufuhr.

Zu beachtende Komplikationen

- **Verstopfung der Sonde**: Tritt auf, wenn die Sonde nach jedem Gebrauch nicht richtig gespült wird. Wenn eine Verstopfung vermutet wird, versuchen Sie, die Sonde mit lauwarmem oder sterilem Wasser zu spülen.
- Aufstoßen **und Fehlgeburt**: Achten Sie während der Verabreichung auf Anzeichen von Husten, Ersticken oder Zyanose. Bei einer Fehlgeburt die Ernährung sofort abbrechen und das medizinische Team alarmieren.
- **Infektion der Sondenstelle**: Bei Gastrostomie oder Jejunostomie sollten Sie den Bereich um die Sonde auf Anzeichen einer Infektion (Rötung, Wärme, Ausfluss) überwachen.

Tipps für Pflegepersonen

- **Aufklärung des Patienten und der Familie**: Wenn der Patient zu Hause ist, stellen Sie sicher, dass die Familie versteht, wie man die Ernährung verabreicht, die Sonde reinigt und Komplikationen erkennt.
- **Strenge Hygiene**: Achten Sie beim Umgang mit der Sonde und den Nährlösungen immer auf strenge Hygiene, um Infektionen zu vermeiden.

Die Versorgung von **Stomata** und **enteraler Ernährung** erfordert ständige Wachsamkeit, eine gute Technik und die Fähigkeit, Komplikationen vorauszusehen und zu bewältigen. Die Einbeziehung des Pflegepersonals in die Patientenaufklärung ist ebenfalls entscheidend, um die Autonomie und den Komfort des Patienten in diesen Situationen zu gewährleisten.

- Literaturhinweise und Ressourcen für Pflegekräfte

Hier finden Sie eine Auswahl an **nützlichen Literaturhinweisen** und **Ressourcen** für Pflegehilfskräfte, die verschiedene Aspekte des Berufs abdecken, von der Grundpflege über spezielle Fähigkeiten bis hin zur Begleitung in der Palliativpflege und der Kommunikation mit den Patienten. Diese Ressourcen können dazu dienen, das Wissen zu vertiefen, die Praxis zu verbessern und bestimmte klinische Situationen besser zu verstehen.

Bücher für Pflegehelfer/innen

1. **"Praktischer Leitfaden für Pflegehelfer"**
   Autor: *Corinne Foucher*
   Beschreibung: Dieser Leitfaden ist ein Nachschlagewerk für Pflegehelfer. Er deckt alle praktischen Aspekte des Berufs ab, von der Grundpflege über die Kommunikation mit den Patienten bis hin zur Bewältigung von Notfallsituationen. Er ist zugänglich gestaltet mit klaren Erklärungen und vielen Tipps für die tägliche Praxis.

2. **"Grundversorgung im Krankenhaus"**
   Verfasser: *Laurence Leautier*
   Beschreibung: Dieses Buch bietet eine umfassende Darstellung der Grundpflege im Krankenhaus, die sich an Pflegehilfskräfte richtet. Es beschreibt die wichtigsten technischen Handgriffe wie Toilettengang, Hygienepflege, Positionswechsel und Notfallpflege und geht dabei auch auf menschliche Aspekte wie Zuhören und Kommunikation ein.

3. **"Die Beziehung zwischen Pfleger und Betreutem: Herausforderungen, Perspektiven und Praxis".**
   Autor: *Brigitte Sandrin-Berthon*
   Beschreibung: Dieses Buch betont die Bedeutung der menschlichen Beziehung zwischen Pflegenden und Patienten. Es untersucht die verschiedenen Dimensionen dieser Beziehung (Kommunikation, Empathie, Umgang

mit Emotionen) und bietet praktische Instrumente, um die Qualität der Pflege zu verbessern.

4. **"Handbuch der Palliativpflege für Pflegehelfer"**
   Autor: *Elisabeth Kübler-Ross*
   Beschreibung: Ein unverzichtbares Handbuch für Pflegehelfer in der Palliativpflege. Es enthält Erläuterungen zur Begleitung von Patienten am Lebensende, zur Schmerzbehandlung, zur psychologischen Unterstützung und zur Betreuung der Familien. Es hebt die Bedeutung von Wohlwollen und Respekt in dieser heiklen Zeit hervor.

5. **"Häusliche Pflegetechniken für Pflegehilfskräfte"**.
   Verfasser: *Christian Leroy*
   Beschreibung: Dieses Buch richtet sich speziell an Pflegehilfskräfte, die zu Hause arbeiten. Es bietet Methoden und Ratschläge für die Organisation der häuslichen Pflege, die Betreuung chronischer oder pflegebedürftiger Patienten sowie die Begleitung von Familien bei der Bewältigung des Alltags.

Artikel und Fachzeitschriften

1. **"Soins aides-soignantes"** (Monatszeitschrift)
   Beschreibung: Diese Zeitschrift richtet sich speziell an Pflegehilfskräfte und bietet jeden Monat Artikel über die Entwicklung der Praxis, die neuesten Empfehlungen, Fallstudien und Erfahrungsberichte von Pflegekräften aus der Praxis.

2. **"La revue francophone de gériatrie et gérontologie" (Die französischsprachige Zeitschrift für Geriatrie und Gerontologie)**.
   Beschreibung: Eine ausgezeichnete Unterstützung für Pflegehilfskräfte, die mit älteren Menschen arbeiten. Die Zeitschrift behandelt Themen wie die Betreuung von Menschen am Lebensende, Sturzprophylaxe, spezielle

Pflege bei altersbedingten Erkrankungen und Dekubitusmanagement.

3. **"Le Journal des Soins Infirmiers" (Zeitschrift für Krankenpflege)**
   Beschreibung: Obwohl sich diese Zeitschrift hauptsächlich an Krankenschwestern und Krankenpfleger richtet, ist sie auch eine hervorragende Ressource für Pflegehilfskräfte, insbesondere in Bezug auf Pflegeprotokolle, technologische Innovationen und Empfehlungen zur Patientensicherheit.

Websites und Online-Ressourcen

1. **ANFH (Association Nationale pour la Formation permanente du personnel Hospitalier - Nationaler Verband für die ständige Weiterbildung des Krankenhauspersonals)**
   Website
   Beschreibung: Diese Website bietet eine Vielzahl von **Weiterbildungsmöglichkeiten** für Pflegehilfskräfte, insbesondere in speziellen Bereichen wie der Betreuung von Patienten in der Geriatrie, der Palliativpflege oder der Prävention von nosokomialen Infektionen.

2. **Krankenschwestern.com**
   Website
   Beschreibung: Diese Website bietet zahlreiche Ressourcen für Pflegekräfte, darunter Artikel über die klinische Praxis, Erklärvideos zu technischen Handgriffen, Diskussionsforen zum Erfahrungsaustausch sowie Informationen über die neuesten Innovationen im Pflegebereich.

3. **HAS (Haute Autorité de Santé - Hohe Gesundheitsbehörde)**
   Website
   Beschreibung: Die HAS stellt Leitfäden und

Empfehlungen für Angehörige der Gesundheitsberufe, auch für Pflegehelfer, zur Verfügung. Man findet dort Pflegeprotokolle, Empfehlungen zur Betreuung chronischer Patienten und Informationen über gute Praktiken in der Palliativpflege.

4. **Guide de l'aide-soignant (Leitfaden für Pflegeassistenten) (Fédération Hospitalière de France)**
Website
Beschreibung: Die Website der Fédération Hospitalière de France bietet einen **speziellen Leitfaden für Pflegehilfskräfte**, der praktische Informationen über die Berufe der Pflegehilfskräfte, technische Datenblätter und Tipps für eine gute Integration in ein Krankenhausteam enthält.

5. **Fondation de France - Fonds für Palliativpflege**
Website
Beschreibung: Die Fondation de France bietet Ressourcen, um Pflegehilfskräfte in der Palliativpflege zu begleiten, mit praktischen Leitfäden und Bildungsmaterialien zur Begleitung von Patienten am Lebensende.

Schulungen und Zertifizierungen

1. **Espace Compétences (Region Süd) - Ausbildung zum Pflegehelfer.**
Website
Beschreibung: Bietet **Weiterbildungen** für Pflegeassistenten an, mit Modulen zu Themen wie der Betreuung von Patienten mit chronischen Krankheiten, Schmerzmanagement oder Stressmanagement am Arbeitsplatz.

2. **Pôle emploi - Ausbildungen für Pflegehelfer/innen.**
Website
Beschreibung: Die Website von Pôle Emploi listet spezielle Ausbildungen für Pflegehelfer auf, insbesondere

in den Bereichen häusliche Pflege, Begleitung von älteren Menschen oder Menschen am Lebensende und neue Pflegetechniken.

Nützliche mobile Anwendungen

1. **iStoma**
   Beschreibung: Diese Anwendung richtet sich an Pflegekräfte, die Stomapatienten betreuen. Sie bietet technische Datenblätter, Videos mit Erklärungen zum Anlegen und zur Pflege von Stomata sowie praktische Tipps zur Verbesserung der Lebensqualität der Patienten.

2. **Nutrition+**
   Description: Diese Anwendung bietet Ressourcen zur **klinischen** und **enteralen Ernährung**, mit automatischen Berechnungen des Nährstoffbedarfs und Anleitungen zur Anpassung der Ernährung von Patienten an ihren Gesundheitszustand.

3. **e-Hospices**
   Description: Mobile Anwendung, die Ratschläge und Empfehlungen für die Betreuung von Palliativpatienten bietet, sowie Zugang zu Artikeln, Videos und Erfahrungsberichten von Experten in diesem Bereich.

Diese Ressourcen helfen Ihnen, Ihre Fähigkeiten zu vertiefen, auf dem neuesten Stand der Pflegepraxis zu bleiben und unterstützen Sie bei der Ausübung Ihres Berufs als Pflegehelfer. **Durch ständige Weiterbildung**, den Zugang zu Fachliteratur und den Erfahrungsaustausch mit anderen Berufsgruppen können Sie sich weiterbilden und den Patienten die bestmögliche und respektvollste Pflege zukommen lassen.